STARKER RÜCKEN OHNE SCHMERZEN

STARKER RÜCKEN OHNE SCHMERZEN

DAS FUNKTIONELLE TRAININGSPROGRAMM, UM BESCHWERDEN ZU LINDERN, DIE HALTUNG ZU VERBESSERN UND MUSKELN AUFZUBAUEN

ERIC GOODMAN | PETER PARK

riva

Bibliografische Information der Deutschen Nationalbibliothek

Die Deutsche Nationalbibliothek verzeichnet diese Publikation in der Deutschen Nationalbibliografie.
Detaillierte bibliografische Daten sind im Internet über http://dnb.d-nb.de abrufbar.

Für Fragen und Anregungen:
info@rivaverlag.de

1. Auflage 2016

Nymphenburger Straße 86
D-80636 München
Tel.: 089 651285-0
Fax: 089 652096

Die englische Originalausgabe erschien 2011 bei Rodale Inc. unter dem Titel *FOUNDATION - Redefine Your Core, Break Through Back Pain, and Move with Confidence.*

Übersetzung: Almuth Braun und Matthias Michel
Lektorat: Matthias Michel
Umschlaggestaltung: Isabella Dorsch
Illustrationen: Scott Holladay
Fotografien: Elizabeth Kreutz (Foto S. 28: Paul Mathieu)
Innenlayout: Christopher Rhoads
Satz: inpunkt[w]o, Haiger
Druck: Firmengruppe APPL, aprinta Druck, Wemding
Printed in Germany

ISBN Print: 978-3-86883-795-7
ISBN E-Book (PDF): 978-3-95971-066-4
ISBN E-Book (EPUB, Mobi) 978-3-95971-067-1

Weitere Informationen zum Verlag finden Sie unter

www.rivaverlag.de

Beachten Sie auch unsere weiteren Verlage unter www.muenchner-verlagsgruppe.de

Für unsere Kunden in Santa Barbara

INHALT

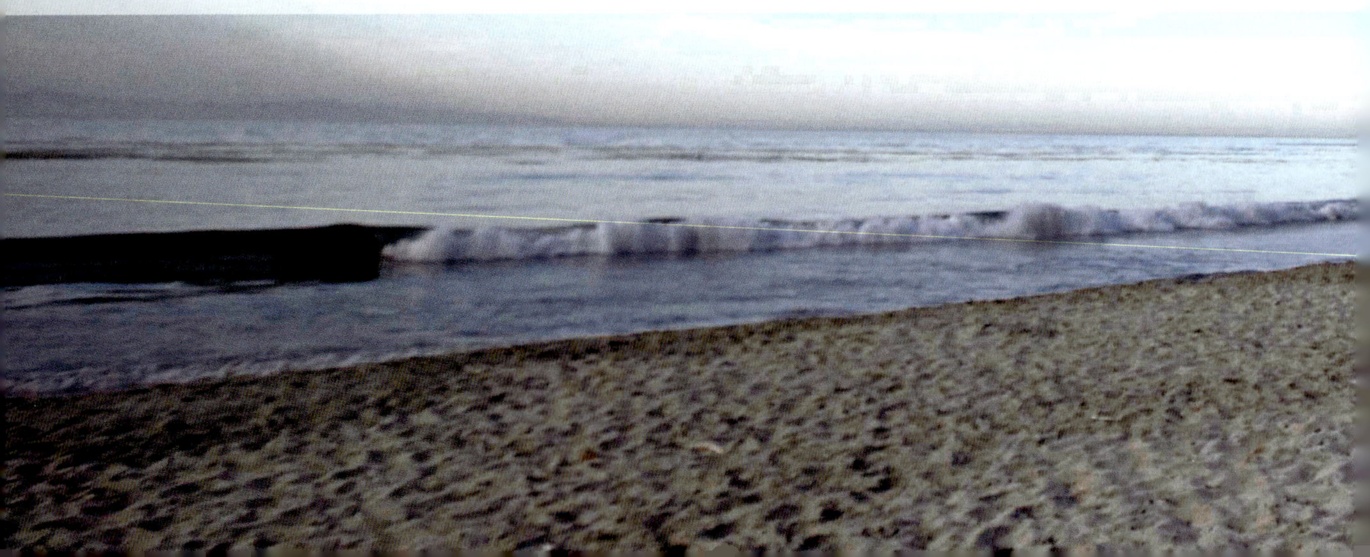

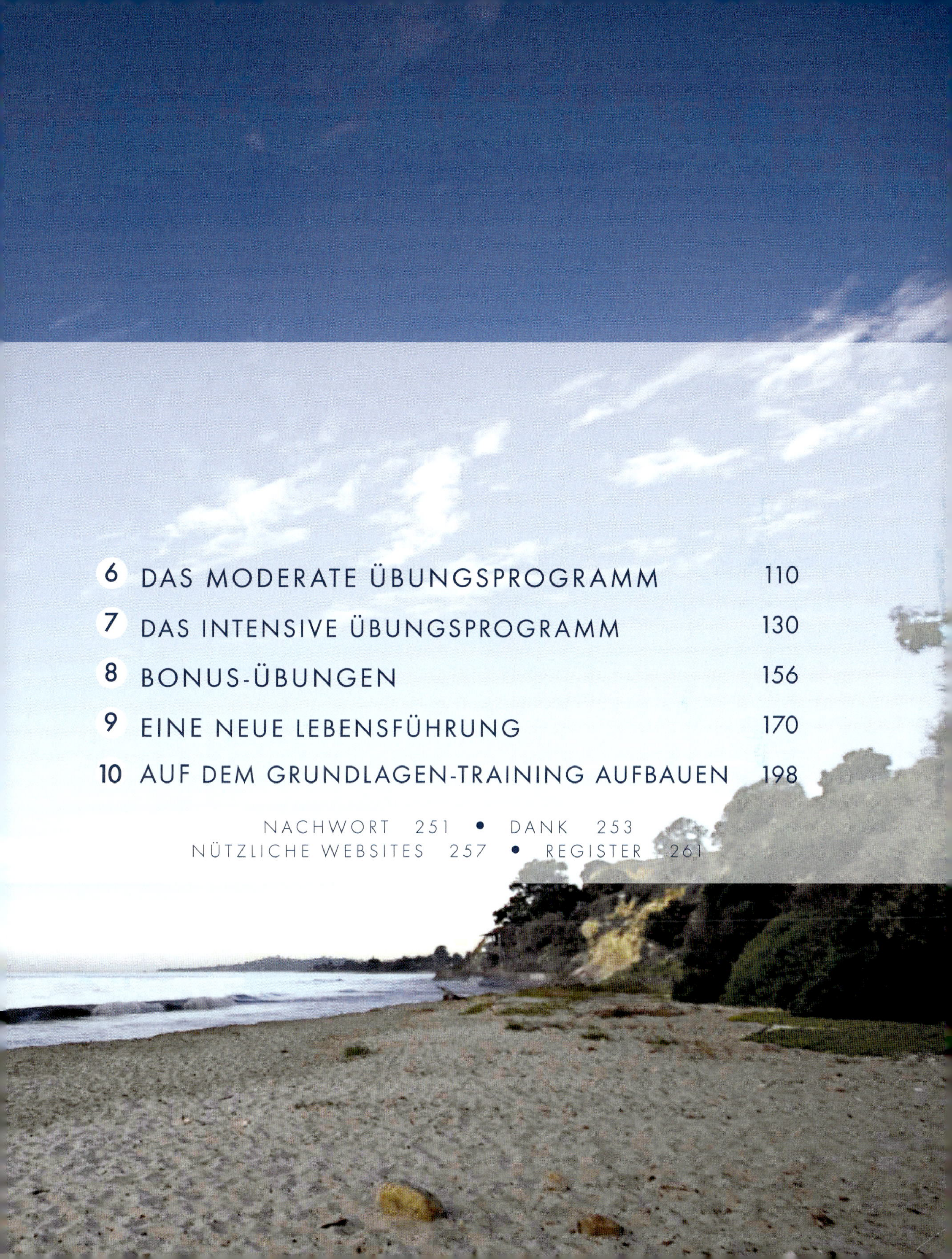

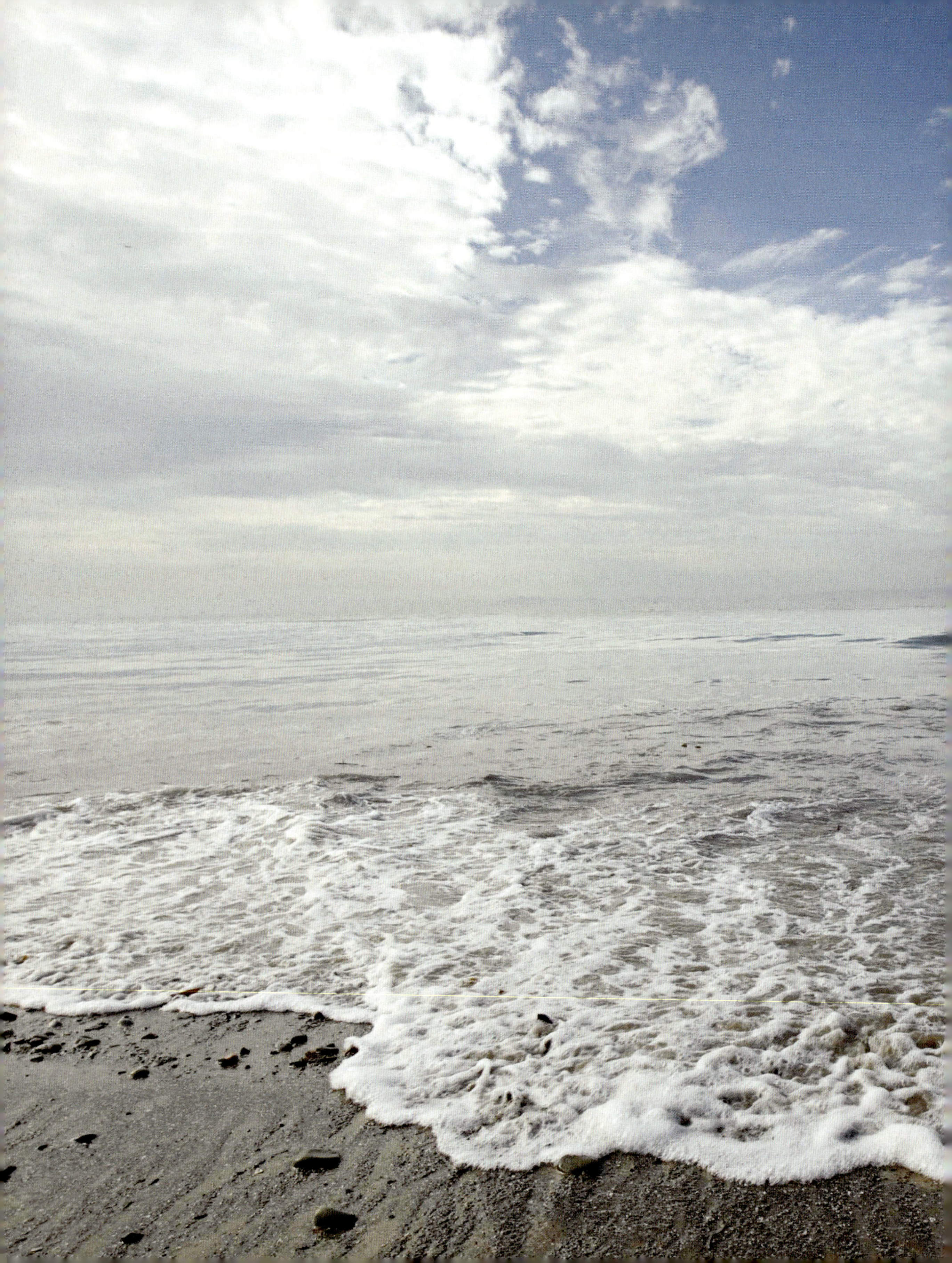

EINFÜHRUNG:

EIN EINFACHER PLAN

Wir haben einen neuen Weg gefunden, mit dem Sie Ihre Rückenschmerzen los werden können, der weit über das Kurieren von Symptomen hinausgeht. Wenn Sie unter Rückenschmerzen leiden, wollen Sie, dass sie aufhören. Sie können Linderung in Medikamenten und herkömmlicher Rehabilitationsmaßnahmen finden (und haben wahrscheinlich auch schon darauf zurückgegriffen). Aber die Wirkung dieser Therapien ist nur vorübergehend. Sobald Sie die Schmerzmittel absetzen, sind Ihre Rückenschmerzen wieder da. Die Wirkung von Physiotherapie und Massage ist ebenfalls nicht von Dauer. Der Grund, aus dem die Schmerzen immer wieder zurückkommen, ist, dass Sie nicht ihre Ursache bekämpfen. Wenn Sie die Ursache beseitigen, haben Sie eine dauerhafte Lösung. Dann können Sie sich wieder mit Kraft, Schwung und Selbstvertrauen bewegen.

Es ist kein Geheimnis, dass eine schlechte Haltung, ein bewegungsarmer Lebensstil und falsche Bewegungsabläufe zu große Belastungen auf die Wirbelsäule ausüben, vor allem auf die Lendenwirbelsäule und die kleinen Rückenmuskeln. Doch als wir ein Trainingsprogramm entwickelten, das den Core-Bereich neu definierte, indem der Schwerpunkt von den Bauchmuskeln auf die viel größeren Muskeln des Rückens verlagert wurde, war das Ergebnis die erste wirkliche praxisnahe und nachhaltige Lösung für dieses lange schon bestehende Problem. Das Grundlagen-Training basiert auf der so einfachen wie einleuchtenden Idee, dass die Kräftigung der hinteren Muskelkette den Rückenmuskeln ihre Aufgabe erleichtert, das Gewicht des Rumpfes zu tragen und die Bewegungen des Körpers voranzutreiben.

Wir haben uns zusammengetan und eine Reihe von Übungen konzipiert, die darauf ausgerichtet sind, schlechte Bewegungsmuster zu verändern und zur Entwicklung eines kraftvollen Rückens beizutragen. Bei Hunderten unserer Kunden haben wir höchst erstaunliche Resultate gesehen – durch das Grundlagen-Training erfuhren sie eine richtiggehende Verwandlung, wovon sie an verschiedenen Stellen des Buches berichten.

> Als wir ein Trainingsprogramm entwickelten, das den Core-Bereich neu definierte, indem der Schwerpunkt von den Bauchmuskeln auf die viel größeren Muskeln des Rückens verlagert wurde, war das Ergebnis die erste wirkliche praxisnahe und nachhaltige Lösung für dieses lange schon bestehende Problem.

Wir sind glücklich, dass wir Ihnen und all den anderen Menschen, die sich mit Rückenschmerzen plagen und daher in ihren Bewegungen eingeschränkt sind, das Grundlagen-Training nahebringen können. Wir haben gesehen, was 20 bis 40 Minuten Training an drei Tagen die Woche bewirken können. Die Verbesserungen, die unsere Kunden erzielt haben, sind so tiefgreifend, dass das Grundlagen-Training für sie zu einem Lebensstil geworden ist. Wir wissen, dass die einfachen Übungen, die wir Ihnen in diesem Buch vorstellen werden, das Gleiche bei Ihnen bewirken können.

Unser Ziel ist, Ihnen drei Übungsprogramme mit zunehmender Intensität auf möglichst unverfälschte Weise vorzustellen. Als wir darüber nachzudenken begannen, ein Buch zu schreiben, recherchierten und analysierten wir die Bücher, die es bereits zu diesem Thema gibt. Viele der Fitnessbücher, die wir lasen, waren überfrachtet mit Informationen – viel mehr, als wirklich nötig sind, um die erwünschte Wirkung zu erzielen. Sie wollen Ihre Rückenschmerzen loswerden. Und wir helfen

Ihnen dabei – ohne Umschweife. Wer hat heute noch Zeit, viele Seiten überflüssiger Informationen zu lesen? Uns wäre es lieber, Sie würden Ihre Zeit damit verbringen, zu trainieren und Ihre neugewonnene Energie darauf zu verwenden, sich in allen Bereichen Ihres Lebens wohlzufühlen.

Mit dem Grundlagen-Training schaffen Sie für Ihre Muskeln eine solide Ausgangsbasis, von der aus Sie mit Beweglichkeit, Kraft und Ausdauer jedes Ziel erreichen können. Sobald Sie gelernt haben, sich richtig zu bewegen, gibt es kaum noch Grenzen für Ihre körperliche Leistungsfähigkeit. Ein schmerzfreies Leben verleiht Ihnen mehr Energie und verbessert Ihre innere und äußere Haltung. Legen Sie los und bewegen Sie sich – aber richtig –, und Sie werden sehen, dass Ihr körperliches und seelisches Wohlbefinden deutlich steigt.

ERIC GOODMAN UND PETER PARK

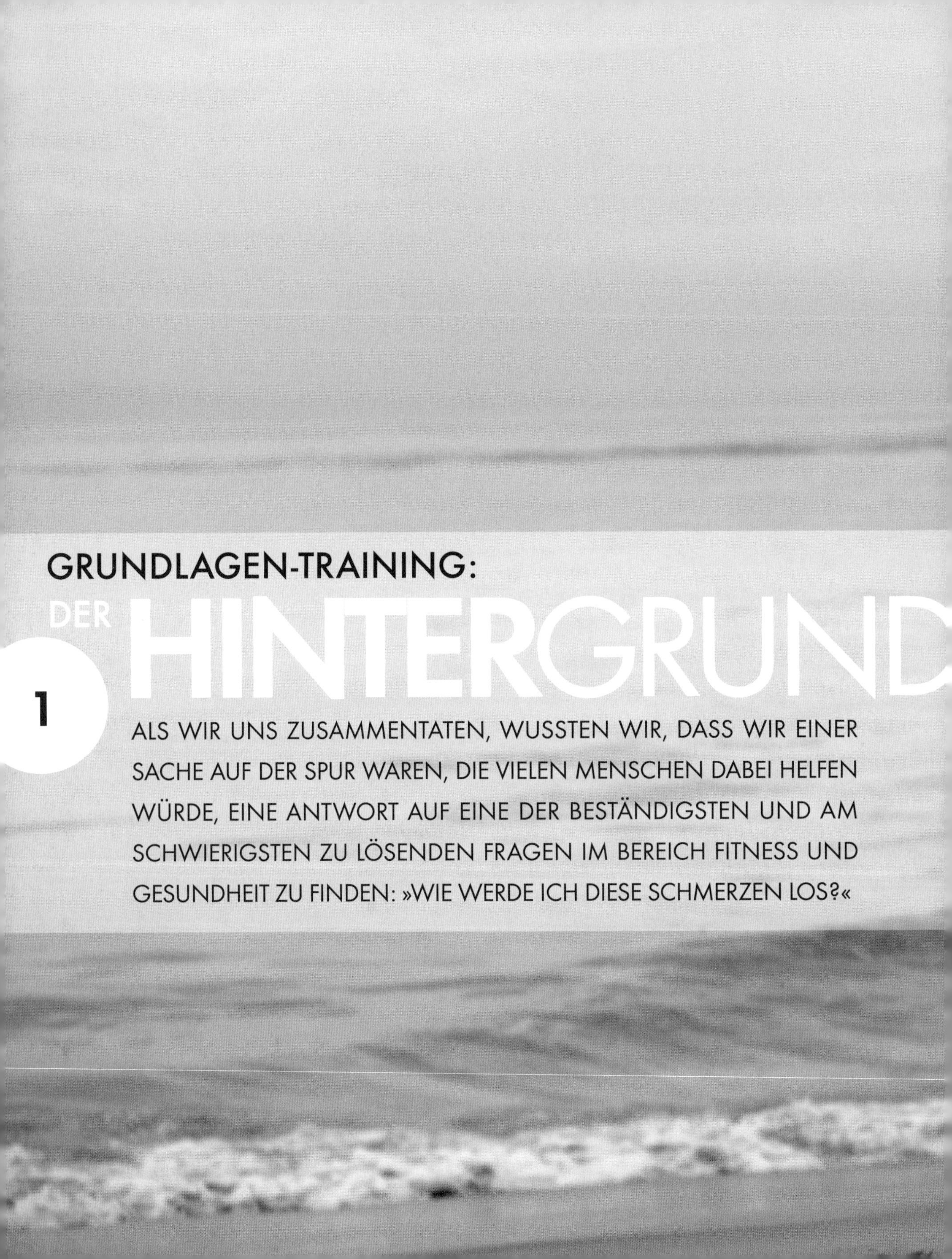

GRUNDLAGEN-TRAINING:

DER HINTERGRUND

1

ALS WIR UNS ZUSAMMENTATEN, WUSSTEN WIR, DASS WIR EINER SACHE AUF DER SPUR WAREN, DIE VIELEN MENSCHEN DABEI HELFEN WÜRDE, EINE ANTWORT AUF EINE DER BESTÄNDIGSTEN UND AM SCHWIERIGSTEN ZU LÖSENDEN FRAGEN IM BEREICH FITNESS UND GESUNDHEIT ZU FINDEN: »WIE WERDE ICH DIESE SCHMERZEN LOS?«

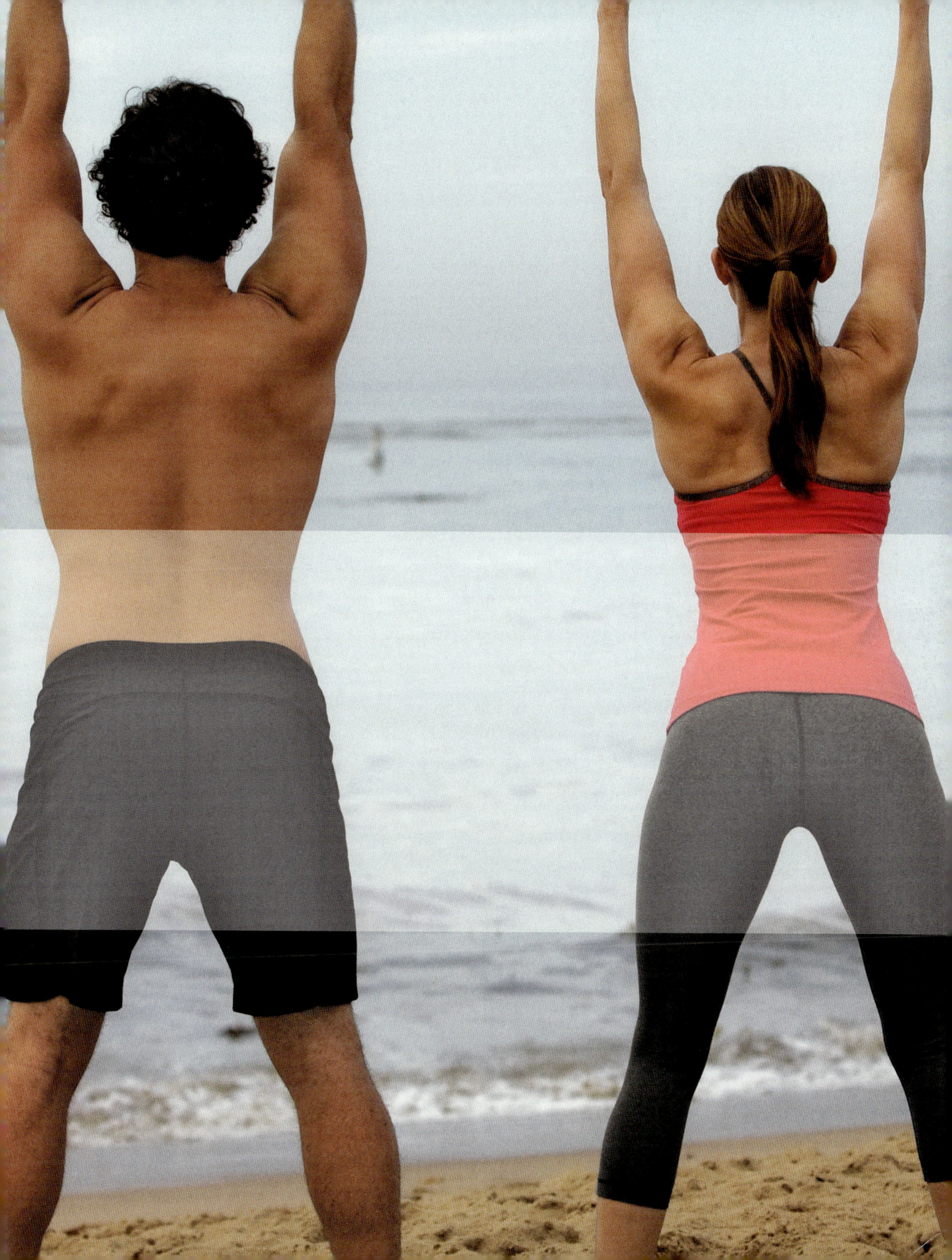

Unsere Antwort – die erste neue Idee im Sportbereich seit Jahren – ist das Grundlagen-Training. Da wir ein völlig neues Konzept erstellt hatten, konnten wir zunächst schwer einschätzen, wie erfolgreich es sein würde. Das Ergebnis hat unsere eigenen Erwartungen übertroffen: Unsere einfachen Übungen haben sich als effektiver erwiesen, als wir gedacht hatten. Das Ausmaß der Verbesserungen und die Geschwindigkeit, mit der sie sich bei unseren Kunden eingestellt haben, überraschen uns immer wieder. Diese Wirkung des Grundlagen-Trainings bei Menschen aller Altersstufen und Fitnesslevels hatten wir uns nicht vorstellen können. Aus diesen überwältigenden Ergebnissen entstand unser Motto: »Vom Schmerz zur Leistung.«

Unsere Überzeugung wird täglich von den beeindruckenden Veränderungen bestätigt, die unsere Kunden erleben. Menschen, die alles versucht hatten, um ihre Rückenschmerzen loszuwerden, stellten schon nach zwei Wochen eine erste Besserung fest. Viele unsere Kunden nahmen seit Jahren regelmäßig Schmerzmittel. Sie waren froh, endlich auf die Pillen verzichten zu können und ihre Schmerzen mit den Übungen des Grundlagen-Trainings in den Griff zu bekommen. Andere wollten eine Operation vermeiden, und wieder andere waren frustriert, dass die Operation ihre Rückenprobleme letztlich nicht beseitigt hatte. Sie waren sehr erleichtert, dass unsere einfachen Übungen eine größere Wirkung erzielten als alle medizinischen und operativen Maßnahmen. Unsere Erfolgsgeschichten reichen von Profiathleten vom Kaliber der Basketball-Legende Derek Fisher und dem elffachen Weltmeister im Profisurfen, Kelly Slater, bis zu Otto Normalverbraucher, der jede Woche an unseren Fitnessklassen teilnimmt. Wir haben bei den unterschiedlichsten Menschen bemerkenswerte Veränderungen festgestellt. Zum Beispiel:

- Nach zwei Rückenoperationen innerhalb von zwei Jahren litt ein Kunde in den Fünfzigern immer noch unter starken Rückenschmerzen. Er hatte schon fast vergessen, wie sich ein Leben ohne Schmerzen anfühlte. Nach nur zwei Monaten Grundlagen-Training waren seine Schmerzen fast verschwunden und er konnte sich wieder all den dynamischen Aktivitäten widmen, die er vor langem aufgegeben hatte.

- Eine zweifache Mutter hatte nach der Operation eines Bandscheibenvorfalls trotz monatelanger Physiotherapie keine Verbesserung ihres Zustands erzielt. In wenigen Wochen machte sie mit dem Grundlagen-Training große Fortschritte. Nun ist sie so begeistert, dass sie ihre Familie und Freunde einlädt, an ihren Einzeltrainings teilzunehmen.
- Derek Fisher, Spieler bei den Los Angeles Lakers und 2010 NBA-Meister, konnte nach 13 Jahren Profikarriere im Basketball eine beeindruckende Sammlung an Verletzungen vorweisen. Mit dem Grundlagen-Training ist er nun in der Bestform seines Lebens und sagt, sein Körper sei fitter als zu Beginn seiner Karriere.
- Profisurfer Kelly Slater nutzte das Grundlagen-Training, um schmerzfrei zu werden und seine Kraft zu steigern, als er sich daranmachte, seinen zehnten Weltmeistertitel zu gewinnen.
- Ein legendäres Finanzgenie hatte nach zahlreichen Knie-, Rücken- und Halswirbelsäulenoperationen zweieinhalb Jahre lang zweimal pro Tag schwere, verschreibungspflichtige Schmerzmittel eingenommen. Nach acht Monaten Grundlagen-Training wandert er nun täglich zwei Stunden, fährt mit seinen Kindern Paddleboard und kann auf Schmerzmittel verzichten.

Unser Programm hat beispiellose und nachhaltige Ergebnisse erzielt. Diejenigen, die es umgesetzt haben, waren hinterher kräftiger, gesünder und fühlten sich besser, als sie es sich je vorgestellt hätten. Das Grundlagen-Training verhalf ihnen zu neuer Lebensqualität und Hoffnung und vermittelte ihnen eine Methode, mit der sie ihre Schmerzen in den Griff bekommen und ihre Energie steigern konnten.

Unsere Kundenliste ist exponentiell angewachsen. Wir hätten uns nie träumen lassen, dass wir mit so vielen einflussreichen Menschen aus Hollywood, aus der

Welt des Sports und der Geschäftswelt arbeiten würden. Es entwickelte sich zu einem richtigen Rummel, obwohl wir weder Werbung machen noch aktiv das Licht der Öffentlichkeit suchen. Alles geschah durch Mundpropaganda. Wenn Menschen ihre Schmerzbarrieren überwinden, und das oft nach vielen Jahren vergeblicher Versuche, dann wollen sie, dass die ganze Welt davon erfährt. Unsere Kunden scheinen nicht aufhören zu können, jedem zu erzählen, was das Grundlagen-Training bei ihnen bewirkt hat.

Das Beste von allem ist, dass wir dieses Buch schreiben und das Grundlagen-Training dadurch allen Menschen nahebringen können, die unter Rückenschmerzen leiden und nicht das Glück haben, in Südkalifornien zu leben – und das sind sehr, sehr viele. Mehr als 80 Prozent der Bevölkerung der USA und Europa werden in ihrem Leben unter Rückenschmerzen leiden. Nach Atemwegserkrankungen ist das der zweithäufigste Grund für Arztbesuche. Die Amerikaner geben mehr als 50 Milliarden Dollar pro Jahr für die Bekämpfung ihrer Rückenschmerzen aus. Das muss nicht sein.

Das Grundlagen-Training zielt darauf ab, Ihren unteren Rücken und die hintere Muskelkette zu kräftigen und Ihnen den Schmerz zu nehmen, indem mechanische Ungleichgewichte und Schwächen korrigiert werden und durch die

DIE GRUNDLAGEN ZUERST!

Derek Fisher, ehemaliger Spieler bei den Los Angeles Lakers und NBA-Meister

Wenn es um meine Fitness und Kondition geht, ist für mich das Beste gerade gut genug. Ich besaß immer eine ausgezeichnete Kondition und war stolz auf meine Fitness, aber in der Zeit, in der ich mit Peter Park und Eric Goodman gearbeitet habe, habe ich neue Ebenen der Ausdauer, des Durchhaltevermögens und der Kraft erreicht. Ihr Programm fordert mich, ohne mich zu erschöpfen, es steigert meine Kondition, und außerdem haben sich dadurch meine Körperbewegungen und mein Körpergefühl völlig verändert.

Konzentration auf den wahren Core-Bereich ein Maximum an Kraft, Beweglichkeit und Ausdauer erzielt wird. Das Grundlagen-Training definiert den Core-Bereich neu, indem es den Fokus von der Bauchmuskulatur und der Vorderseite des Körpers auf den Rücken und die Körperrückseite verlagert. Bevor wir ausführlich erklären, was die Übungen unserer Trainingsmethode für Ihren Körper tun können, wollen wir Ihnen schildern, wie wir dazu kamen, den Schwerpunkt der Aufmerksamkeit zu verlagern.

Das Grundlagen-Training definiert den Core-Bereich neu, indem es den Fokus von der Bauchmuskulatur und der Vorderseite des Körpers auf den Rücken und die Körperrückseite verlagert.

DIE WURZELN DES GRUNDLAGEN-TRAININGS

Die Ursprünge des Grundlagen-Trainings liegen in Erics Erfahrung, seiner Ausbildung zum Chiropraktiker, seinen eigenen Rückenproblemen und seiner Arbeit als Trainer. Eric war Sportler und bereits mit 18 ein Personal Trainer, aber seine falschen Bewegungsmuster verursachten Verletzungen, denen er sich gar nicht bewusst war. Mit 19 bekam er Rückenkrämpfe. Wenn er einige Stunden saß, hatte er anschließend große Mühe, sich zu erheben, und konnte nicht aufrecht stehen. Während des College-Studiums setzte er sich eines Tages nach einer langen Radtour an den Computer und verspürte plötzlich Schmerzen, wie er sie nie zuvor gehabt hatte. Als er versuchte aufzustehen, versagte sein linkes Bein. Ein stechender Schmerz schoss in seine Wirbelsäule und strahlte bis ins rechte Bein aus. Eric legte sich mit dem Rücken auf den Boden; er hatte keine Idee, was diese starken Schmerzen verursacht haben konnte. Die Schmerzen zogen sich von seinem unteren Rücken ins rechte Bein. Er hatte geglaubt, all der Sport und das viele Training kämen seinem Körper zugute, und nun lag er bewegungslos auf dem Fußboden.

Röntgenaufnahmen brachten ans Licht, dass seine Bandscheiben stark dehydriert und der vierte und fünfte Lendenwirbel sowie das Kreuzbein, der »Sitzknochen« am Ende der Wirbelsäule, stark degeneriert waren. Die Bandscheiben waren stark komprimiert und wiesen schwere Verschleißerscheinungen auf. Seine letzten beiden Bandscheiben saßen direkt aufeinander. Die Röntgenbilder offenbarten einen Verschleiß der Wirbelsäule, wie es einem Fünfzigjährigen entsprochen hätte, und dabei war Eric noch nicht einmal Ende zwanzig. Sein Bewegungsradius war stark eingeschränkt, weil sich die Muskeln, die mit seiner unteren Wirbelsäule verbunden waren, nicht entspannen konnten.

Als Eric seine Ausbildung zum Chiropraktiker begann, hatte er nicht nur anhaltende Schmerzen, sie verschlimmerten sich sogar, und das, obwohl er keinen besseren Zugang zu Behandlung hätte haben können. Er ließ nichts unversucht; regelmäßig ließ er sich einrenken und massieren. Diese Behandlungen wirkten zwar vorübergehend, aber nach kurzer Zeit kehrten die Schmerzen zurück. In den folgenden vier Jahren gab es keinen Tag, an dem Eric schmerzfrei gewesen wäre. Er lebte immer in der Ungewissheit, wann sein Rücken endgültig versagen würde.

Eric stellte fest, dass die Basis und der Verbesserungsstatus, die die traditionellen Rehabilitationsmaßnahmen setzten, zu niedrig waren. Tatsache ist, dass 90 Prozent der Menschen mit Rückenschmerzen innerhalb von zwei Monaten eine Verbesserung verspüren, egal welche Behandlungsmethode sie anwenden. Üblicherweise kehren die Schmerzen aber zurück. Bei der Bekämpfung seiner eigenen Rückenprobleme stellte Eric fest, dass die herkömmlichen Übungen und Behandlungsmethoden eine Grenze zu haben schienen, jenseits derer keine weitere Verbesserung erzielt wurde. Außerdem waren die Ergebnisse weder überwältigend noch von langer Dauer. Offensichtlich zeigten die traditionellen Methoden und ärztlichen Therapien bei ihm keine Wirkung. Daher kam Eric zu dem Schluss, dass sie auch bei anderen Menschen keine nachhaltige Verbesserung erzielen konnten. Ihm wurde klar, dass die traditionelle Rehabilitation auf Bewegungsmustern basierte, die nicht für unsere Körper gemacht sind. Um sich dauerhaft von Rückenschmerzen zu befreien, mussten die Bewegungsabläufe grundlegend verändert werden. Alle Behandlungen und Korrekturen, die er ausprobiert hatte, boten keine wirkliche Veränderung der Bewegungsmechaniken, und ohne diese grundlegende Veränderung würde er seinen Rücken auch weiterhin verletzen. Ihm wurde klar, dass der Grund für die weit verbreiteten Rücken-, Hüft- und Knieschmerzen in einer falschen Körperbelastung lag.

Der Grund für die weit verbreiteten Rücken-, Hüft- und Knieschmerzen liegt in einer falschen Körperbelastung.

Schon immer hatte sich Eric für fernöstliche Medizin und Philosophie interessiert. Daher begann er mit Yoga, um beweglich zu bleiben und seine Schmerzen zu lindern. Er beschäftigte sich intensiv mit Pilates, das sich auf die Bauchmuskulatur und den unteren Rücken konzentriert, und veränderte sein Ausdauertraining. Er begann, an Yogaübungen zu feilen, um so seinen Körper auf etwas andere Weise zu fordern. Diese Übungen beinhalteten Drehmomente und Winkel, mit deren Hilfe sich der Druck, der auf seine schwächsten Muskeln ausgeübt wurde, maximieren ließ. Sein Ziel war, die Tiefenmuskulatur seines Rückens zu kräftigen. Dabei wollte er sich ausschließlich auf die Körperrückseite konzentrieren: vom Nacken über den Rücken, das Gesäß und die Oberschenkelbeuger bis zur Wadenmuskulatur. Mit diesem veränderten Fokus entwickelte er die Übungen des Grundlagen-Trainings, die auf dem Prinzip basieren, dass die Bewegung aus dem Hüftgelenk unter Aktivierung des stabilisierten Rückens und der hinteren Muskelkette kommen muss.

Während Eric mit diesen neuen Bewegungsabläufen experimentierte, wurde sein Rücken kräftiger und die Schmerzen sowie die Ungewissheit, mit denen er vier

Jahre lang gelebt hatte, lösten sich nach kurzer Zeit in Wohlgefallen auf. Bald unterrichtete er andere und trainierte die amerikanische Wasserball-Olympiamannschaft. Seine Beobachtung der Verletzungen, die sich die Athleten aufgrund ihrer anspruchsvollen sportlichen Aktivitäten zuzogen, veranlassten Eric zu Modifikationen des Mannschaftstrainings, die er auch auf sich selbst anwendete. Er veränderte die Bewegungsabläufe von Standardübungen wie Kniebeugen und Bauchmuskel-Crunches und konzentrierte sich auf den Rücken statt auf die Körpervorderseite. Vor den Olympischen Spielen von Peking im Jahr 2008 arbeitete er fast ein ganzes Jahr mit dem gesamten Wasserballteam. Die allermeisten Sportler reagierten extrem positiv auf die Veränderungen. Sie blieben von Verletzungen verschont, während sie gleichzeitig während des monatelangen intensiven Trainings Höchstleistungen erzielten. Ihre Körper begannen nicht zu streiken. Das Team übertraf alle Erwartungen und gewann die Silbermedaille. Das war eine der Erfolgsstorys der Olympischen Spiele. Seitdem hat Eric die Übungen weiter verfeinert.

Im Januar 2009 zog Eric nach Santa Barbara und etablierte sich in der dortigen Fitnessgemeinde. Unter denjenigen, zu denen er Kontakt aufnahm, befand sich ein großer Name der Fitnessbranche: Peter Park, Elitesportler und einer der einflussreichsten Trainer der Welt. Mehr als zehn Jahre lang war er Lance Armstrongs Krafttrainer gewesen. In seiner E-Mail an Peter beschrieb Eric den Erfolg, den er

DIE GRUNDLAGEN ZUERST!

Tony Azevedo, Mannschaftskapitän des amerikanischen Wasserballteams, dreimaliger Olympiateilnehmer und »Bester Athlet der Welt 2004«

Die zehn Monate Grundlagen-Training war eine der treibenden Kräfte hinter unserem Gewinn der Silbermedaille bei den Olympischen Spielen von 2008 in Peking. Wir wurden ständig als stärkstes Team bezeichnet, und das, obwohl wir den Wettkampf als Nummer neun der Weltrangliste begonnen hatten.

mit den Übungen seines Grundlagen-Trainings hatte. Peter gefiel Erics Arbeit. Trotz seiner beachtlichen Erfahrung hatte er noch nie von einer ähnlichen Methode wie dem Grundlagen-Training gehört. Unverzüglich antwortete er auf Erics E-Mail, und der Rest ist Geschichte.

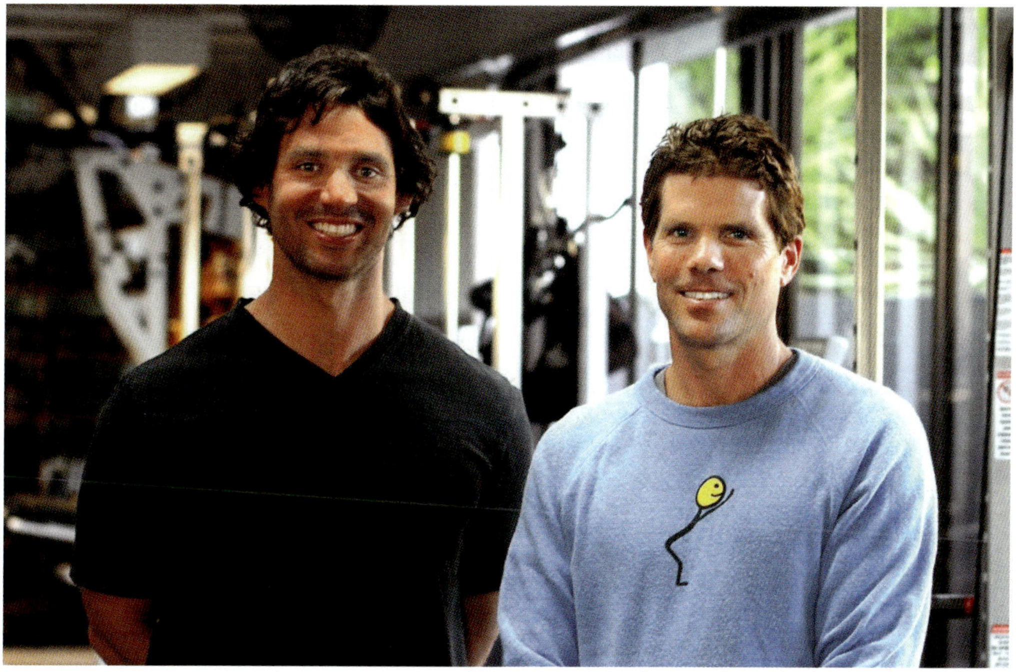

Als wir unsere Trainingsphilosophien verglichen, zeigte sich, dass sich unsere Ideen und Konzepte wunderbar ergänzten. Eric besuchte Peter in einem seiner Fitnessstudios, um seine Methode zu demonstrieren. Peter versuchte, seine eigenen chronischen Rückenschmerzen in den Griff zu bekommen. Genau wie Eric hatte er nach einer Lösung gesucht und zunächst keine gefunden. Beide beschlossen, eine Weile gemeinsam zu trainieren.

Peter hatte keine echten Verletzungen. Er strapazierte seinen Körper, weil er täglich mindestens fünf Stunden trainierte, was eine immense Belastung für seine Gelenke darstellte. Mit der Zeit führten die Bewegungsmuster und die ständige Belastung der Gelenke zu muskulären Ungleichgewichten. Die Schmerzen, die er empfand, waren Warnsignale seines Körpers mit der Botschaft: »Hier stimmt etwas nicht. Du musst etwas verändern.«

Wir begannen bei den Grundlagen. Peter war von den Ergebnissen beeindruckt, die sich bereits nach ein bis zwei Wochen einstellten. Sein Körper fühlte sich anders an – wesentlich kräftiger. Beim Laufen und Radfahren fiel ihm auf, dass seine Rückenschmerzen weniger geworden waren. Bald darauf verschwanden sie ganz. Einer der besttrainierten Athleten der Welt hatte eine fundamentale Veränderung seiner Bewegungsmuster erfahren. Peter hatte jahrelang an diesen Bewegungen gearbeitet und dann war ihm klar geworden, dass sie nicht korrekt waren. Nachdem er die Korrekturen vorgenommen hatte, die ihm das Grundlagen-Training vermittelte, stellte er fest, dass ihm sein Rücken und seine Knie erheblich weniger Schmerzen bereiteten und sich der Bewegungsradius seiner Schultern erheblich erweitert hatte. Schon nach wenigen Monaten Training war er als Athlet wie ausgewechselt.

In der Überzeugung, dass wir den Menschen mit unserem vereinten Wissen wirklich helfen können, beschlossen wir, eine Partnerschaft einzugehen. Gemeinsam haben wir das Grundlagen-Training mit dem Ziel neu definiert, allen Menschen unabhängig von ihrem Fitnesslevel dabei zu helfen, ihre Schmerzen zu überwinden und effektiver zu trainieren. Erics Fokus liegt auf den Bewegungsmustern und dem Kraftaufbau als Basis für das weitere Training. Peter arbeitet mit unseren Kunden, um die so aufgebaute Kraft zu vergrößern und die Bewegungsmuster zu verfestigen und ihnen auf diese Weise zu einer ausgezeichneten Fitness zu verhelfen. Das Grundlagen-Training reduziert nicht nur die Schmerzen, sondern eröffnet zudem einen Weg zu einer verbesserten Fitness, indem es den Menschen Trainingsmethoden vermittelt, mit denen sie jedes Ziel erreichen können.

Nicht von ungefähr nennen wir unsere Trainingsmethode Grundlagen-Training (*Foundation-Training*), denn mit dem Erlernen der Übungen erhalten Sie ein strukturiertes Fundament, auf dem Sie aufbauen können. Es dient als Grundlage für jeden Sport und jedes weitere Übungsprogramm. Wenn Sie perfekte Bewegungsabläufe verinnerlichen, wird alles andere ein Kinderspiel. Betreiben Sie mit unserem Training als Basis jede Sportart, die Ihnen Spaß macht: Yoga, Pilates, das Extremtraining P90X, Gewichtheben, Tennis, Golf oder was auch immer.

Unsere Partnerschaft ist zu 100 Prozent ergebnisorientiert. Geben Sie uns zwei Wochen und Sie werden substanzielle Veränderungen in Ihren Bewegungen feststellen. Wir sagen das mit größtem Selbstvertrauen, weil wir gesehen haben, welche Wirkung diese Übungen erzielen. Wir haben mit jungen Sportlern im Alter zwischen 13 und 15 Jahren trainiert, deren Eltern alles versucht hatten, um ihnen dabei zu helfen, sich von ihren Rüc kenschmerzen zu befreien. Das Grundlagen-Training hat diesen Nachwuchsathleten ermöglicht, ihre Leidenschaft schmerzfrei weiterzuverfolgen. Wir arbeiten postoperativ mit Kunden im fortgeschrittenen Alter von 40, 50 und 60 Jahren, um ihnen ihre Beweglichkeit und ein aktives Leben zurückzugeben, und es ist uns gelungen, viele unsere Kunden vor einer Operation zu bewahren und ihnen als Nebeneffekt der Stärkung ihres Rückens die Kontrolle über die Schmerzen zu geben.

Betreiben Sie mit unserem Training als Basis jede Sportart, die Ihnen Spaß macht: Yoga, Pilates, das Extremtraining P90X, Gewichtheben, Tennis, Golf oder was auch immer.

Mit diesem Buch wollen wir das Grundlagen-Training allen Menschen zugänglich machen, die es brauchen, einschließlich der vielen, die von ihren chronischen Schmerzen zermürbt sind. Millionen von Menschen leiden unter Rückenschmerzen, die ihre Gesundheit, ihr Wohlbefinden und ihre Lebensfreude beeinträchtigen. Unsere Kunden kommen zu uns, weil sie die ständigen Schmerzen leid sind. Nachdem sie die einfachen Bewegungsabläufe des Grundlagen-Trainings in ihren Alltag integriert haben, fühlt sich nicht nur ihr Rücken besser an. Plötzlich öffnet sich der Blick dafür, wie ihr Leben aussehen kann. Sie erkennen, wie belastend die

Schmerzen waren und wie sie ihre Stimmung und ihre Energie dämpften. Diese Menschen, die sich an die schmerzbedingten Einschränkungen gewöhnt hatten, stecken nun voller Energie, weil sie erkannt haben, dass sie angstfrei allen möglichen Aktivitäten nachgehen können, ohne befürchten zu müssen, dass diese ihre Verletzungen und die Schmerzen verschlimmern. Wir wollen Ihnen unsere Lösung für Ihre Rückenschmerzen vorstellen und Ihnen dabei helfen, wichtige Veränderungen an Ihrem Körper und Ihrem Leben vorzunehmen.

Dieses Buch ist eine Übungsanleitung für die Kräftigung Ihres Rückens und Ihres gesamten Körpers. Wir möchten, dass Sie die zentrale Rolle verstehen, die Ihr Rücken bei jeder Ihrer Körperbewegungen spielt. Schon indem Sie die Übungen dreimal pro Woche ausführen, können Sie Ihre Schmerzen beträchtlich reduzieren und Ihr Wohlbefinden selber steuern. Wir haben ein dreistufiges Programm entwickelt, das schrittweise über einen Zeitraum von sechs Wochen absolviert werden sollte. Diese Stufen entsprechen unterschiedlich intensiven Rückenschmerzen und ihrer Rehabilitation sowie unterschiedlichen Schwierigkeitsgraden. Das Programm besteht aus einem Basistraining für akute Rückenschmerzen, einem moderaten Training für chronische Schmerzen und einem intensiven Training zur Vorbeugung und Stärkung des Rückens in schmerzfreien Phasen. Wenn Sie diese drei Stufen durchlaufen, denen Sie jeweils zwei Wochen widmen, werden Sie nicht nur Ihre Schmerzen reduzieren können, sondern sich in allem, was Sie tun, kräftiger fühlen. Am Ende des Buches finden Sie ein zusätzliches Kapitel zur weiteren Verbesserung der Beweglichkeit, mit Übungen, die besonders auf einen steifen Hüftbereich und Schmerzen in den Hüften, im Beckenbereich und den Oberschenkeln abzielen – alles direkte Folgen des langen Sitzens.

Dieses Buch ist eine vollständige Übungsanleitung für den Rücken und den gesamten Körper.

Der Erfolg des Grundlagen-Trainings zeigt sich in den Resultaten, die wir täglich feststellen können. Im Verlauf des Buches werden Sie erfahren, was das Grundlagen-Training im Leben unserer Kunden bewirkt hat. Ihre Berichte sind der beste Beweis, dass sich dieser neue Trainingsansatz bewährt; bisher hat er bei allen Kunden, mit denen wir gearbeitet haben, dazu geführt, dass die Schmerzen deutlich nachließen und eine bessere Fitness erzielt wurde. Wir hoffen, dass auch Sie zu der wachsenden Zahl an Menschen gehören werden, die gelernt haben, mit den Übungen des Grundlagen-Trainings ihre Schmerzen in den Griff zu bekommen und ihre Fitness zu verbessern.

Machen Sie diese einfachen Übungen, für die Sie keinerlei Geräte und Hilfsmittel brauchen, dreimal die Woche und beobachten Sie, wie Sie sich fühlen. Der einzige Weg, um festzustellen, ob und wie effektiv diese Übungen sind, besteht darin, sie auszuprobieren. Sie können sie jederzeit und an jedem Ort durchführen. Warten Sie nicht länger, fangen Sie heute damit an.

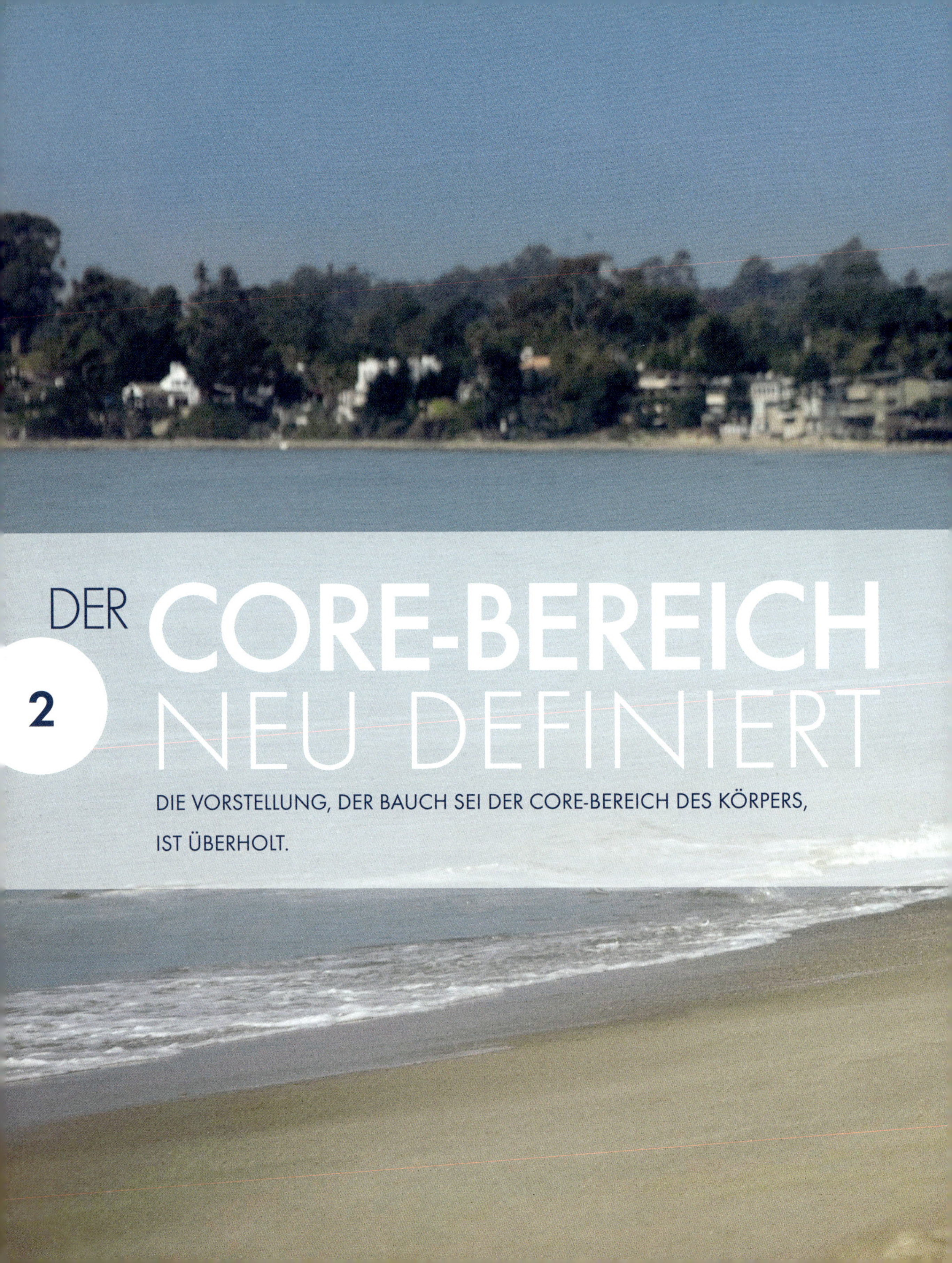

DER CORE-BEREICH NEU DEFINIERT

2

DIE VORSTELLUNG, DER BAUCH SEI DER CORE-BEREICH DES KÖRPERS, IST ÜBERHOLT.

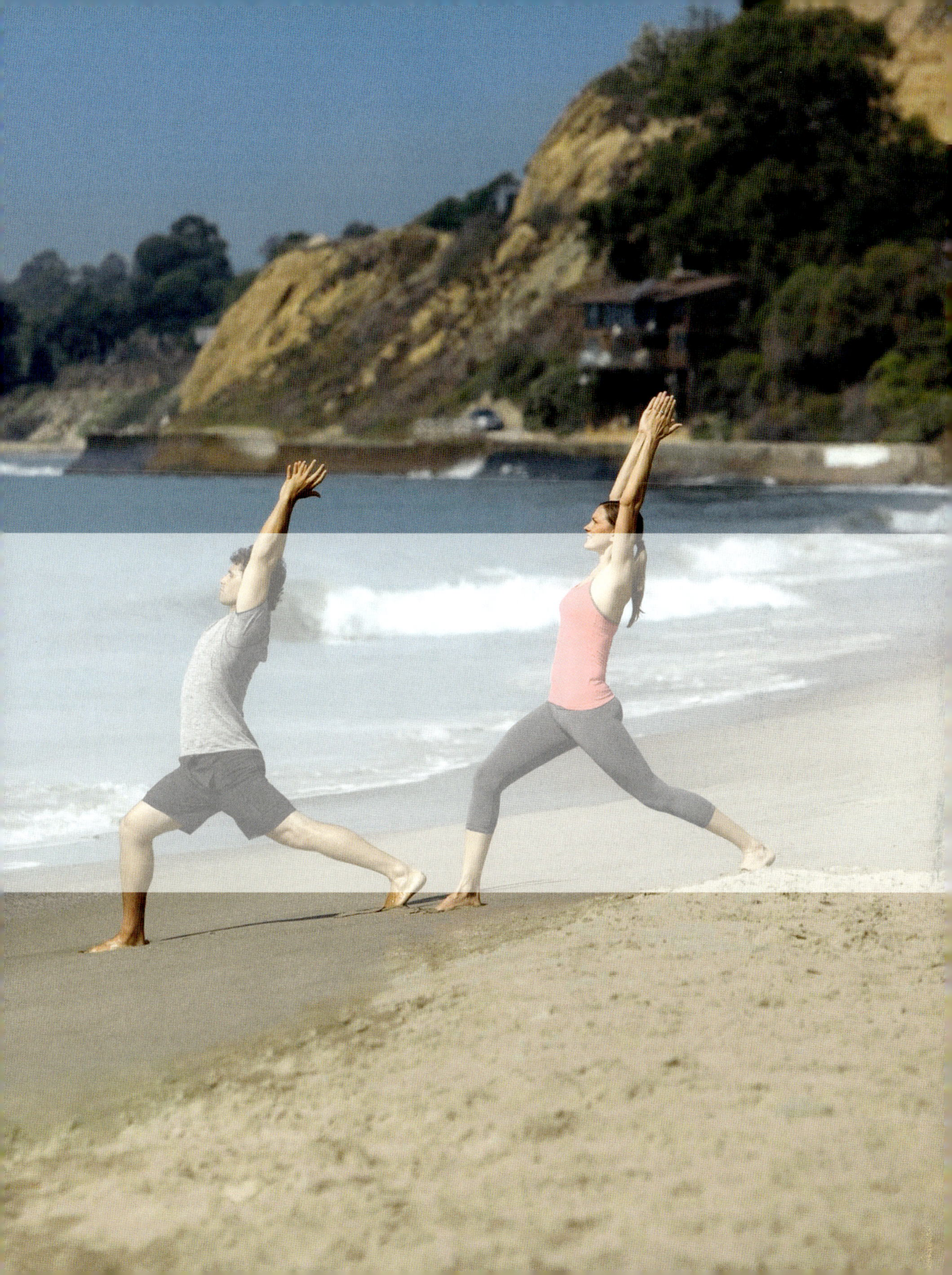

Die meisten Menschen leiden unter einer Wirbelsäulendegeneration, aber nur ein Teil von ihnen verspürt die Symptome, die zumeist in Form von Spasmen und Rückenschmerzen auftreten. Bis sich die Nerven in dem betroffenen Bereich entzünden, merkt man nicht, dass man einen Bandscheibenvorfall hat. Sie wissen, wovon wir sprechen – entweder Sie selbst sind davon betroffen oder eine Person in Ihrem Familien- oder Freundeskreis. Ihr Rücken »gibt plötzlich auf«, Sie haben unerträgliche Schmerzen und ein akutes Leiden, so dass Sie einen Arzt aufsuchen müssen.

Wenn Sie erfahren, dass Sie einen Bandscheibenvorfall haben, denken Sie vielleicht an irgendeine unvorsichtige Bewegung, mit der Sie Ihre Wirbelsäule verletzt haben. Es kann aber durchaus sein, dass der degenerative Prozess bereits vor Jahren eingesetzt hat. Das Problem entstand durch eine repetitive, mechanische Überbelastung Ihrer Wirbelsäule. Bei den meisten Bewegungen – Vorbeugen, Seitbeugen und auch bei jedem Schritt – setzen die meisten Menschen die falschen Muskeln ein, was zum vorzeitigen Verschleiß ihrer Gelenke und Wirbelsäule beiträgt. Nach einer traditionellen Therapie verschwinden die akuten Schmerzen für eine Weile, aber wenn Sie Ihre Bewegungsabläufe nicht verändern, werden die Verletzungen weiterbestehen, mit der Folge, dass Sie immer eine leichte Entzündung behalten. Das führt zu chronischen, zermürbenden Schmerzen, die Ihre Aktivitäten einschränken und echte Hindernisse in Ihrem Leben darstellen.

Wenn Sie Ihre Bewegungsabläufe nicht verändern, werden die Verletzungen weiterbestehen, mit der Folge, dass Sie immer eine leichte Entzündung behalten.

Mit dem Grundlagen-Training werden keine Verletzungen behandelt, sondern Ihr Körper wird »umprogrammiert«. Wir trainieren Ihren Körper auf effektive, kraftvolle und ausbalancierte Bewegungsabläufe, so dass keine Verletzungen durch mechanische Ungleichgewichte und Muskelschwächen entstehen. Die konventionelle Medizin, Rehabilitation und Körperschulung kuriert nur die Symptome, nicht die Ursache.

Das Grundlagen-Training kuriert keine Symptome, sondern die Ursachen.

DIE GRUNDLAGEN ZUERST!

GANZ DER ALTE

Als mein Ehemann Ben vor einigen Monaten mit dem Grundlagen-Training begann, hatte er schlimme Rückenschmerzen, was sich stark auf seine Stimmung auswirkte. Die ständigen Beschwerden verlangten einen hohen Tribut von ihm und allen Menschen in seiner Umgebung. Seine Schmerzen zerstörten unser Familienleben.

Mehr als zwei Jahre hatte dieser Zustand schon angedauert. Er konnte nicht einmal die einfachsten Bewegungen ausführen, und die ständigen Schmerzen reduzierten ihn oft zu einem wimmernden Bündel. Man sah es seinem Gesichtsausdruck an. Mit jedem Tag konnte er sich weniger bewegen und wurde immer depressiver. Immer öfter war er von unserem Familienleben ausgeschlossen, weil er so starke Schmerzen hatte, dass er nicht an geplanten Aktivitäten teilnehmen konnte. Sein Zustand lastete wie ein dunkler Schatten auf unsere Familie. Es war wirklich furchtbar.

Dann zogen wir nach Santa Barbara und entdeckten das Grundlagen-Training. Innerhalb kurzer Zeit sah ich meinen Mann wieder lächeln. Der schmerzverzerrte Gesichtsausdruck entspannte sich und er hörte auf, Unmengen von verschreibungspflichtigen Schmerzhemmern zu schlucken. Schließlich konnte er sogar auf leichtere Schmerzmittel verzichten, und wir unternahmen Strandspaziergänge. Zu meinem bassen Erstaunen erzielte er derartige Fortschritte, dass er sogar anspruchsvolle Wanderungen machen konnte. Unsere beiden Söhne im Alter von 9 und 14 Jahren hatten ihren Vater wieder. Die dunklen Schatten verzogen sich und unser wiedergewonnenes Familienleben erstrahlte in hellem Licht. Das Grundlagen-Training hat uns ein modernes Wunder beschert. Ben geht es ausgezeichnet; er ist schmerzfrei. Gesundheit ist Gold wert, und wir freuen uns, dass mein Mann wieder der Alte ist.

CHERYL TROSKY

Die Einnahme von Schmerzmitteln ist eine »Pflasterlösung«: Anstatt die Ursachen der Schmerzen zu beheben, versuchen Sie damit nur, sie zu betäuben. Sie können sich eine Kortisonspritze in Ihren Ellenbogen geben lassen, um Ihren Tennisarm zu betäuben, und vielleicht sind Sie sogar einige Monate beschwerdefrei. Früher oder später werden die Schmerzen aber zurückkehren, weil Sie das Problem nicht an der Wurzel bekämpft haben. Wir haben festgestellt, dass die Schmerzen verschwinden, wenn Sie Ihre Bewegungsabläufe verändern. Wir entwickelten das Grundlagen-Training, um schädliche Bewegungsmuster zu korrigieren und die Muskeln zu kräftigen, die Ihren Rücken stabilisieren.

Und hier kommen wir zur Neudefinition des Core-Bereichs. Überholt ist die Vorstellung, der Bauch sei der Core-Bereich des Körpers. Egal um welches Problem es geht, die Empfehlung lautet üblicherweise, die Bauchmuskeln zu trainieren: »Du musst Sit-ups und Beinheben machen. Und natürlich auch Beinpressen.« Das Sixpack, das jeder haben möchte, mag attraktiv aussehen, hat aber nichts mit Stabilität und Bewegung zu tun. Das herkömmliche Argument ist, man müsse seine Bauchmuskeln kräftigen, um die Wirbelsäule zu entlasten. Die Wahrheit lautet, dass eine einseitige Konzentration auf die Bauchmuskeln die Rückenmuskulatur, die Ihre Wirbelsäule unterstützt und bewegt, sogar schwächen kann.

Die Muskelgruppen arbeiten normalerweise im ausgewogenen Miteinander. Wenn eine Gruppe arbeitet, entspannt sich die andere. Wenn Sie sich vornüberbeugen, strecken sich Ihre Rückenmuskeln und die Bauchmuskeln ziehen sich zusammen. Wenn Sie sich ab der Taille nach hinten lehnen oder Ihren Oberkörper von rechts nach links drehen, müssen sich Ihre Hüft- und Bauchmuskeln strecken, während sich die Rückenmuskeln zusammenziehen. Alle Muskeln des Lendenwirbelbereichs sind ständig in Aktion, um die Wirbel in der korrekten Ausrichtung zu halten. Die Kontraktion der Bauchmuskeln übt eine zusätzliche Belastung auf sie aus. Wenn diese Muskeln erschöpft oder einer zu hohen Belastung ausgesetzt sind, bekommen Sie Rückenschmerzen.

Das Grundlagen-Training macht das herkömmliche Core-Training obsolet. Ihre Bauchmuskeln sind längst nicht so wichtig wie Ihre Rückenmuskeln. Mit dem Grundlagen-Training verlagern Sie den Schwerpunkt auf den Rücken und die hintere Muskelkette – das ist die unterstützende Tiefenmuskulatur, die jede Ihrer Bewegungen beeinflusst. Das Gesäß, die Hüften, die Oberschenkelbeuger, die Rücken- und die Wirbelsäulenmuskulatur dienen dazu, mehr Kraft als alle anderen Teile Ihres Körpers zu erzeugen. Wir sind der Auffassung, dass Sie für jede Übung, die Sie für die Vorderseite Ihres Körpers machen, mindestens vier Rückenübungen machen sollten, weil die Rückenmuskeln Ihnen eine kraftvolle und schmerzfreie Bewegung ermöglichen.

Für jede Übung, die Sie für die Vorderseite Ihres Körpers machen, sollten Sie mindestens vier Rückenübungen machen.

DIE SPINNENNETZTHEORIE

Wir betrachten den Core-Bereich wie ein Spinnennetz. Wenn eine Kraft auf den zentralen Körperbereich einwirkt oder dieser Bereich Kraft ausübt, ist das im gesamten Körper spürbar, so wie das gesamte Spinnennetz auf die Berührung eines einzigen Webfadens reagiert. Zwar wird die Reaktion nicht so groß oder konzentriert sein wie in dem Bereich, von dem die Kraftanstrengung ausgeht, dennoch wirkt sich die Bewegung auf den übrigen Körper aus. Wenn Sie Ihren Core-Bereich stärken – darunter verstehen wir die hintere Muskelkette des Rückens, der Wirbelsäule, die tiefer gelegenen unterstützenden Muskeln der Hüften und des Lendenwirbelbereichs sowie die Hüften selbst –, dann werden Sie spürbare Auswirkungen in der Bewegung des gesamten umgebenden Gewebes einschließlich Ihrer Gliedmaßen feststellen.

Unsere Hüften sind darauf ausgerichtet, unser zentraler Stützpunkt zu sein, aber der moderne Lebensstil schränkt unsere natürliche Bewegung ein, indem er sich auf die untere Wirbelsäule als zentralen Bewegungsauslöser konzentriert. In früheren Zeiten verbrachten die Menschen die wenigste Zeit sitzend. Vor der Industrialisierung spielte die körperliche Arbeit eine größere Rolle. Ob jemand Erntearbeit verrichtete, die Wäsche aufhängte oder Teig knetete, immer wurde die Wirbelsäule variablen Belastungen ausgesetzt, so dass sie sich in alle Richtungen bewegte. Heute erledigen wir alles per Auto, wir sitzen am Schreibtisch und verbringen unsere Abende vor dem Fernseher oder lesend im bequemen Sessel oder vor dem Computer. Unsere Wirbelsäule erfährt keine Veränderung der Körperhaltung und der Belastung. Wenn wir länger mit einem krummen Rücken sitzen, ist sie über lange Zeiträume einer statischen Belastung ausgesetzt. Diese Körperhaltung macht den empfindlicheren unteren Rücken zum zentralen Stützpunkt und setzt ihn großen Belastungen aus.

Unser moderner Lebensstil ist einer der Gründe für einen steifen Rücken und Rückenschmerzen. Langes Sitzen erhöht nicht nur den Druck auf den Lendenwirbelbereich, es wirkt sich auch negativ auf die Blutzirkulation aus und versorgt die Rückenmuskeln nicht ausreichend mit Sauerstoff. Nach stundenlanger Computerarbeit ohne jede Bewegung sind Ihre Muskeln wahrscheinlich unterversorgt. Sie verspannen sich und ziehen sich dramatisch zusammen. Das Ergebnis sind starke Rückenschmerzen.

Dass wir die ganze Zeit zusammengesunken im Auto und an unseren Schreibtischen sitzen, bedeutet, dass wir einen Großteil unseres Leben innenrotiert verbringen – auch als »Computersyndrom« bekannt –, eine Fehlhaltung, die durch die vielen Bauchmuskelübungen noch verstärkt wird. Wie oft stehen Sie mit vorgeschobenem Hals und leicht gekrümmten Schultern da, wobei Ihr gesamtes Körpergewicht auf Ihren Zehen lastet? Diese Rotation wird noch verstärkt, wenn wir die meiste Zeit sitzend verbringen und beim Sport falschen Bewegungsabläufen folgen. Wenn sich die Muskeln Ihrer Körpervorderseite zusammenziehen, schieben Sie die

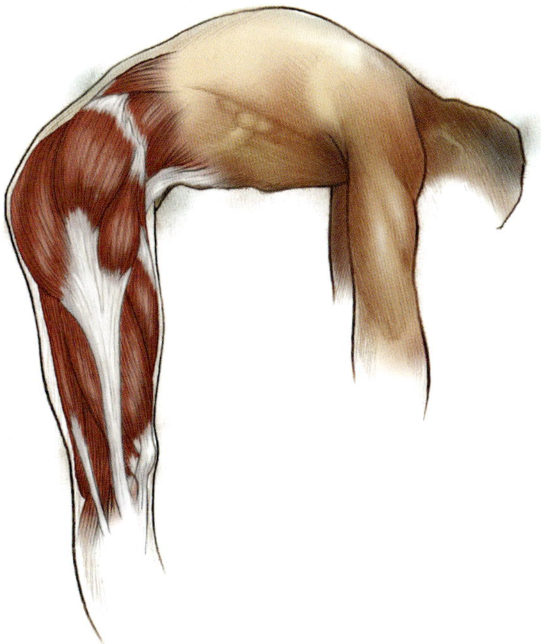

Falsches Bewegungsmuster – krumme Wirbelsäule

untere Wirbelsäule nach vorne. Damit die Wirbelsäulenmuskulatur ihre Aufgabe erfüllen kann, die korrekte Ausrichtung der Wirbelsäule zu wahren, muss sie dagegenhalten und die Muskeln nach hinten ziehen. Die Innenrotation erzeugt damit eine Spannung in den Muskeln der Körperrückseite. Ihre Oberschenkelbeuger, Ihr oberer und unterer Rücken und Ihr Nacken versteifen sich, und das bedeutet eine Überbeanspruchung der Muskulatur und Rückenschmerzen. Das kann die Muskeln auf Dauer ermüden und Rückenspasmen erzeugen. Anstatt die Bauchmuskeln weiter zu kräftigen, sollten Sie sie entspannen, um die Belastung zu verringern, der der Rücken ausgesetzt ist. Eine schlechte Haltung und zu viel Zeit in einer unbeweglichen Position, ob im Stehen oder im Sitzen, bedeutet, dass sich die Schwerkraft nicht gleichmäßig auf alle Muskeln, Bänder und Knochen Ihrer Wirbelsäule verteilt, und damit sind Probleme vorprogrammiert.

Befindet sich die Wirbelsäule über längere Zeit in einer nach vorne gebeugten Position, sind die umliegenden Gelenke, Bänder und Muskeln Belastungen ausgesetzt. Letztlich gewöhnt sich Ihr Körper an diese Belastungen, was zu Beweglichkeitsverlust und Bandscheibenproblemen führen kann.

Die meisten Übungen und Rehabilitationsmaßnahmen beruhen auf der Vorstellung, dass die Wirbelsäule dazu da ist, sich zu krümmen. Eine gesunde Wirbelsäule ist in der Lage, sich fließend in alle möglichen Richtungen zu bewegen, aber ihr Zweck ist nicht extreme Beweglichkeit. Vielmehr ist sie das Zentrum der körperlichen Stabilität, und die sie umgebenden Muskeln sind ihre Hauptstabilisatoren. Wenn Ihre Wirbelsäule stabil ist und die Bewegung aus dem Hüftgelenk

MÜHELOS ZUR GUTEN KÖRPERHALTUNG

Nicht nur in Südkalifornien, wo wir leben und unterrichten, sondern in der ganzen Fitnesswelt ist die Körperhaltung zu einem großen Thema geworden. Wir garantieren, dass die richtige Körperhaltung der nächste große Trend ist. Nichts lässt Sie selbstbewusster, fitter und energiegeladener wirken als eine gute Haltung. Wenn Ihr Rücken gerade ist und Sie Ihren Kopf hoch tragen, wirken Sie souverän und zu allem bereit. Stehen Sie dagegen mit krummem Rücken, eingefallenem Brustkorb und angezogenen Schultern da, dann wirken Sie gestresst, unfit und negativ. Diese Botschaft wollen Sie nicht ausstrahlen.

Die gute Nachricht ist, dass der sichtbarste Nebeneffekt des Grundlagen-Trainings eine beeindruckende Körperhaltung ist, und Sie müssen nicht einmal groß darüber nachdenken. Wenn Ihre Wirbelsäule ihrer natürlichen leichten Krümmung folgt und die Wirbel perfekt ausgerichtet sind, ziehen sich Ihre Schultern automatisch nach hinten, Ihr Brustkorb ist angehoben und Ihre Bewegung kommt aus der Hüfte.

Sobald Sie die *Foundation*-Übungen in Ihren Alltag integriert haben, werden Sie nicht mehr über Ihre Körperhaltung nachdenken. Hier jedoch ein Tipp für den Start: Wenn Sie Ihre Haltung verbessern wollen, ziehen Sie Ihre Schulterblätter bewusst nach unten anstatt nach hinten, um die natürliche Krümmung der Wirbelsäule zu betonen.

kommt, kräftigen Sie Ihre Hüften, die hintere Oberschenkelmuskulatur, die obere und untere Rückenmuskulatur, kurz gesagt: die gesamte kraftvolle hintere Muskelkette. Die Bewegung geht vom Becken, den Hüften und den Hüftgelenken aus. Ihre Gesäßmuskeln sollten als treibende Muskeln dienen, die Ihren Körper nach vorne drücken.

Mit dem Grundlagen-Training lernen Sie, sich so zu bewegen, wie es von Natur aus vorgesehen ist. Wir sprechen hier über ganz einfache, »primitive« Bewegungsmuster. Denken Sie an die Bewegungen eines Vierbeiners. Die Bewegungen eines Tieres gehen von seinen Hinterbeinen aus. Ein Tier drückt seine »Fersen« in den Boden, um sich einen Vorwärtsschub zu geben. Die Wirbelsäule bleibt gestreckt, wobei die Bewegung aus der Hüfte und der Oberschenkelrückseite kommt. Würde ein Tier versuchen, seine Bauchmuskeln als Bewegungsauslöser zu verwenden, würde es sich zu einem Ball zusammenrollen. Unsere Körper haben sich zu einer aufrechten Haltung hin entwickelt, aber die Gelenklinien sind immer noch die eines Vierbeiners.

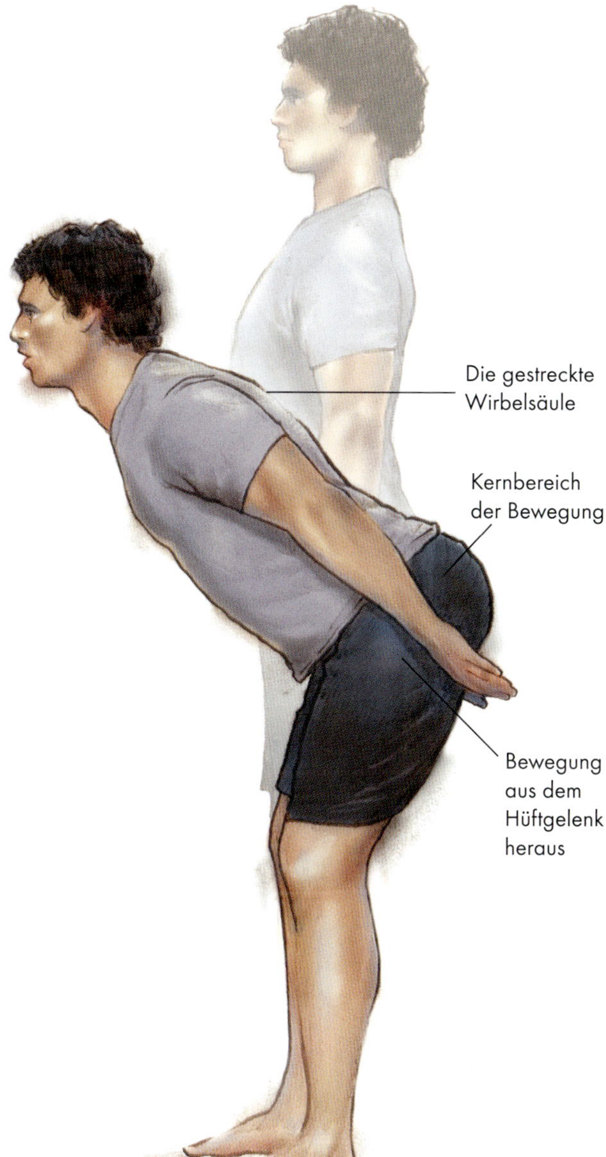

Stabile Wirbelsäule

Mit dem Grundlagen-Training lernen Sie, sich so zu bewegen, wie es von Natur aus vorgesehen ist.

Wenn Sie darauf achten, wie ein Kind in die Knie geht, werden Sie feststellen, dass die Knie nie nach vorne geschoben sind und dass das Gesäß nach hinten herausragt. Der Rücken bleibt vollkommen gerade, der Kopf ist aufrecht. Das ist ein anatomisch perfekter Bewegungsablauf.

Unser Ziel ist, Sie dahin zu führen, dass Sie sich entlang der Gelenklinien bewegen, die die Körperbewegung bestimmen. Alle unsere Übungen vermitteln eine perfekte, integrierte Bewegung. Sie werden lernen, Ihre Oberschenkelbeuger als bewegungsauslösende Muskeln einzusetzen, die Sie nach vorne drücken.

Wir nennen unser Programm ganz bewusst Grundlagen-Training (*Foundation-Training*), denn korrekte Bewegungsabläufe sind die Basis für jede körperliche Aktivität, ob es sich um Laufen, Tanzen, Gewichtheben, Radfahren, Golfen, Tennis oder Schwimmen handelt. Sobald Sie Ihre falschen Bewegungsmuster korrigiert haben, werden Sie feststellen, dass jeder Sport beziehungweise jede Form der kör-

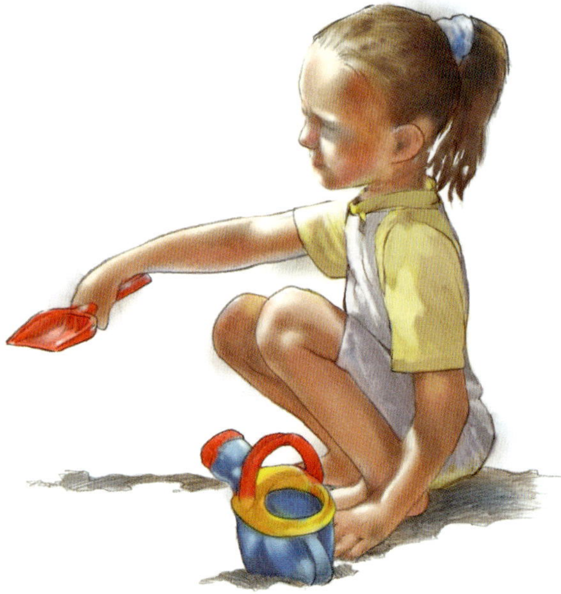

DIE GRUNDLAGEN ZUERST!

Matthew McConaughey, Schauspieler

Ich dachte, mein unterer Rücken würde für immer mein Schwachpunkt bleiben. Durch das Grundlagen-Training hat sich das völlig verändert. Ich fühle mich kräftig und flexibel und meine Körperhaltung ist so gut wie nie zuvor. Dieses Training ist einfach gut!

perlichen Anstrengung leichter wird. Nicht nur werden Sie neue Aktivitäten schneller erlernen, sondern Sie werden auch in der Lage sein, in der gewählten Sportart ein höheres Leistungsniveau zu erreichen als vor der Korrektur Ihrer Bewegungsabläufe. Unser Training vermittelt Ihnen eine Grundlage, von der aus Sie sich in alle Richtungen bewegen können. Selbst die Profiathleten, die wir trainieren, sagen, dass sie mit erheblich mehr Kraft und Selbstbewusstsein arbeiten.

Ihre untere Wirbelsäule ist dazu da, stabil zu sein; die Übungen sorgen zunächst für eine Basisstabilität, die anschließend verstärkt und gefestigt wird. Das Grundlagen-Training zeigt Ihnen, wie Sie Ihre stärksten Muskeln richtig einsetzen, so dass sie in den wichtigsten Bereichen Ihres Körpers dauerhafte Kraft und Beweglichkeit erzeugen. Die richtige Balance zwischen den vielen kleinen Muskeln ist maßgeblich für eine gesunde Wirbelsäule und uneingeschränkte Bewegung.

Wenn Sie sich nicht richtig bewegen, ist Ihre Wirbelsäule nicht gestreckt und die Gesäßmuskeln können nicht richtig kontrahieren. Wenn Ihre Gesäßmuskeln nicht richtig kontrahieren können, ist Ihre Wirbelsäule nicht stabilisiert, Ihre Oberschen-

Das Grundlagen-Training zeigt Ihnen, wie Sie Ihre stärksten Muskeln richtig einsetzen, so dass sie in den wichtigsten Bereichen Ihres Körpers dauerhafte Kraft und Beweglichkeit erzeugen.

kelrückseite ist nicht gestreckt, der Quadrizeps – der vierköpfige Muskel auf der Oberschenkelvorderseite – wird zu stark belastet und die Knie werden überbeansprucht. Wenn Ihre Wirbelsäule krumm ist, verlagert sich das gesamte Körpergewicht nach vorne auf die viel schwächeren Körpergelenke anstatt auf die großen, starken Hüftmuskeln. Wenn die Hüftgelenke die Belastung nicht angemessen auffangen, werden die Wirbelsäule und die Knie überbelastet. Ihre Wirbelsäule kann diese Belastung auf Dauer nicht unterstützen. Sie ist darauf ausgerichtet, eine gerade Auf- und Abwärtsbelastung aufzufangen, aber keine Rotation oder eine Vorwärts-rückwärts-Belastung. Wenn Ihre Bewegungen von der unteren Wirbelsäule ausgehen, wird ein massiver Druck auf die Lendenwirbel ausgeübt, so dass es zu einer Bewegung kommt, für die dieser Bereich nicht gemacht ist. Eine der logischen Folgen sind Rückenschmerzen.

Wenn Sie Yoga- oder Beweglichkeitsunterricht nehmen, um Ihre Muskeln zu lockern, oder radfahren oder laufen, dehnen Sie diese schwachen Gelenke noch weiter. Anstatt die Hüften zu dehnen und die Oberschenkelrückseite richtig zu strecken, indem Sie Ihre Hüften bei gebeugten Knien zum Ausgangspunkt Ihrer Körperbewegung machen, bewegen Sie sich mit gestreckten Beinen und einem Rundrücken, womit Sie den schwachen Bereich einer erhöhten Krafteinwirkung aussetzen.

Die Übungen kräftigen und trainieren auf einzigartige Weise die kleinen Muskeln der Wirbelsäule, um den gesamten Lendenwirbelbereich zu stabilisieren, während sich die Hüften drehen. Normalerweise benutzen Sie diese Wirbelsäulenmuskulatur nicht; sie dient einfach zur Stabilisierung, nicht für Kraftbewegungen. Wenn Sie falsche Bewegungen machen, beanspruchen Sie Ihre Muskeln auf eine Weise, für die sie nicht gemacht sind. Das ist so, als würden Sie von einem Zahnstocher verlangen, er solle ein Baum sein. Sind diese Muskeln kräftig, sind sie in der Lage, die Wirbelsäule zu stabilisieren, während die benachbarten größeren Muskeln die Bewegungen ausführen. Wenn Ihre Bewegungen von der Hüfte und Ihren großen hinteren Muskeln erzeugt werden, werden die Muskeln, die die Wirbel umgeben, nicht mehr zusammengepresst oder überbeansprucht. Dann liegt der gesamte Druck und die Reibung auf den belastbaren Hüften, der Gesäßmuskulatur und den hinteren Oberschenkelmuskeln statt auf den kleinen Stabilisierungsmuskeln und den verletzungsanfälligen Bandscheiben.

DIE GRUNDLAGEN ZUERST!

WIE ICH LERNTE, MICH WIEDER ZU BEWEGEN

Vor zwei Jahren hatte ich einen schweren Autounfall, bei dem ich ernsthafte Verletzungen davontrug. Ich erlitt einen Schlaganfall, und die daraus resultierende Hirnverletzung verursachte eine neurologisch bedingte Halbseitenlähmung meiner linken Körperseite, was zu einem massiven Kraft- und Koordinationsverlust führte. Die Nervenschädigung und die schwache Muskulatur machten mein linkes Bein unbrauchbar; ich zog es deutlich nach und konnte nicht mehr joggen.

18 Monate lang arbeitete ich mit Physiotherapeuten, Neurologen, Chiropraktikern und Trainern. Allerdings machte ich nicht die Fortschritte, die ich meiner Ansicht nach hätte machen müssen. Ich begann, das Vertrauen zu verlieren, dass ich die Defizite je würde korrigieren können, das heißt, bis ich wieder normal gehen und sogar wieder laufen könnte. Ich war so frustriert, dass mir ein Freund empfahl, ich solle mir mal die Arbeit von Eric Goodman genauer ansehen.

Nach nur sieben Wochen des Trainings mit Eric habe ich größere Fortschritte gemacht als in den gesamten 18 Monaten der Rehabilitationsmaßnahmen. Mein Gang war wieder fast normal.

Zugegeben, ich bin ein extremer Fall bin, aber zu lernen, meine Bewegungsabläufe zu verändern, hat meine Sicht meiner körperlichen Möglichkeiten völlig auf den Kopf gestellt. Ich war überzeugt, dass ich nie wieder an einem Triathlon teilnehmen könnte, weil ich nicht laufen konnte, aber nun glaube ich, dass das in naher Zukunft Realität werden wird. Ich habe immer noch viel Arbeit vor mir, aber ich weiß, dass ich mit dem Grundlagen-Training wieder das sportliche Niveau erreichen kann, auf dem ich mich vor meinem Unfall befand.

BRAD SEAMAN, USA CYCLING CERTIFIED LEVEL 2 COACH,
BOULDER PERFORMANCE NETWORK

DEHNEN MIT GESTRECKTEN BEINEN

Wenn Sie einen Muskel mit durchgedrückten Gelenken dehnen, liegt der Schwerpunkt der Dehnung auf den Muskelansätzen, das heißt an den Punkten, an den sie sich in die Gelenke einfügen. Wenn Sie sich mit vollständig gestreckten Beinen dehnen, erzielen Sie keine maximale Dehnung Ihrer Oberschenkelrückseite. Der Winkel, der entsteht, wenn Sie die Knie beugen und die Bewegung aus der Hüfte kommt, erzeugt eine größere Spannung im mittleren Muskelbereich statt an den Ansätzen.

Wenn die Bewegung aus der Hüfte kommt und Sie Ihren Rücken strecken, werden weder die Lendenwirbelsäule noch Ihre Knie belastet, wie es der Fall ist, wenn Sie sich mit gestreckten Beinen und rundem Rücken vorbeugen. Ihre Hüften sind dafür gemacht, diese Belastung aufzufangen, Ihre Knie und die empfindlichen Lendenwirbel sind es nicht.

Einige Formen der Körperübungen – zum Beispiel Yoga und Pilates – verlangen, dass Sie Ihre Wirbelsäule beugen. Diese Bewegung ist in Ordnung, solange Ihr Übungsprogramm auch andere Bewegungen beinhaltet, die die hintere Muskelkette trainieren. Das ist eine Frage der Ausgewogenheit. Das Grundlagen-Training betont, dass sich der überwiegende Teil Ihres Körpertrainings auf den Aufbau der Muskulatur der hinteren Kette richten sollte. Viele unserer Kunden integrieren unsere Übungen in ihr persönliches Yoga- oder Fitnessprogramm und nutzen sie als Ergänzung zu anderen Trainingskonzepten.

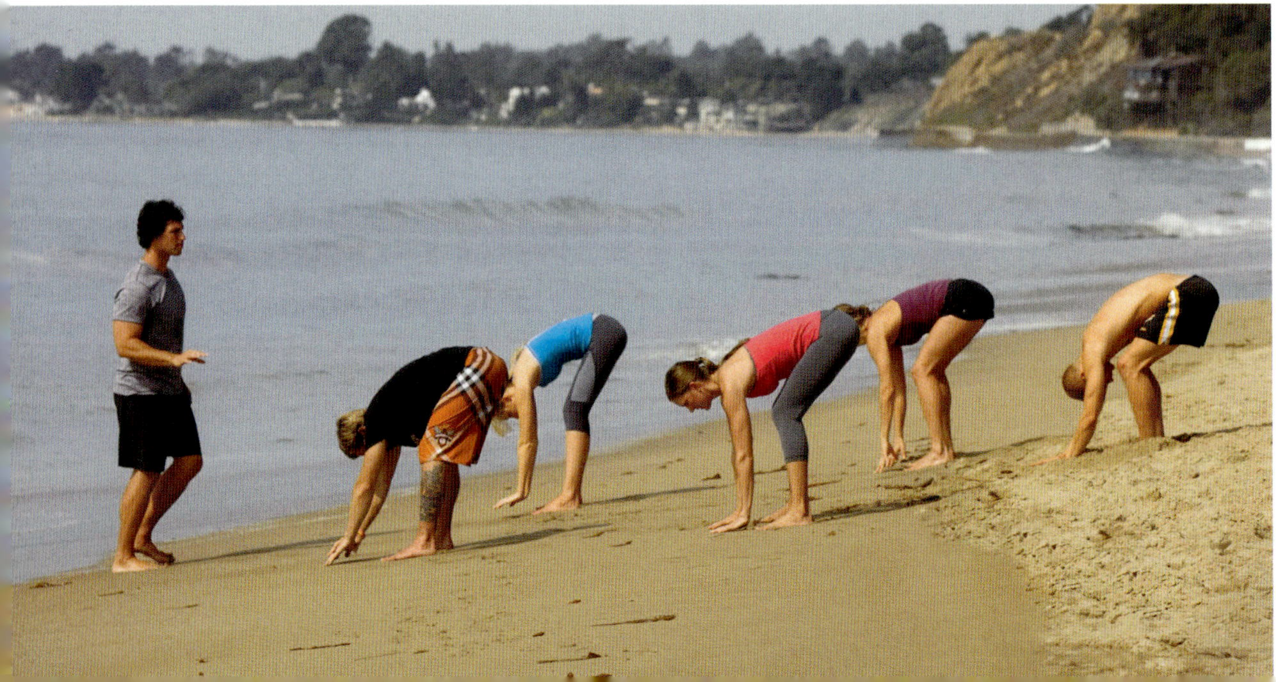

Wenn Menschen mit Rückenproblemen beginnen, mit einem Trainer oder einem Arzt zu arbeiten, erwarten sie eine schnelle Lösung. Sie machen die klassische Krankengymnastik, und sobald sie sich besser fühlen, hören sie wieder damit auf. Diese Übungen sind dann schnell wieder vergessen. Mit den klassischen Übungen der Krankengymnastik kann man sich ein gewisses Maß an Wohlbefinden verschaffen. Allerdings ändern die Betroffenen außerhalb der Krankengymnastik nicht ihre alltäglichen Bewegungsabläufe. Sie entwickeln auf Basis der Übungen keine neuen Bewegungsmuster, die sie auf ihren Gang, auf ihre Sitzhaltung oder auf Aktivitäten wie Wandern oder Radfahren übertragen könnten. Wir glauben, dass Körperübungen Ihren Körper verändern sollten. Damit sie eine echte Wirkung zeigen, solten sie von allen Alltagsbewegungen verstärkt werden.

Neu an dem Grundlagen-Training ist die Tatsache, dass die Übungen kontinuierlich verstärkt und gefestigt werden, sobald sich die Bewegungsmuster verändern. Je kräftiger Sie werden und je stärker Sie die neuen Bewegungabläufe verinnerlicht haben, desto öfter bewegen Sie sich automatisch korrekt bei allen Alltagsaktivitäten, unabhängig davon, wie anspruchsvoll sie sind. Sobald Sie diese Bewegungsmuster verinnerlicht haben, verstärken sie sich von alleine.

Wenn eine Autobatterie leer ist, gibt man Starthilfe. Während des Fahrens lädt sich die Batterie wieder auf, und zwar so lange, bis sie sich aus ihrer eigenen Energie speist. Wenn Sie das nächste Mal den Motor anlassen, brauchen Sie keine Starthilfe mehr. Das gleiche Prinzip gilt für das Grundlagen-Training. Je öfter Sie die Übungen am Anfang machen, desto mehr verinnerlichen Sie die Bewegungsabläufe. Wenn Ihnen die Bewegungsabläufe in Fleisch und Blut übergegangen sind, werden Sie festellen, dass Sie die Übungen nicht mehr so oft machen müssen. Allerdings machen die meisten unserer Kunden sie trotzdem, ganz einfach weil sie zu ihrem Wohlbefinden beitragen. Die positive Wirkung des Grundlagen-Trainings wird sich auf alle Facetten Ihres Lebens übertragen und dafür sorgen, dass Sie aktiv, gesund und energiegeladen sind.

DIE GRUNDLAGEN ZUERST!

NEIN ZUM INAKTIV-SEIN

Ich bin eine Freizeitsportlerin, die an einigen Marathons und einer 350-Kilometer-AIDS-Benefiz-Radtour teilgenommen hat, daher war ich ziemlich schockiert, als ich nach einigen Stunden Computerarbeit plötzlich nicht mehr aufstehen konnte. Mit einem Mal fühlte ich mich wie eine 90-Jährige und sah auch so aus. Jedes Mal, wenn ich mich aus einer sitzenden Position erhob, strahlte ein stechender Schmerz von meinem Rücken in die Hüften und bis in meine Beine. Ich konnte einfach nicht aufrecht gehen, ohne meine Hüften leicht nach vorne zu schieben. Nachdem ich drei Ärzte konsultiert hatte, einschließlich eines Osteopathen, erfuhr ich, dass mein Rücken aufgrund einer Wirbelsäulendegeneration versagte. Alle drei Ärzte sagten mir, ich sollte das Laufen aufgeben. Ich war gerade 50 geworden und weigerte mich, dieses Urteil zu akzeptieren. Ich hatte bereits beschlossen, mich an dem Vorhaben eines Freundes zu beteiligen, den Mount Whitney zu besteigen, den höchsten Berg der USA außerhalb Alaskas. Mir war klar, ich würde Hilfe brauchen, wenn ich meinen Traum wahrmachen wollte.

Einige Jahre zuvor hatte ich erfolgreich mit Peter Park trainiert. Ich wusste, dass ich ihn erneut als Glücksbringer brauchen würde. Als ich ihn anrief, erzählte er mir von den aufregenden Trainingsübungen, die er mit seinem neuen Partner Eric Goodman ausgearbeitet hatte. Ich war zu allem bereit.

Schon beim ersten Training war ich beeindruckt von den Reaktionen meines Körpers. Verschiedene Muskeln zitterten, als ich Positionen halten musste, die ähnlich, aber dennoch vollkommen anders waren als die, die ich von Pilates und Yoga kannte. Bereits nach dem ersten Training fühlte ich mich besser und wollte mehr. In den folgenden drei Monaten arbeitete ich regelmäßig mit Peter und Eric. Es dauerte nicht lange und meine Rückenschmerzen waren verschwunden und ich wagte es wieder, zu laufen. Innerhalb von sechs Monaten konnte ich die Herausforderung des Mount Whitney bewältigen und mein Körper fühlte sich großartig an. Ich war wieder die Alte.

JAN HILL

Wenn Sie sich auf Ihren wahren Core-Bereich konzentrieren, wird das Grundlagen-Training Ihren Körper wieder in die Balance bringen, Ihnen dabei helfen, mühelos eine gute Körperhaltung zu bewahren, Ihre Beweglichkeit verbessern, Ihren Bewegungen mehr Schwung verleihen und Ihnen vor allem zu einem dauerhaft gesunden Rücken verhelfen.

In diesem Kapitel haben wir Ihnen gezeigt, was das Grundlagen-Training von anderen Übungsprogrammen unterscheidet. Wir haben die Philosophie und die Mechaniken hinter unserer Trainingsmethode erklärt und deutlich gemacht, warum sich dieses Programm so gut bewährt, selbst bei Menschen, die jede Hoffnung aufgegeben hatten.

Nun, da Sie wissen, warum wir den Core-Bereich neu definieren mussten, um langfristige Ergebnisse zu erzielen, möchten wir Ihnen zeigen, wie sich mit diesen einzigartigen Übungen Rückenschmerzen beseitigen lassen und warum sie ihre Rückkehr erfolgreich verhindern. Um zu erklären, warum die Bewegungen des Grundlagen-Trainings so effektiv sind, werfen wir nun einen Blick auf die anatomischen Quellen akuter und chronischer Rückenschmerzen. Im folgenden Kapitel widmen wir uns ausführlich den Ursachen.

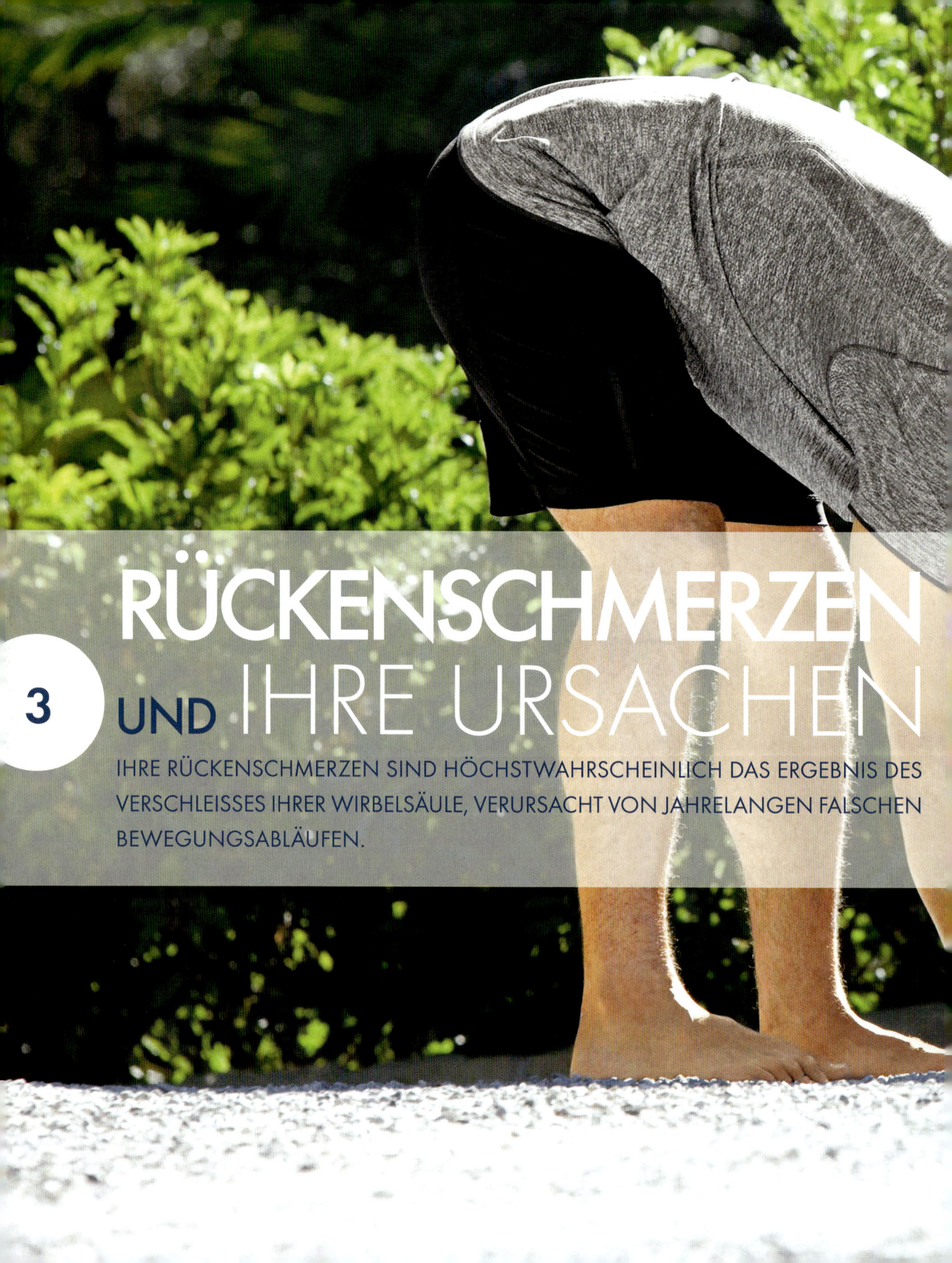

3 RÜCKENSCHMERZEN UND IHRE URSACHEN

IHRE RÜCKENSCHMERZEN SIND HÖCHSTWAHRSCHEINLICH DAS ERGEBNIS DES VERSCHLEISSES IHRER WIRBELSÄULE, VERURSACHT VON JAHRELANGEN FALSCHEN BEWEGUNGSABLÄUFEN.

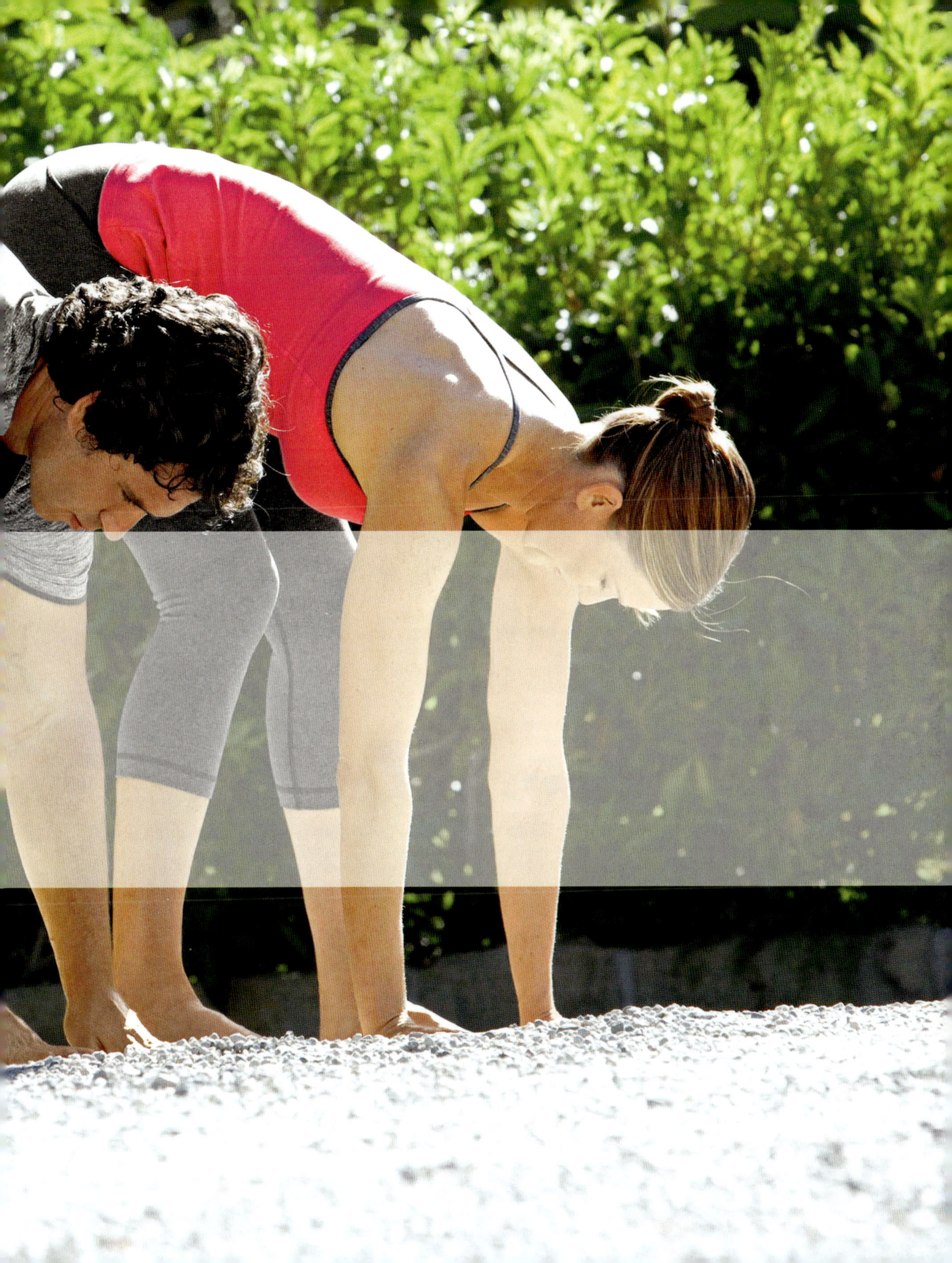

Seit wann haben Sie Schmerzen? Obwohl diese Frage bei der Diagnose von Rückenschmerzen häufig gestellt wird, führt sie zu irreführenden Antworten, egal von welcher Seite man sie betrachtet. Wenn Sie davon ausgehen, dass Ihre Rückenprobleme in dem Moment begonnen haben, als Sie zum ersten Mal Schmerzen verspürten, suchen Sie nach den Symptomen. Mit der Ausnahme, dass Sie Opfer einer Gewalteinwirkung oder eines Unfalls gewesen sind, haben Ihre Rückenprobleme viel früher begonnen als die Schmerzen. Ihre Rückenschmerzen sind höchstwahrscheinlich das Ergebnis des Verschleißes Ihrer Wirbelsäule, verursacht von jahrelangen falschen Bewegungsabläufen. In diesem Kapitel werden wir betrachten, wie falsche Bewegungsabläufe, für die unser Körper nicht gemacht ist, zu verschiedenen Wirbelsäulenproblemen führen.

Schmerzen sind eine tückische Sache. Wie fühlt sich der Schmerz an? Ob er nun dumpf, stechend, heiß, kalt, tief, oberflächlich oder einfach nur unangenehm ist, er kann einem das Leben schwer machen. Manche Schmerzarten verlangen mehr Aufmerksamkeit als andere. Achten Sie darauf, was Ihnen Ihr Körper mitteilt. Wenn Sie zum ersten Mal intensive, stechende Rückenschmerzen haben, sollten Sie einen Arzt aufsuchen und sich eine Diagnose stellen lassen, bevor Sie sich selber therapieren. Plötzlich auftretende, intensive Rückenschmerzen oder Dauerschmerzen können Hinweise auf eine ernsthafte Erkrankung sein, dazu gehören auch einige häufige Krebsformen. Wenn Sie zum ersten Mal Rückenschmerzen verspüren, ist es am besten, Sie wenden sich an einen Arzt Ihres Vertrauens.

Mit der Ausnahme, dass Sie Opfer einer Gewalteinwirkung oder eines Unfalls gewesen sind, haben Ihre Rückenprobleme viel früher begonnen als die Schmerzen.

80 Prozent aller Rückenschmerzen sind akut und intensiv, aber von kurzer Dauer. Akut, subakut oder chronisch – für manche Menschen bieten diese Schmerz-

zeitschienen keine Antworten. Wenn Sie mehr als einige Male Schmerzen im selben Körperbereich verspüren, müssen Sie sich diesem Problem widmen. Es besteht das Risiko, dass es sich verschlimmert, wenn die Ursache nicht richtig behandelt wird.

In diesem Kapitel betrachten wir die anatomischen Ursachen akuter und chronischer Rückenschmerzen und stellen Ihnen dazu kurz die Wirbelsäule und die mit ihr verbundenen potenziellen Probleme dar. Mit der Kenntnis der Wirbelsäulen-

WARNSIGNALE

Zwar können Sie die meisten Rückenschmerzen selbst behandeln, allerdings können Schmerzen auch Symptome für eine ernsthafte Erkrankung sein. Wenn Sie irgendeines der nachfolgenden Symptome verspüren, konsultieren Sie einen Arzt:

- ein jüngst erfolgter Unfall, einschließlich eines Autounfalls oder Sturzes
- Schmerzen, die so stark sind, dass Sie nachts aufwachen
- Fieber von mehr als 38 Grad, Schüttelfrost, Schweißausbrüche oder andere Anzeichen einer Infektion
- unerklärlicher Gewichtsverlust
- Inkontinenzprobleme
- Schmerzen, die in ein Bein oder beide Beine bis unterhalb der Knie ausstrahlen
- Schwierigkeiten beim Gehen, Aufstehen, Fußsenken oder Fußheben oder Anziehen der Zehenspitzen
- Unfähigkeit, auf den Fersen oder Zehenspitzen zu stehen
- ein Pochen in Ihrem Unterleib

Wenn Sie eine Vorgeschichte wie Krebs, Osteoporose, Steroideinnahme oder Alkohol- und Drogenmissbrauch haben, ist es wichtig, dass Sie einen Arzt aufsuchen, wenn Sie zum ersten Mal Rückenschmerzen verspüren. Dauern die Schmerzen länger als einige Tage an, ohne dass eine Besserung eintritt, sollten Sie weitere Untersuchungen in Erwägung ziehen.

anatomie können Sie sich die verschiedenen Bereiche Ihres Rückens besser vorstellen und verstehen, warum Ihr Rücken verletzungsanfällig ist und was physisch passieren muss, damit Schmerzen entstehen.

DIE WIRBELSÄULE

Ihre Wirbelsäule ist eine kraftvolle Stützstruktur, die Ihnen ermöglicht, aufrecht zu stehen, Ihrem Körper eine Form gibt und die Nerven beherbergt, die Ihr Gehirn mit dem übrigen Körper verbindet. Ihre Wirbelsäule besteht aus den Wirbeln und den Bandscheiben, dem Rückenmark und den Nervenwurzeln sowie den Muskeln und Bändern, die sie stabilisieren. Diese Teile arbeiten zusammen, um Ihren Körper aufrecht zu halten und Ihr Rückenmark zu schützen. Die Wirbelsäule besteht aus 24 Wirbeln mit jeweils zwei Wirbelfortsätzen, die übereinander angeordnet sind, um eine flexible und das Rückenmark vor Verletzungen schützende Stützstruktur zu bilden. Mehr als 70 kleine Facettengelenke zwischen den einzelnen Wirbeln (Wirbelbogengelenke) ermöglichen der Wirbelsäule die Bewegung. Die Wirbel sind durch Knorpelringe, die sogenannten Bandscheiben, die aus einem Faserring und einem gallertartigen Kern bestehen, getrennt, die – normalerweise – als Polster zwischen den Wirbeln dienen. Hunderte kleiner Bänder und Muskeln, die an der Rückseite der Wirbelsäule befestigt sind, liefern die Kraft für Bewegung und Unterstützung.

DIE ZUSAMMENSETZUNG DER WIRBELSÄULE

Das Kreuzbein verbindet die Wirbelsäule mit dem Becken. Die fünf Lendenwirbel des unteren Rückens (L1–5) sind der Ort, an dem die meisten Rückenschmerzen auftreten. Die Lendenwirbelsäule sollte nicht das Gewicht des Oberkörpers tragen, sondern den Rücken stabilisieren, damit die Gesäßmuskulatur dieses Gewicht auffangen kann. Wenn die Bewegung jedoch nicht aus der Hüfte kommt, wird Ihr unterer Rücken an Bewegungen wie Vorbeugen, Strecken und Drehen aus der Taille beteiligt und muss das Gewicht des Oberkörpers auffangen. Wenn Sie sich auf diese Weise bewegen, wird die Lendenwirbelsäule, die bereits genug damit zu tun hat, die Wirbelsäule zu stabilisieren, einer großen Belastung ausgesetzt. Das Grundlagen-Training zielt darauf ab, Ihnen zu zeigen, wie Sie sich mit gestrecktem Rücken bewegen, um die Belastung des unteren Rückens zu verringern.

DIE NATÜRLICHE KRÜMMUNG IHRER WIRBELSÄULE

Die Wirbelsäule ist in drei Segmente untergliedert, die drei natürliche Kurven oder Krümmungen bilden, und zwar im Nacken, im Brustbereich und im unteren Rücken.

Im Nacken und im unteren Rücken ist die Wirbelsäule nach vorne gekrümmt (Lordose) und im Brustbereich ist sie nach hinten gekrümmt (Kyphose). Wie Sie an der Abbildung erkennen können, hat die untere Wirbelsäule eine kleine Vorwärtskrümmung. Die lordotische Kurve der Lendenwirbelsäule ist für die richtige Bewegung der Gesäßmuskeln und Hüften verantwortlich. Ohne diese Krümmung wären die Gesäßmuskeln nicht in der Lage, richtig zu kontrahieren.

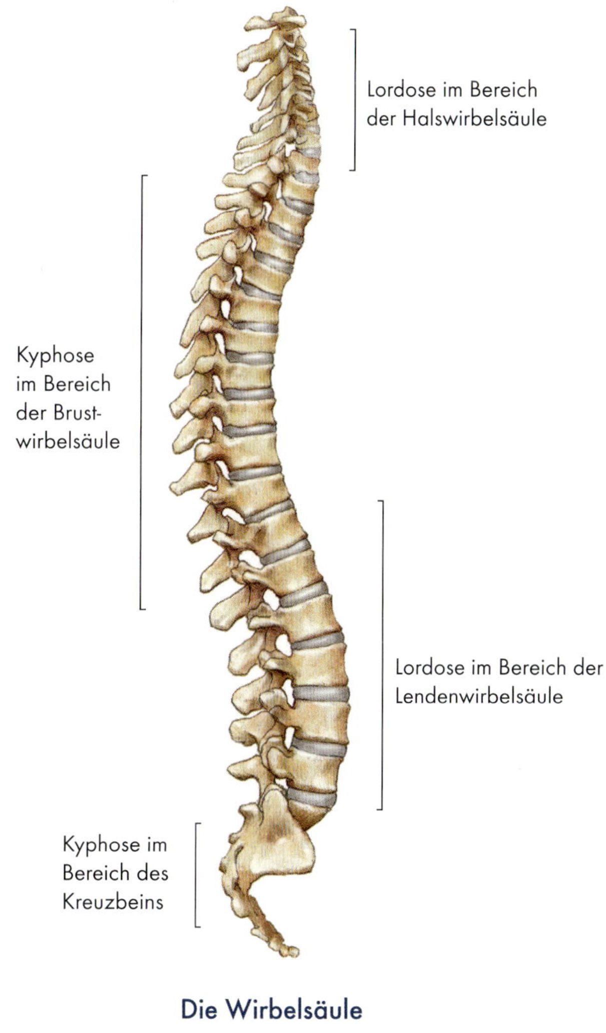

Die Wirbelsäule

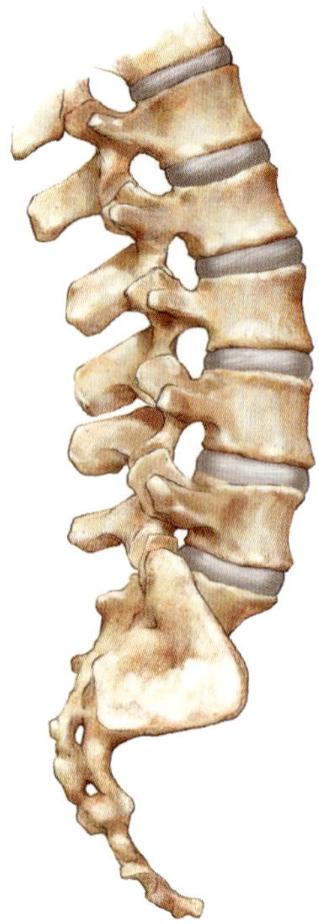

Problemzone Lendenwirbelsäule

Eine innenrotierte Haltung (Rundrücken) und Bewegungsabläufe, die der natürlichen Krümmung der Wirbelsäule zuwiderlaufen, bringen Ihren Rücken aus seiner natürlichen Haltung. Wenn Sie Ihren unteren Rücken flach machen, indem Sie Ihr Becken vorschieben, ist das nicht gut für die Stabilität Ihrer Wirbelsäule. Wenn Sie die lordotische Kurve des unteren Rückens abflachen – auch Hypolordose genannt –, kann Ihre Gesäßmuskulatur nicht aktiviert werden und Ihr unterer Rücken muss mehr Druck und Gewicht abfedern, als es seiner natürlichen Aufgabe entspricht. Die Folge sind Rückenschmerzen.

DIE GRUNDLAGEN ZUERST!

DEM KREISLAUF DER VERLETZUNGEN EIN ENDE MACHEN

Peter und Eric haben mit ihrer Kombination aus einem evidenzbasierten wissenschaftlichen Ansatz und einer unübertroffenen Trainingsmethode ein perfektes Fitnesskonzept entworfen. Für mich als Chiropraktiker ist ihre Herangehensweise, nämlich eine stabile Basis aufzubauen, ein Patentrezept für jedermann, egal ob es sich um die weltbesten Sportler handelt – oder um deren Mütter. Bewegung ist Leben, und Leben ist Bewegung. Doch die Gesetze der Schwerkraft bestehen nun einmal, und wenn Sie in Ihren Bewegungen eingeschränkt sind, ist es nur eine Frage der Zeit, bis Sie sich eine Verletzung zuziehen. Ich weiß, wovon ich spreche, denn als früherer Leistungssportler bin ich oft genug mit der Verletzungs-Berg-und-Talbahn gefahren. Erst als ich meine alten Bewegungsmuster umtrainierte und neue ausbildete, endete der Kreislauf, in dem eine Verletzung auf die andere gefolgt war.

Es ist großartig, dass es dieses geniale Übungsprogramm gibt, das gleichermaßen einfallsreich, sportwissenschaftlich fundiert und praxisbezogen ist, ohne dabei technisch zu komplex zu sein, und das die Körperhaltung, den Core-Bereich und die grundlegenden Bewegungsmuster in den Mittelpunkt stellt. Es wurde zunächst mit dem Ziel entwickelt, Sportlern eine starke Grundlage für ihre eigentliche Disziplin bereitzustellen, und ich werde nie vergessen, was Derek Fisher zu Peter und Eric sagte, als er gefragt wurde, warum er gerade mit ihnen zusammenarbeiten möchte: »Ich habe euch nicht engagiert, damit ihr einen besseren Basketballer aus mir macht, sondern einen besseren Athleten.« Genau darum geht es.

TIM BROWN, CHIROPRAKTIKER UND GRÜNDER VON INTELLISKIN

DIE FESTUNG

Die übereinander angeordneten Wirbel erzeugen einen Kanal, der das Rückenmark schützt, das wiederum die Botschaften des Gehirns zu den Muskeln weiterleitet. Das Rückenmark zieht sich von der Hirnbasis ungefähr zwei Drittel Ihres

Rückens hinunter. Ab dem ersten Lendenwirbel setzen sich Nervenwurzeln fort, die aufgrund ihrer pferdeschweifartigen Form *Cauda equina* (lateinisch für Pferdeschwanz) genannt werden. Das Rückenmark endet kurz hinter der *Cauda equina* an dem *Filum terminale* (Endfaden). Die Lücke im Rückenmark ermöglicht eine Lumbalpunktion, Epiduralanästhesie und andere Verfahren, ohne dass sie direkt das Rückenmark betreffen.

Vom Rückenmark aus verzweigen sich Nerven durch die Wirbelöffnungen. Bei jedem Wirbel sendet ein Nervenpaar Impulse an einen bestimmten Körperteil. Die Nerven im Bereich der Lendenwirbelsäule (Lumbalnerven) sorgen für Empfindungen und stimulieren die Muskeln des unteren Rückens und der unteren Gliedmaßen.

Kleine Facettengelenke zwischen den Wirbeln ermöglichen die Bewegung der Wirbelsäule. Jeder Wirbel besitzt vier dieser Wirbelbogengelenke, ein nach oben und ein nach unten gerichtetes Paar. Die Wirbelkörper sind durch die Wirbelbogengelenke miteinander verzahnt und stabilisieren auf diese Weise die Wirbelsäule.

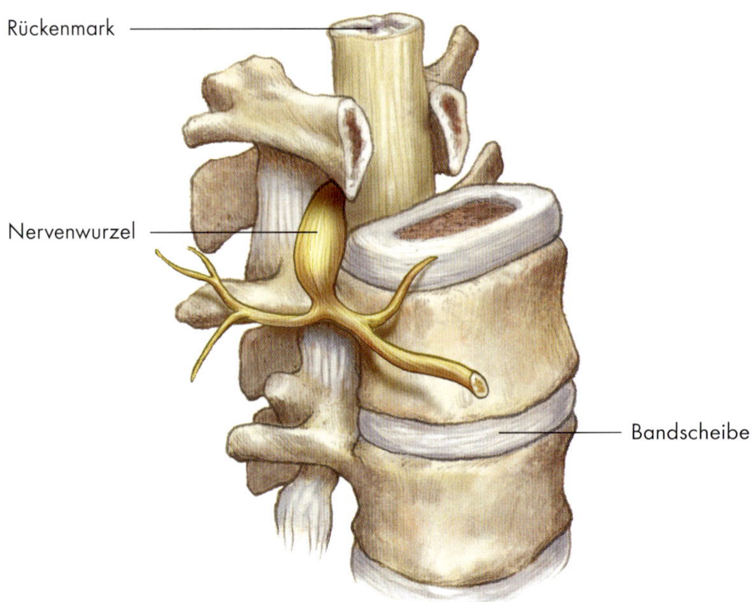

Die Nerven der Wirbelsäule

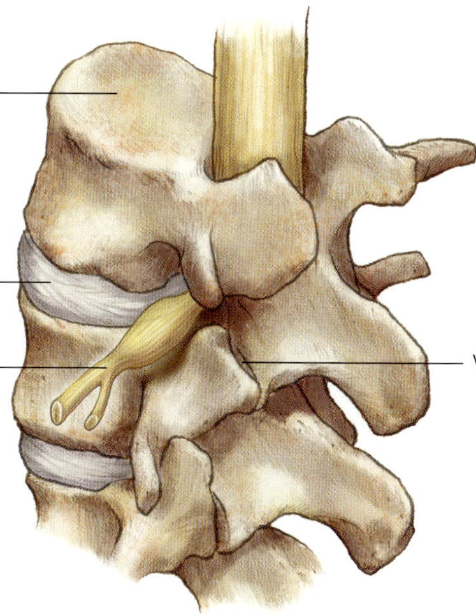

Die Wirbel

Die Wirbel sind durch flache, runde, ungefähr 1,25 Zentimeter dicke Bandscheiben voneinander getrennt. Diese Bandscheiben haben eine harte äußere Schicht – den Faserring –, die mit den Wirbeln verbunden ist. Der Bandscheibenkern besteht aus einer weichen, gallertartigen Masse. Die Bandscheiben dienen als Stoßdämpfer und verhindern, dass die Wirbel aneinanderstoßen oder -reiben.

Wir bilden hier die Schichten der Rückenmuskeln und Bänder ab, weil wir möchten, dass Sie ein Gefühl für das komplizierte Netzwerk bekommen, das nötig ist, damit Ihre Wirbelsäule stabil und gleichzeitig beweglich ist (siehe Seite 43).

Hunderte von Bändern, die sich von Knochen zu Knochen spannen, verbinden die Wirbel. Zur Kontrolle der Bewegungen sind viele hundert Muskeln in Ihrem Rücken nötig. Die Schwerkraft, der natürliche Verschleiß, falsche Bewegungsmus-

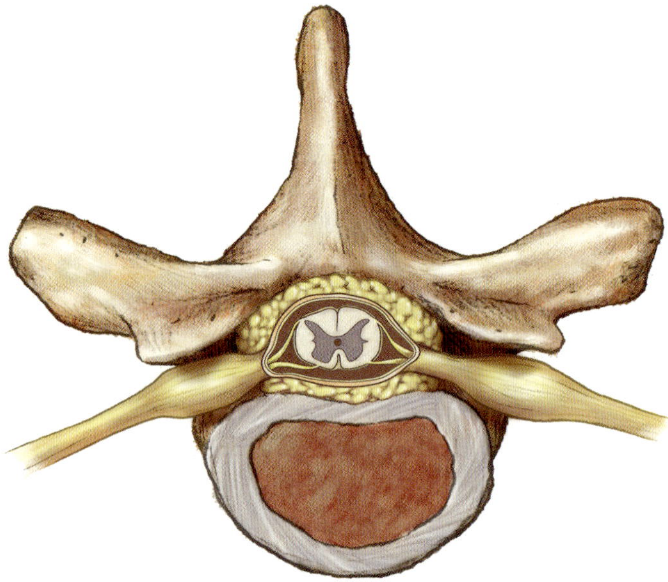

Eine gesunde Bandscheibe

ter und zu viel vor dem Computer verbrachte Zeit fordern ihren Tribut von der Wirbelsäule, aber Sie können den degenerativen Prozess mit dem Grundlagen-Training aufhalten und sogar umkehren.

RÜCKENPROBLEME

Für Schmerzen im unteren Rücken kann eine ganze Reihe von Faktoren verantwortlich sein. Überbeanspruchung, Muskelzerrungen und Muskel-, Bänder-, Knochen- und Bandscheibenverletzungen lassen den Rücken anfällig für Verletzungen und Wiederverletzung werden. Machen Sie die gleiche Bewegung immer wieder, ohne dass Ihre Wirbelsäule richtig stabilisiert ist, setzen Sie Ihren Rücken einer wiederholten Überstrapazierung aus und können so Ihren Bandscheiben und Wirbeln Schaden zufügen. An Bewegungen wie Vornüberbeugen, Heben, Laufen, Strecken und Sitzen sind stets Ihre Rückenmuskeln beteiligt. Wenn Sie sich nicht korrekt bewegen, begünstigen Sie den vorzeitigen Verschleiß Ihrer Wirbelsäule, insbesondere Ihrer Lendenwirbelsäule.

Falls Sie Ihre Muskeln, Bänder, Wirbelbogengelenke oder Ihre beiden Iliosakralgelenke (die Gelenke zwischen dem Kreuzbein und dem Darmbein) überstrapazieren, machen Sie womöglich Ausweichbewegungen, um die von der Überstrapazierung verursachten Schmerzen zu vermeiden, und übertreiben damit die falschen Bewegungen nur noch mehr. Wir alle haben schon Leute gesehen, die mit einer angezogenen Hüfte gehen und auf diese Weise ihren Körper einseitig überbelasten. Derartige Kompensationsbewegungen haben eine Überbelastung anderer Muskeln zur Folge, die nicht für die Bewegungen gemacht sind, die Sie ihnen aufzwingen. Damit setzt sich ein Teufelskreis aus Verletzung und Schmerzen in Gang.

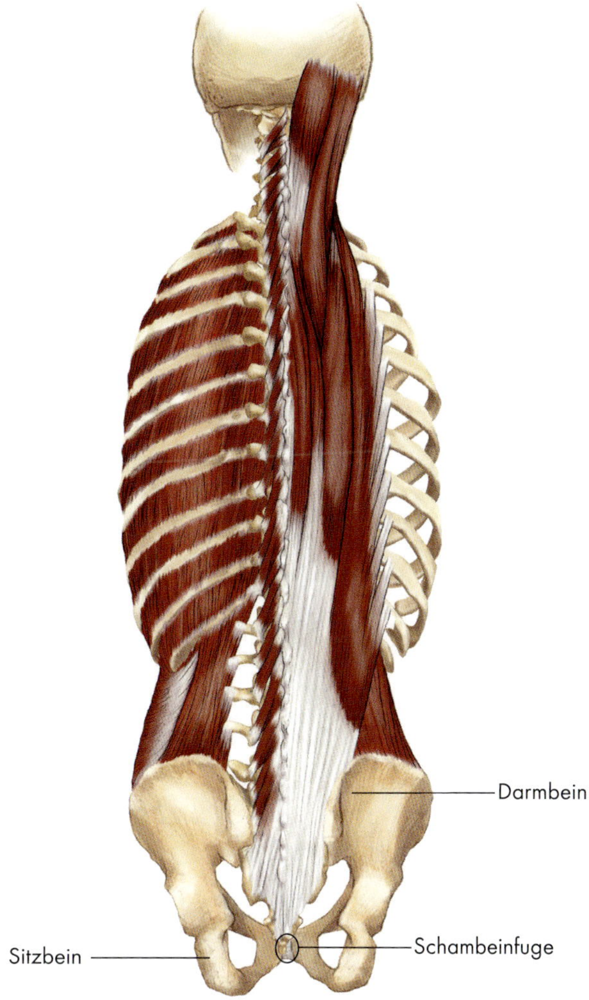

Das Netz aus Bändern und Muskeln

> Anstatt die Muskeln zu belasten, die nicht für eine derartige Belastung gemacht sind, werden Sie lernen, sich so zu bewegen, dass die hintere Muskelkette ihre Aufgaben mit integrierten, kraftvollen Bewegungen meistern kann.

Die Wahrheit ist, dass nach Jahren falscher Bewegungen, die das weiche Gewebe mechanischer Überbelastung ausgesetzt haben, die meisten von uns ab 40 Beschwerden im unteren Rücken verspüren. Beim Grundlagen-Training geht es darum, diese Art der mechanischen Überstrapazierung zu vermeiden. Anstatt die Muskeln zu belasten, die nicht für eine derartige Belastung gemacht sind, werden Sie lernen, sich so zu bewegen, dass die hintere Kette ihre Aufgaben mit integrierten, kraftvollen Bewegungen meistern kann.

MUSKELKRÄMPFE

Muskelschmerzen im Rücken bedeuten nicht unbedingt, dass Sie sich einen Muskel verletzt haben. Ein Rückenkrampf – der sich wie ein Wadenkrampf anfühlt – ist eine intensive, unfreiwillige Kontraktion als Reaktion auf eine Verletzung oder eine Minderversorgung mit Sauerstoff. Der Krampf kann so stark sein, dass Sie unter Umständen bewegungsunfähig sind. Ein Rückenkrampf ist eine Reaktion des Körpers zum Schutz eines verletzten Bereiches, die Sie in Ihren Bewegungen einschränkt und auf diese Weise verhindert, dass die Verletzung schlimmer wird.

Ein Rückenkrampf weist auf eine andere Verletzung hin. Eine gezerrte Sehne oder überdehnte Bänder oder ein ernsthafter Muskelschaden, eine vorgefallene Bandscheibe, die einen Nerv einklemmt, eine Infektion oder eine Gelenkreizung können allesamt einen Muskelkrampf auslösen. Im nächsten Kapitel wird uns der Lenden-Darmbeinmuskel

> Ein Rückenkrampf weist auf eine andere Verletzung hin.

DIE GRUNDLAGEN ZUERST!

Jeff Bridges, Schauspieler

Mein Rücken teilt mir gerne mit, wenn er auf mich sauer ist. Wenn das geschieht, kann das Leben ein wenig anstrengender werden als sonst. Das Grundlagen-Training ist eine ausgezeichnete Ergänzung meines Übungsprogramms. Ich spüre wirklich eine Veränderung meiner Bewegungen. Mein Rücken fühlt sich nicht nur besser, sondern auch kräftiger an. Das ist eine tolle Sache. Diese Übungen bewirken, dass Sie sich mit großem Vertrauen bewegen. Jeder, der Rückenbeschwerden hat, sollte sie machen.

begegnen, der aus zwei Muskeln besteht, dem Lendenmuskel und dem Darmbeinmuskel, und sich von mehreren Wirbeln des unteren Rückens über das Becken bis zur Innenseite des Oberschenkels erstreckt. Der Lenden-Darmbeinmuskel verkrampft sich häufig, wenn ein Band oder eine Bandscheibe der unteren Wirbelsäule beschädigt ist. Die Folge sind Hüftschmerzen.

BANDSCHEIBENPROBLEME

Chronische Rückenprobleme gehen meistens nicht auf Muskeln zurück, sondern auf eingeklemmte Nervenwurzeln an der Wirbelsäule. Dieser Druck wird gelegentlich von einer vorgefallenen Bandscheibe verursacht, die in den Wirbelkanal eintritt und auf einen Nerv drückt. Mit 40 haben die Bandscheiben schon angefangen, auszutrocknen und sich zu verhärten. Dadurch schrumpfen sie, was dazu führen kann, dass der äußere Faserring Risse bekommt und die gallertartige Masse des Kerns austritt, und das wiederum reizt die Nerven und Muskeln der Umgebung. Kleine Verschleiße des Faserrings können eine ganze Bandbreite an Reaktionen auslösen, die von äußerlicher Schmerzfreiheit bis zu chronischen Lähmungserscheinen reichen können.

Wir können nicht erklären, warum die Auswirkungen des Verschleißes von Mensch zu Mensch so unterschiedlich sein können. Wenn eine Bandscheibe verschlissen oder verletzt ist, kann ein Teil des Gallertkerns durch den Fasserring dringen. Eine vorgefallene oder geschädigte Bandscheibe kann aus ihrer natürlichen Position zwischen zwei Wirbeln austreten und in den Wirbelkanal oder die Öffnung eindringen, aus der der Nerv aus dem Wirbel tritt. Das führt zu einer unmittelbaren Nervreizung. Wenn eine vorgefallene Bandscheibe in den Wirbelkanal drückt, kann der Druck auf die Spinalnerven Schmerzen auslösen. Das gilt besonders für die Bandscheiben zwischen dem vierten und fünften Lendenwirbel.

Wenn der Nerv direkt eingeklemmt ist, verspüren Sie an der betreffenden Stelle einen stechenden Schmerz, der gelegentlich von Taubheitsgefühlen im Bein begleitet wird, in das sich der eingeklemmte Nerv zieht. Das Nervensystem kommuniziert mit den Muskeln mittels elektrischer Impulse; eine gerissene Bandscheibe kann diese Kommunikation unterbrechen oder blockieren, und das führt

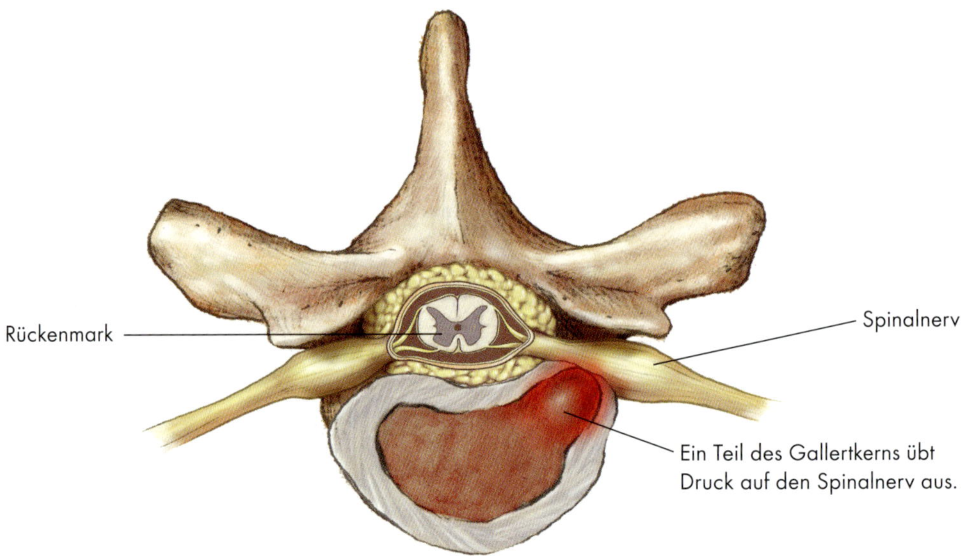

Querschnitt einer geschädigten Bandscheibe im Lendenwirbelbereich

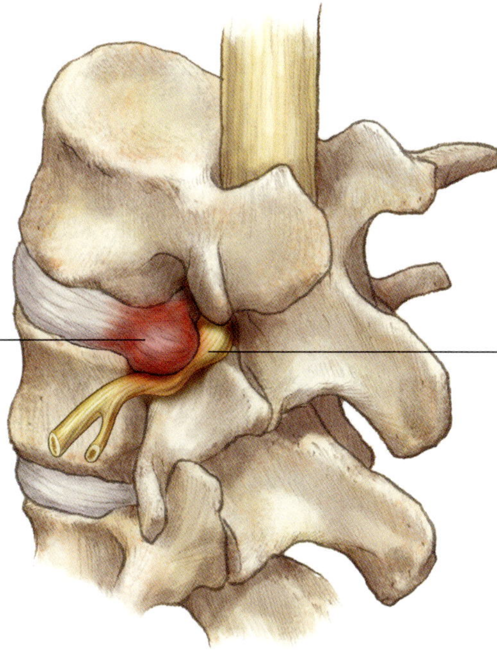

Seitenansicht der geschädigten Bandscheibe im Lendenwirbelbereich

zu geschwächten Muskeln. Eine ausgeprägte Muskelschwäche könnte ein Anzeichen für ein ernsthaftes Problem sein. Wenn Sie Muskelschwäche verspüren, sollten Sie auf jeden Fall einen Arzt aufsuchen.

Die Nerven des unteren Rückens kontrollieren die Hüften, die Beine und die Füße. Jede Nervenwurzel sendet Impulse über einen bestimmten Pfad. Ein Bandscheibenvorfall im unteren Rücken kann Druck auf eine Nervenwurzel ausüben, die zum Bein und Fuß führt, und bewirken, dass der Schmerz in das Gesäß und bis hinunter ins Bein ausstrahlt, was als Übertragungsschmerz bezeichnet wird. Die Schmerzen entstehen nicht unbedingt direkt an der vorgefallenen Bandscheibe.

Der Ischiasnerv, der längste und breiteste Nerv des Körpers, verläuft vom unteren Rücken durch das Gesäß und an der Rückseite jedes Beins bis in den Fuß. Der Begriff »Ischias« wird oft verwendet, um Schmerzen zu beschreiben, die auf der

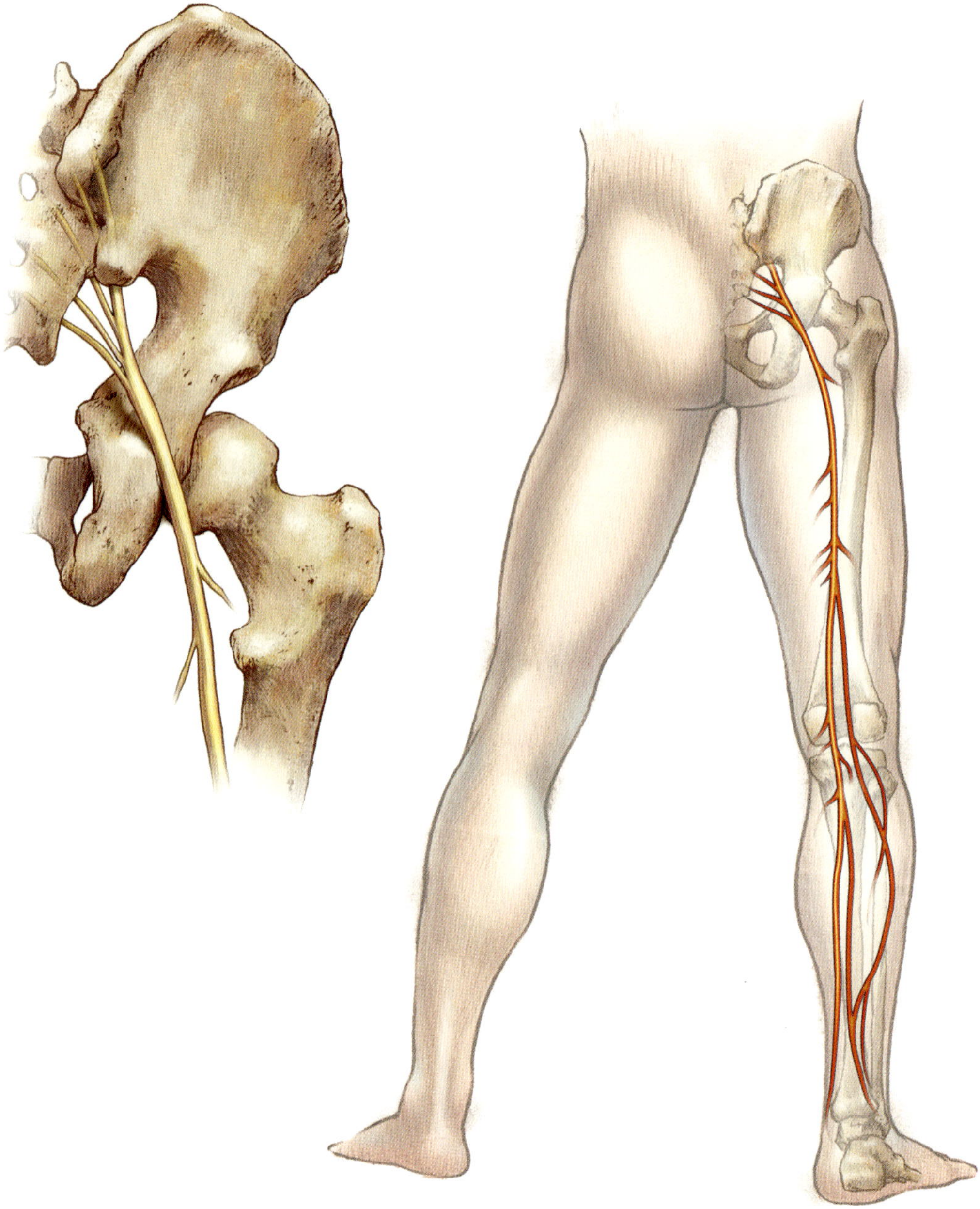

Der Ischiasnerv

Beinrückseite entlang des gesamten Beins auftreten. Doch das Krankheitsbild Ischiassyndrom (Ischialgie) ist eher ein Symptom eines anderen medizinischen Problems. Schmerzen, die über das ganze Bein ausstrahlen, können viele Ursachen haben. Eine geschädigte Bandscheibe oder ein Knochensporn (Osteophyt) kann Druck auf einen Nerv ausüben, der zum Ischiasnerv führt.

DIE GRUNDLAGEN ZUERST!

REHABILITATION MIT DEM GRUNDLAGEN-TRAINING

Vor Kurzem wurde ich erfolgreich wegen eines Bandscheibenvorfalls operiert, nachdem monatelange traditionelle Physiotherapie keine nennenswerte Verbesserung erzielt hatte. Ich hatte Angst vor einer weiteren Verletzung und vermied wichtige Veranstaltungen und einfache Aktivitäten. Schließlich entdeckte ich das Grundlagen-Training. Im Rahmen dieses Trainings erfuhr ich, dass ich mein Leben beziehungsweise meine Erwartungen nicht an die Schmerzen anpassen muss.

Ich war von den Fortschritten begeistert, die ich schon nach wenigen Wochen erzielte. Meine Erfolge verdanke ich der brillanten Einfachheit des Programms. Ich integriere die Übungen in meinen Alltag und fordere mich mühelos stets ein wenig mehr. Und ich freue mich darauf, die beste Kondition meines Lebens zu bekommen.

Ich bin so begeistert von dem Grundlagen-Training, dass ich allen davon erzähle und meine Familie und Freunde eingeladen habe, an meinen Einzeltrainings teilzunehmen. Von meinem elfjährigen Sohn, der an Schwimmwettkämpfen teilnimmt, bis zu meinen Eltern, die gerne Gartenarbeit machen und mit ihren jungen Enkeln spielen, haben wir einen neuen Bewegungsplan entdeckt, der uns durch unsere jeweiligen Lebensphasen begleitet. Das Grundlagen-Training ist eine ausgezeichnete Arbeit am Körper für alle Altersstufen und körperlichen Möglichkeiten – etwas, das Sie immer und überall durchführen können. Und je öfter Sie es tun, desto besser werden Sie sich fühlen. Es bietet so viel mehr als Schmerzlinderung. Es ist der Beginn einer neuen Betrachtungsweise des Fitnesskonzepts. Es bietet allen von uns die beste Krankenversicherung – Gesundheit ohne Schmerzen!

ALEX DAUGHERTY, MUTTER VON ZWEI KINDERN

Zwar lässt sich bei einem Drittel der Menschen über 20 Jahren ein Bandscheibenvorfall feststellen, aber nur 3 Prozent der Bandscheibenvorfälle erzeugen die Symptome eines eingeklemmten Nervs.

DEGENERATIVE BANDSCHEIBENERKRANKUNG

»Degenerative Bandscheibenerkrankung« mag alarmierend klingen, doch handelt es sich dabei um ein weit verbreitetes Phänomen. Bereits mit Mitte 20 beginnt der Verschleiß. Mit 30 haben die meisten Menschen eine leichte bis mittlere Degeneration in einer oder mehreren Bandscheiben im Lendenwirbel- oder Halswirbelbereich. Mit zunehmendem Alter trocknen die Bandscheiben aus und schrumpfen. Sowohl ihre Dicke als auch ihr Durchmesser reduzieren sich, was den Abstand zwischen den Wirbeln verringert. Die Schrumpfung dieser Polster macht die Wirbelsäule anfälliger, vor allem wenn Sie Ihren Rücken krumm machen, anstatt ihn zu strecken. Der verringerte Abstand zwischen den Wirbeln kann dazu führen, dass die Knochen aneinanderreiben.

Entzündungen und eine Nervenreizung können sogar ohne Bandscheibenvorfall passieren, weil die Wirbel selbst auf eine Nervenwurzel drücken können. Falsche Bewegungen oder stundenlanges Sitzen in zusammengesunkener Haltung sind arge Belastungen für die Wirbelsäule, vor allem wenn Ihre Bandscheiben die Polsterfunktion nicht mehr so gut erfüllen. Es gibt einen Grund, warum die Bandscheiben eher im Hals- und im Lendenwirbelbereich verschleißen: Eine schlechte Haltung, ein bewegungsarmer Lebensstil und falsche Bewegungsabläufe tragen zur Degeneration der Bandscheiben in diesen Bereichen bei.

Mit zunehmender Dehydrierung der Bandscheiben und ihrer Schrumpfung im Alter verringert sich der Abstand zwischen den Wirbeln. Das ist der Grund, warum alte Menschen mit jedem Jahr ein wenig kleiner werden. Wenn Sie eine gute Haltung bewahren und sich mit gestreckter Wirbelsäule bewegen, können Sie viel dazu beitragen, Ihre Körpergröße zu wahren.

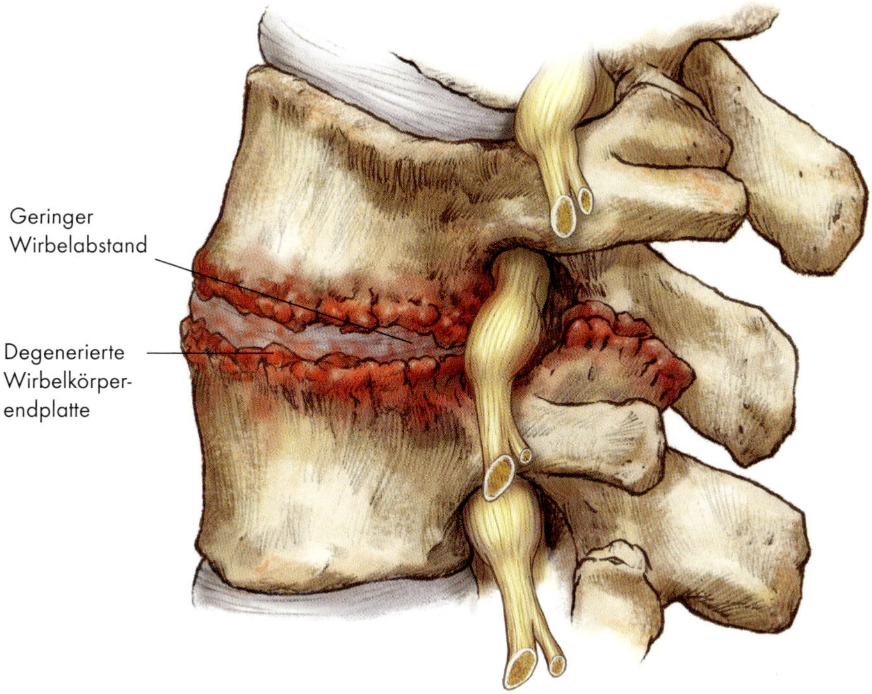

Degenerative Bandscheibenerkrankung

SPONDYLARTHROSE

Mit zunehmendem Alter treten auch degenerative Veränderungen der Gelenke auf. Zu einer Spondylarthrose kommt es, wenn nach einem Abrieb der Knorpelschicht der Wirbelbogengelenke als Folge von Verletzungen, altersbedingter Verschleiß oder Überbeanspruchung der unter dem Knorpel liegende Knochen dichter wird, das heißt, die Wirbelbogengelenke härter werden, was schmerzhafte Reibungen auslösen kann. Das Wuchern des Knochen kann Knochensporne entstehen lassen, die auf Nervenwurzeln drücken. Auch hier gilt, dass die richtigen Bewegungen die Gelenke Ihrer Wirbelsäule entlasten. Das beugt einer Spondylarthrose vor oder gebietet ihr zumindest Einhalt.

DIE GRUNDLAGEN ZUERST!

Kelly Slater, Surfweltmeister

Das Grundlagen-Training ist für mich noch relative neu, aber ich kann bereits spüren, was es bewirkt. Ich habe schon immer Rückenprobleme gehabt und ich weiß, dass das Grundlagen-Training mir die Kondition verschafft, die ich brauche, um das Surfen weiterhin so erfolgreich zu betreiben.

Wenn Sie an einer Hüft- oder Kniegelenksarthrose leiden, kompensieren Sie die Schmerzen wahrscheinlich durch Ausweichbewegungen. Diese Veränderung Ihrer Bewegungsabläufe kann Ihre Muskeln überbeanspruchen und die natürliche Ausrichtung Ihres Rückens verändern, wodurch sich Ihre Schmerzen verschlimmern.

SPINALSTENOSE

Spinale Bandscheibendegeneration in Kombination mit Arthrosen der Wirbelbogengelenke Ihres unteren Rückens (Spondylarthrosen) kann zu einer Verengung des Wirbelkanals führen. Die Spinalstenose kann Schmerzen verursachen, die nach längerem Stehen oder Gehen in beide Beine ausstrahlen.

Abhängig davon, welche Nerven betroffen sind, kann die Spinalstenose zu Schmerzen oder Taubheitsgefühlen in Ihrem Nacken, Ihren Schultern, Armen und Beinen führen. Weiterhin können Sie eine Schwäche in oder mangelnde Kontrolle über Ihre Gliedmaßen verspüren.

SPONDYLOLYSE UND SPONDYLOLISTHESIS (WIRBELGLEITEN)

Spondylolyse ist ein Defekt in der Verbindung zwischen den Wirbeln, genauer gesagt, einem dünnen Knochenstück, dass den oberen und unteren Gelenkfortsatz eines Wirbelbogens verbindet. Dieser Defekt führt zu kleinen Belastungsbrüchen, die die Wirbel schwächen.

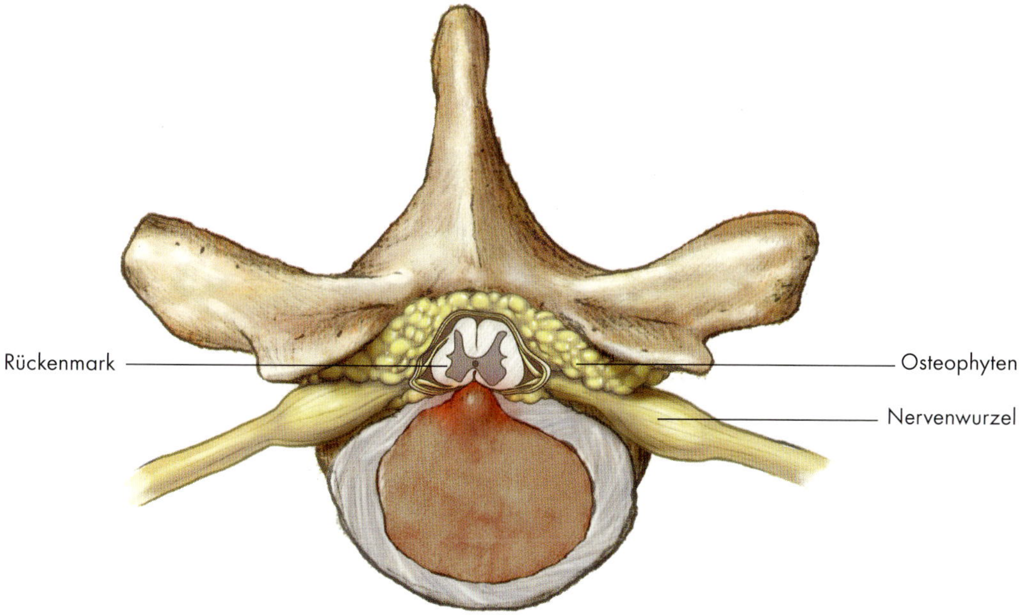

Spinalstenose

Kommt es aufgrund einer Abnahme der normalerweise stabilisierenden Struktur zu einer Schwächung der Wirbelbogengelenke, kann ein Wirbel verrutschen, das heißt, entweder er tritt vorn oder hinten aus der natürlichen Ausrichtung der Wirbelsäule hervor. Diesen Vorfall bezeichnet man als Spondylolisthesis oder Wirbelgleiten.

Menschen mit von Natur aus dünnen Wirbelkörpern haben ein größeres Risiko für eine Spondylolyse. Auch wiederholte Verletzungen tragen dazu bei. Spondylolyse ist eine häufige Ursache für Schmerzen im unteren Rücken bei Menschen unter 26, vor allem Athleten, die ihren Rücken hohen Belastungen aussetzen oder ihre Wirbelsäule ständig überstrecken oder überdehnen. Das größte Risiko ist mit Sportarten wie Gymnastik, Football und Gewichtheben verbunden, aber auch jede andere High-Impact-Aktivität kann dieses Problem verschlimmern.

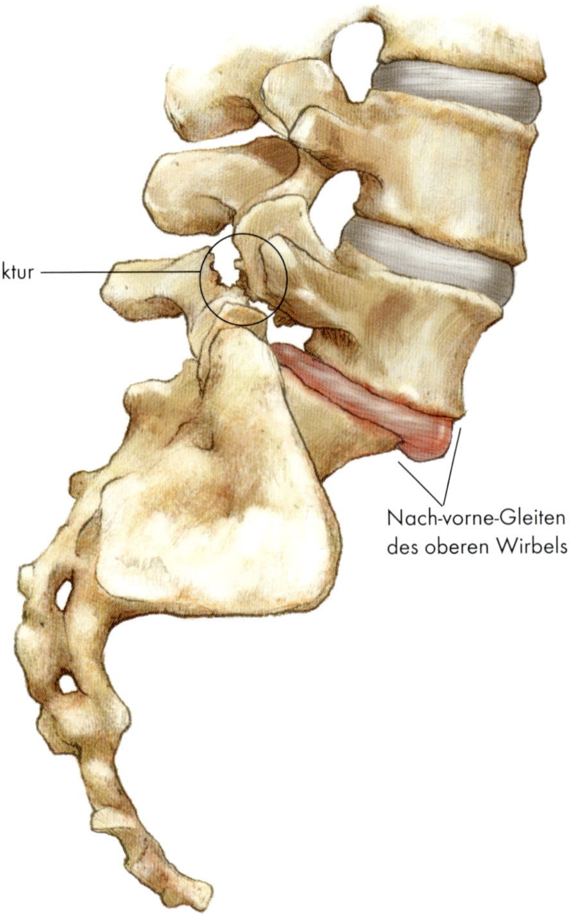

Spondylolisthesis

SCHWANGERSCHAFT UND RÜCKENSCHMERZEN

Die Gewichtszunahme während einer Schwangerschaft setzt die Wirbelsäule einer zusätzlichen Belastung aus. Mit fortschreitender Schwangerschaft wächst zudem die Gebärmutter und die Bauchmuskeln werden überdehnt, so dass sie das Gewicht der Gebärmutter nicht mehr halten können. Die Wirbelsäule und die Rückenmuskeln werden nun entsprechend stärker beansprucht, um das Gewicht zu tragen.

Das Zentrum der Schwerkraft verlagert sich während der Schwangerschaft nach vorne. Ihnen ist wahrscheinlich aufgefallen, dass sich schwangere Frauen anders bewegen. Diese Bewegungen sind unter Umständen schädlich für den Rücken. Die Frauen versuchen oft, diese Verlagerung der Schwerkraft zu kompensieren und das Gleichgewicht zu halten, indem sie sich nach hinten lehnen, und das kann zu einer Überlastung der Muskeln im unteren Rücken führen. Um das Problem zu verkomplizieren, schütten Frauen im fortgeschrittenen Schwangerschaftsstadium zur Geburtsvorbereitung Hormone aus, die die Muskeln, Bänder und Gelenke im Beckenbereich entspannen. Die gelockerten Gelenke, die das Becken mit der Wirbelsäule verbinden, verringern die Unterstützung, die der Rücken normalerweise erhält.

Nach der Geburt haben die frischgebackenen Mütter üblicherweise keine Ruhe und tragen nicht nur das Baby herum, sondern auch schwere Taschen mit der Babyausrüstung. Da sind Rückenverletzungen geradezu vorprogrammiert.

Es ist sinnvoll, den Rücken auf das Gewicht eines Babys vorzubereiten, indem Sie die Übungen des Grundlagen-Trainings bereits vor einer Schwangerschaft in Ihr Fitnessprogramm integrieren. Eine kräftige Wirbelsäule wird Ihnen dabei helfen, die Schwangerschaft ohne Rückenschmerzen zu überstehen.

DIE GRUNDLAGEN ZUERST!

MIT POWER ZURÜCK AUFS FELD

Gegen Ende der Wettkampfsaison 2010 erzählte mir Derek Fisher von Eric und dem Grundlagen-Training. Ich war skeptisch, nachdem mich meine Rückenverletzung ziemlich frustriert hatte. Aber ich dachte mir, wenn Fish sagt, dass eine Sache die Mühe lohnt, dann stimmt es wahrscheinlich, also vereinbarte ich einen Termin.

Der erste Tag war superanstrengend. Ich habe am ganzen Körper gezittert. Ich glaube, dass ist zunächst die Idee – kräftigen Athleten zu zeigen, wie schwach sie in den wichtigsten Bereichen sind. Nach wenigen Trainingseinheiten konnte ich richtig spüren, wie meine Rückenmuskeln arbeiteten. Es fühlte sich so an, als würde meine Tiefenmuskulatur aktiviert. Ich will nicht sagen, dass ich zu Anfang große Hoffnung hatte, aber ich kann sagen, dass diese Übungen eine Veränderung bewirkten. Ich hatte alles versucht, um meine Rückenbeschwerden loszuwerden, aber erst durch das Grundlagen-Training fühlte ich mich wieder richtig kraftvoll.

LUKE WALTON, EHEMALIGER SPIELER BEI DEN LOS ANGELES LAKERS

Wenn Sie schwanger sind, sollten Sie die Übungen mit Ihrer Hebamme beziehungsweise Ihrer Ärztin oder Ihrem Arzt besprechen und ihren oder seinen Rat beachten. Als allgemeine Regel empfehlen wir, dass Sie während der Schwangerschaft keine Bodenübungen machen, sondern solche Grundlagen-Übungen, die im Stehen ausgeführt werden. Das trägt dazu bei, Ihr Becken zu kräftigen und Ihre Beckenmuskulatur mit fortschreitender Schwangerschaft zu entspannen. Eine trainierte Beckenmuskulatur unterstützt übrigens auch Ihre Regeneration nach der Schwangerschaft.

DAS GESAMTBILD

Neben den genannten gibt es noch viele andere Gründe für Rückenschmerzen, einschließlich einer Schwächung der Wirbel als Folge von Osteoporose, von der besonders Frauen über 50 betroffen sind. Wir haben hier lediglich einen Überblick über die häufigsten Formen und Ursachen von Rückenschmerzen gegeben. Auf schwere Erkrankungen oder solche mit ungeklärter Ursache wollen wir an dieser Stelle nicht eingehen. Es mag genügen, darauf hinzuweisen, dass der überwiegende Teil der Menschen, die wegen ihrer Rückenschmerzen einen Arzt aufsuchen, nie eine konkrete Diagnose erhält, weil sich die Ursache ihrer Schmerzen nicht bestimmen lässt. Das bringt uns zu einem wichtigen Punkt zurück, den wir zuvor schon betont haben: Das Grundlagen-Training ist nicht dazu gedacht, Symptome zu behandeln. Vielmehr konzentriert es sich auf die Ursachen der Schmerzen, indem es mechanische

Der überwiegende Teil der Menschen, die wegen ihrer Rückenschmerzen einen Arzt aufsuchen, erhält nie eine konkrete Diagnose.

Probleme korrigiert, die zu muskulären Ungleichgewichten und Schwächen führen, die ihrerseits eine Überbeanspruchung und Reibung in der Wirbelsäule erzeugen. Bandscheibenvorfall, degenerative Bandscheibenerkrankung, Spondylarthrose, Spinalstenose und degenerative Gelenkerkrankung haben allesamt eines gemeinsam: falsche Bewegungsabläufe. Mit dem Grundlagen-Training lassen sie sich korrigieren.

Im nächsten Kapitel »Die Anatomie der korrekten Bewegung« zeigen wir Ihnen, auf welche Weise die Korrektur Ihrer Bewegungsmuster die Schmerzen nachhaltig beseitigt.

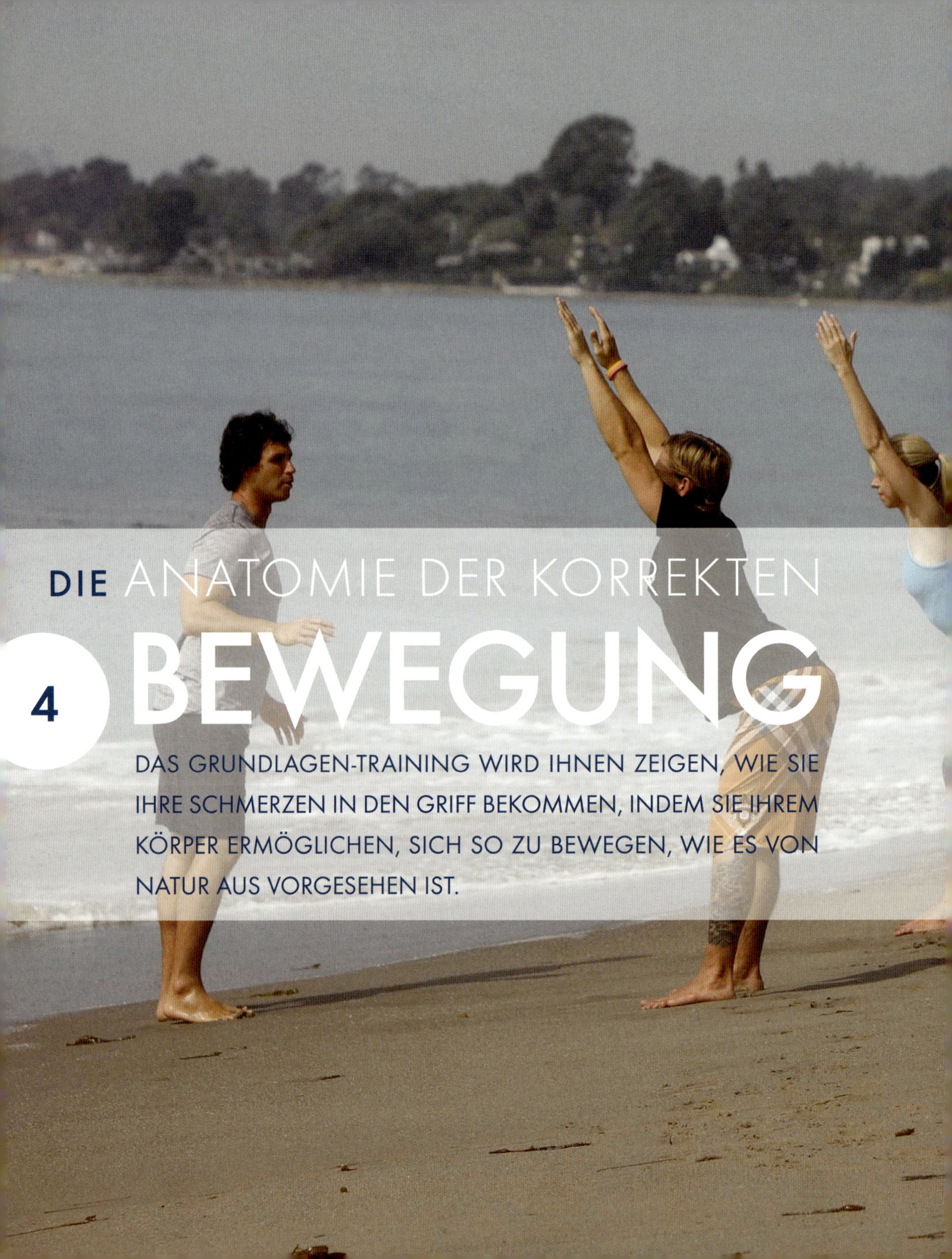

4 DIE ANATOMIE DER KORREKTEN BEWEGUNG

DAS GRUNDLAGEN-TRAINING WIRD IHNEN ZEIGEN, WIE SIE IHRE SCHMERZEN IN DEN GRIFF BEKOMMEN, INDEM SIE IHREM KÖRPER ERMÖGLICHEN, SICH SO ZU BEWEGEN, WIE ES VON NATUR AUS VORGESEHEN IST.

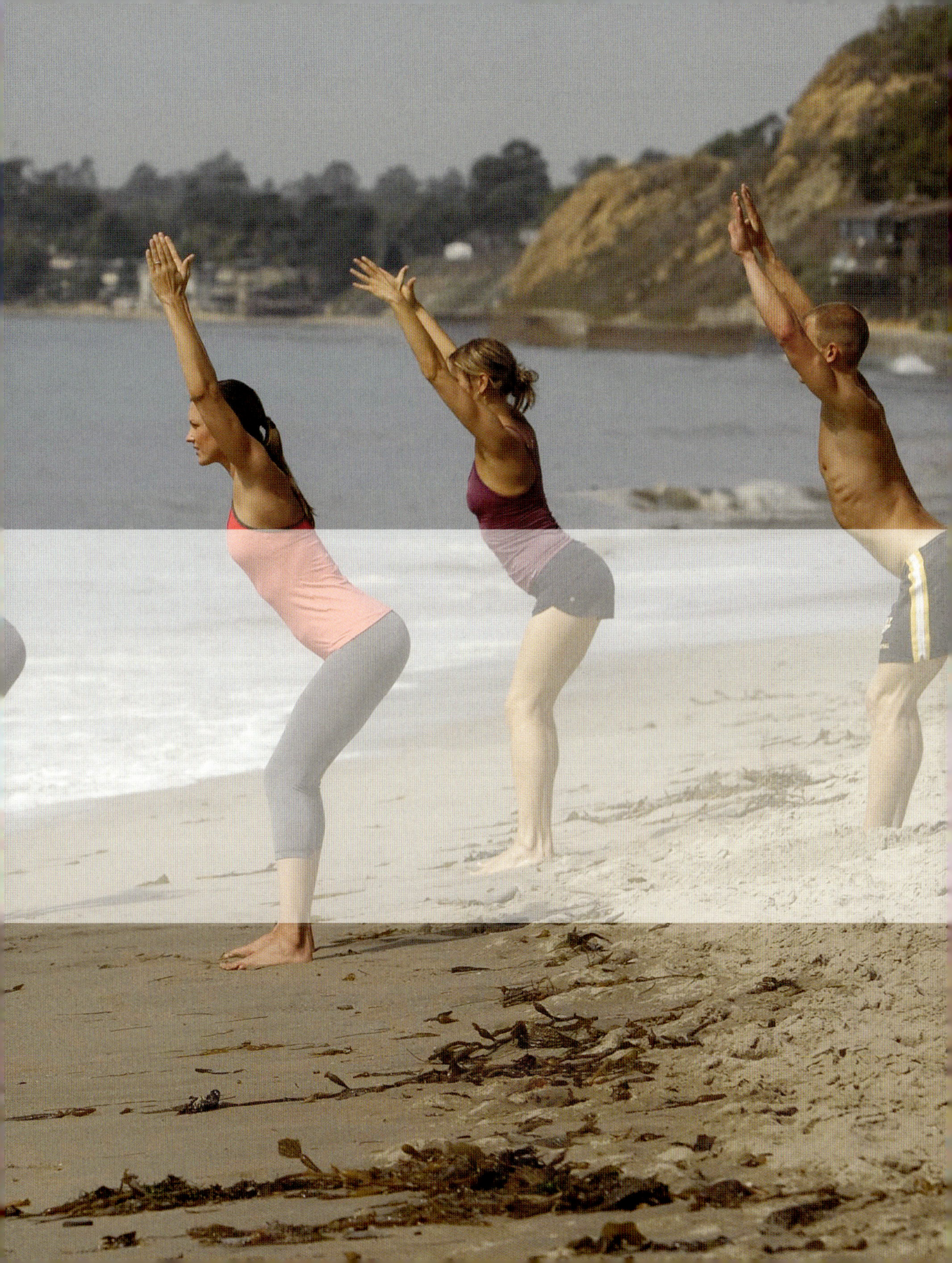

Wenn Sie seit längerem unter Rückenschmerzen leiden, haben Sie wahrscheinlich bereits jede Menge Informationen über Verletzungen und Erkrankungen gesammelt, die sie auslösen können, aber Sie wissen auch, dass keine dieser Informationen einen einfachen Aktionsplan bietet, mit dem Sie Ihre Schmerzen dauerhaft beseitigen können.

Das Grundlagen-Training wird Ihnen zeigen, wie Sie Ihre Schmerzen ohne Medikamente oder operative Eingriffe in den Griff bekommen, indem Sie Ihrem Körper ermöglichen, sich so zu bewegen, wie es von Natur aus vorgesehen ist. Eine Wirbelsäulendegeneration ist das Ergebnis von zu viel Reibung, Druck und Abnutzung. Neben dem Verschleiß Ihrer Wirbel und Bandscheiben können der Druck und die Reibung durch falsche Bewegungen zu einer Ablagerung von Kalk an Ihrer Wirbelsäule führen, die fortschreiten, Ihre Bewegungen verändern und Ihre Nerven beeinträchtigen kann. Das Grundlagen-Training minimiert das Fortschreiten der Degeneration, indem es Ihre Wirbelsäule entlastet. Zur Degeneration kommt es dort, wo die größte Krafteinwirkung stattfindet. Wenn wir den Druck von dem verletzten Bereich auf die größeren Muskeln der hinteren Muskelkette verlagern, findet keine Reibung mehr statt. Einfach ausgedrückt, das Grundlagen-Training stützt den verletzten Bereich, während es die Bewegung auf große und kräftige Muskelgruppen verlagert, die dafür gemacht sind, große Belastungen aufzufangen. Auf diese Weise können Sie Ihre Verletzungen mit korrekten Bewegungen bekämpfen, anstatt sie durch Ausweichbewegungen zu umgehen, die das Problem letztlich verschlimmern.

Ein heutiges Röntgenbild von Erics Wirbelsäule würde zeigen, dass ihre Degeneration genauso fortgeschritten, wenn nicht sogar schlimmer ist als zu dem Zeitpunkt, an dem sie einst diagnostiziert wurde. Die Degeneration wird nicht verschwinden, und seine Bandscheiben bleiben komprimiert. Der Unterschied liegt darin, dass er keine Schmerzen mehr hat. Eric ist kräftiger, beweglicher und fitter als je zuvor. Ähnlich geht es Peter, der durch die Veränderung seiner Bewegungsabläufe nach einer langen Laufrunde, einer anstrengenden Radtour oder einem harten Muskeltraining keine Schmerzen mehr hat. Die veränderten Bewegungsabläufe schonen seine Gelenke.

Unsere eigene Erfahrung sowie die Erfahrung unserer Kunden hat deutlich gemacht, dass das Grundlagen-Training effektiv ist. Wenn Sie lernen, sich korrekt zu bewegen, die richtigen Muskeln und Gelenke zur Bewegungserzeugung und für Drehbewegungen einzusetzen, Ihre Hüften und Ihren übrigen Körper zu kräftigen und Ihre Gesäßmuskulatur und Ihre Wirbelsäule richtig zu beanspruchen, können Sie chronische Schmerzen unter Kontrolle bringen. Normalerweise würden Sie zu Ärzten und zu Physiotherapeuten gehen, Schmerzmittel einnehmen und Eisbeutel auflegen, um Ihre Symptome zu lindern. Doch sobald Sie die Übungen in Ihren Alltag integrieren, werden Sie feststellen, dass die Symptome, unter denen Sie leiden, verschwinden werden. Das Grundlagen-Training wird Ihre Schmerzen lindern und Ihnen eine Methode bieten, mit der Sie jederzeit wiederkehrende Schmerzen beseitigen und zukünftigen Schmerzen vorbeugen können.

Das Grundlagen-Training wird Ihre Schmerzen lindern und Ihnen eine Methode bieten, mit der Sie jederzeit wiederkehrende Schmerzen beseitigen und zukünftigen Schmerzen vorbeugen können.

Nun, da Sie einen Crashkurs in Wirbelsäulenanatomie absolviert haben, können wir Ihnen zeigen, wie die Übungen des Grundlagen-Trainings funktionieren, um spektakuläre Ergebnisse zu erzielen. Alles beginnt mit dem Ausgangspunkt der Bewegung.

DIE GRUNDLAGEN ZUERST!

ENDLICH WIEDER FLIESSENDE BEWEGUNGEN AUF DEM TENNISPLATZ

Das Grundlagen-Training hat die Art und Weise verändert, wie ich meine professionelle Tenniskarriere angehe. Eric Goodmans einzigartige Übungen und die Bewegungsprinzipien, die ihnen zugrunde liegen, halfen mir dabei, meine Verletzungen zu heilen, und haben nun, da ich mich auf die nächste Phase meiner Karriere konzentriere, meine Leistung auf dem Platz verbessert. Seit ich 1999 in Wimbledon mit 18 Jahren Tennisprofi wurde, hatte ich bis zum Jahr 2010 eine Reihe von Verletzungen, Operationen und musste mich drei Jahre lang einer intensiven Rehabilitation unterziehen. Mein Leben veränderte sich, als ich begann, mit Peter und Eric zu arbeiten.

In den ersten fünf Jahren meiner Karriere befand ich mich unter den Top 100 der Women's Tennis Association Tour. Als ich 1999 in Wimbledon als Qualifikantin startete und es bis ins Halbfinale schaffte, schrieb ich Tennisgeschichte, und John McEnroe war der einzige andere Tennisspieler, dem dasselbe im selben Alter gelungen war. Auf dem Platz gab ich alles. Ich war dafür bekannt, dass mein erster Aufschlag 190 Stundenkilometer erreichte und mein kraftvoller zweiter Aufschlag zwischen 170 und 185 Stundenkilometern. Wenn ich nicht auf dem Tennisplatz war, trainierte ich, lief, machte Krafttraining und Dehnübungen. Während der ersten fünf Jahre meiner Profikarriere war jeder Körperteil verletzt. Im Archiv des Sportkanals ESPN gibt es ein bezeichnendes Foto von mir. Mit 18 stand ich auf dem Trainingsplatz und hatte einen Eisbeutel auf meiner rechten Schulter und Eisbeutel um beide Knie und meinen Oberschenkel gebunden. Die Trainer sagten, ich solle einfach weiter Gewichte heben, laufen und dehnen, und alles würde gut werden.

Im Oktober 2002 erreichte ich mit Platz 18 meine höchste Platzierung im Ranking. Ich hatte mich für das Finale von Linz, einem WTA-Turnier am Ende der Saison, qualifiziert, wo ich auf Justine Henin traf. Das einzige Problem war, dass ich eine Zerrung im Adduktor des oberen linken Oberschenkels und eine Verletzung des Iliosakralgelenks in meinem unteren Rücken hatte. Die Halle mit 5000 Plätzen war ausverkauft. Ich musste spielen. Die Trainer hatten mich wie eine Mumie verbunden. Ich spielte und verlor. Als das Spiel vorbei war, konnte ich mich nicht nach links drehen und mein Arm fühlte sich an wie ein totes Gewicht. Ich flog mit einer wunderschönen gläsernen Zweitplaziertentrophäe und einem völlig demolierten Körper nach Hause. Niemand hatte eine Antwort für mich, also dehnte und lief ich weiter, stemmte weiterhin Gewichte und kühlte mit Eis.

Im folgenden Jahr in Wimbledon fühlte ich in der zweiten Runde plötzlich, wie ein elektrischer Schlag durch meinen Arm schoss, und ich konnte ihn nicht mehr zum Aufschlag heben. Diagnose: Abriss der Gelenklippe, die die Knorpelpfanne des Schulterblatts umrahmt (*Labrum glenoidale*). Da die Kräftigungstherapie nichts brachte, musste ich meine rechte Schulter operieren lassen. Nach einer intensiven Rehabilitation konnte ich mit meiner Schulter keine fließenden Bewegungen mehr vollziehen. Ich verweigerte eine weitere Operation und begann ein längeres Rehabilitationsprogramm für Baseball-Pitcher, das drei Jahre dauern sollte. Im Jahr 2009 verletzte ich meinen Fuß und auch der Adduktor machte mir weiterhin Beschwerden.

Erst dieses Jahr habe ich angefangen, mit Peter Park zu trainieren, und er hat mir Eric Goodman und das Grundlagen-Training vorgestellt. Von da an hat sich mein Tennisleben verändert. Meine Vorhandbewegungen sind fließender, ich bin schneller, wenn ich kurzen Bällen hinterherjage, und ich fühle mich größer. Aufschläge mit 190 Stundenkilometern sind wieder kein Problem, aber die wichtigste Veränderung ist mein zweiter Aufschlag, der nun zu einer wirksamen Waffe in einem Match geworden ist. Morgens wache ich locker und gelöst auf, ohne jede Steifheit in meinem Körper. Mein unterer Rücken hat nie wieder geschmerzt, seit ich die Dehnübungen mache, und meine Hüften, die immer eng und steif gewesen sind, haben sich geöffnet. Nun gehe ich auf den Platz und bin zum Match bereit. Ich habe das Gefühl, dass meine Bewegungen fließender erfolgen. Mir fällt auf, dass mein erster Aufschlag häufig ein Treffer ist, und meine Beine sind lang und locker und schnell genug für gegnerische Bälle. Meine Schulter versteift sich nicht mehr, weder im Match noch auf dem Trainingsplatz. Alles fließt.

Das Grundlagen-Training hilft mir bei meiner zweiten Karriere, es hilft mir, verletzungsfrei zu bleiben und auf dem Platz Explosivkraft zu entwickeln. Mit den Übungen sind alle meine Schmerzen verschwunden. Bei einer Untersuchung im vergangenen Herbst sagte mein Arzt, meine Schultern seien kräftig und zum ersten Mal perfekt ausgerichtet. Diese beeindruckenden Ergebnisse verdanke ich dem Grundlagen-Training.

ALEXANDRA STEVENSON, PROFITENNISSPIELERIN

DER AUSGANGSPUNKT DER BEWEGUNGSERZEUGUNG: DIE GRUNDLAGE DER KORREKTEN BEWEGUNG

Die einzelnen Wirbelsäulenabschnitte weisen eine unterschiedlich hohe Beweglichkeit auf – am ausgeprägtesten ist sie bei den Halswirbeln –, aber eine gesunde Wirbelsäule kann die jeweils mögliche Bandbreite von Bewegungen ausführen. Allerdings ist sie von Natur aus nicht extrem flexibel. Ihre Hüften, Schultern, Knie und Sprunggelenke sind Scharniergelenke, Ihr Rücken nicht. Damit Ihre Wirbelsäule stabil bleibt, sollte die Flexibilität auf Wirbelebene minimal sein.

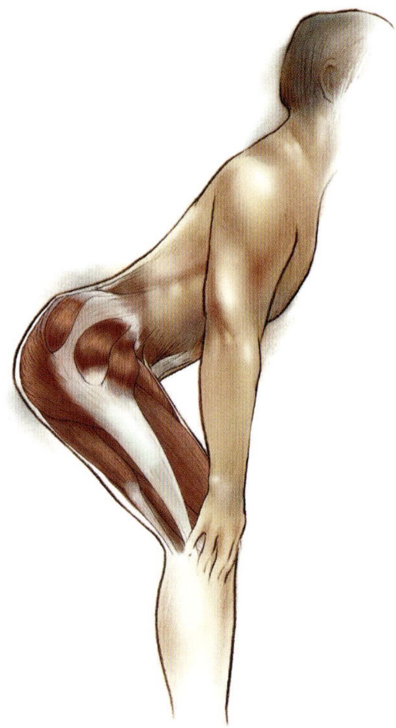

Gestreckter Rücken;
die Bewegung kommt aus den Hüften

Flexibilität und vornüberbeugende Bewegungen sollten aus der Hüfte kommen, und nicht aus der Wirbelsäule. Dieses Konzept und die Veränderung der Bewegungsabläufe bilden den Kern. Hingegen zeigt die Abbildung auf Seite 21, was eine vornüberbeugende Bewegung, die aus der Taille kommt, an der Wirbelsäule anrichtet: Ihre natürliche Krümmung wird verzerrt. Einige Wirbel werden überdehnt, während andere zusammengedrückt werden (eingeschränkte Mobilität).

Die S-Form der Wirbelsäule sollte erhalten bleiben, wenn Sie sich vornüberbeugen. Um Verletzungen zu vermeiden und Ihre Wirbelsäule richtig zu stützen, müssen Sie Ihren Rücken in eine gerade Linie bringen, die vom Gesäß bis zum Nacken reicht, und sich aus dem Hüftgelenk vornüberbeugen. Beim Training mit unseren Kunden bezeichnen wir das mit dem Ausdruck »Bewegung aufhängen«. Das ist die grundlegende Bewegung des Grundlagen-Trainings.

Flexibilität und vornüberbeugende Bewegungen sollten aus der Hüfte kommen und nicht aus der Wirbelsäule.

Beugen Sie sich auf diese Weise vornüber, entlasten Sie die Bandscheiben und verlagern das Gewicht auf die Muskeln rund um die Wirbel, die dann eine Stützstruktur für die Wirbelsäule bilden. Und hier kommt der neue Core-Bereich ins Spiel. Wenn Sie Ihre Bewegungsabläufe korrigieren, verlagert sich die gesamte Spannung, Kompression und Reibung auf die Hüften und die hintere Muskelkette statt auf die kleinen Wirbelsäulenmuskeln. Damit Sie verstehen, welche Bereiche Sie im Grundlagen-Training aktivieren, das heißt, welche Muskeln und Gelenke die Bewegung erzeugen sollten, wollen wir einen näheren Blick auf die kräftigen Muskeln werfen, die direkt an der Wirbelsäule beziehungsweise dem Becken entspringen.

DIE STABILISATOREN

Von den Muskeln der Wirbelsäule widmet sich das Grundlagen-Training vor allem den folgenden drei Muskeln, die für die Stabilisierung der gestreckten Wirbelsäule verantwortlich sind: den vielgefiederten Muskeln (*Musculi multifidi*), dem Rückenstrecker (*Musculus erector spinae*) und dem quadratischen Lendenmuskel (*Musculus quadratus lumborum*). Das sind die Muskeln, die überlastet werden, wenn Ihre Bewegungsmuster die Wirbelsäule strapazieren.

Wenn Ihre Rückenmuskeln stärker werden, entspannt sich Ihre Wirbelsäule, Ihre hinteren Oberschenkelmuskeln verlängern sich und Ihre Gesäßmuskeln werden kraftvoller arbeiten.

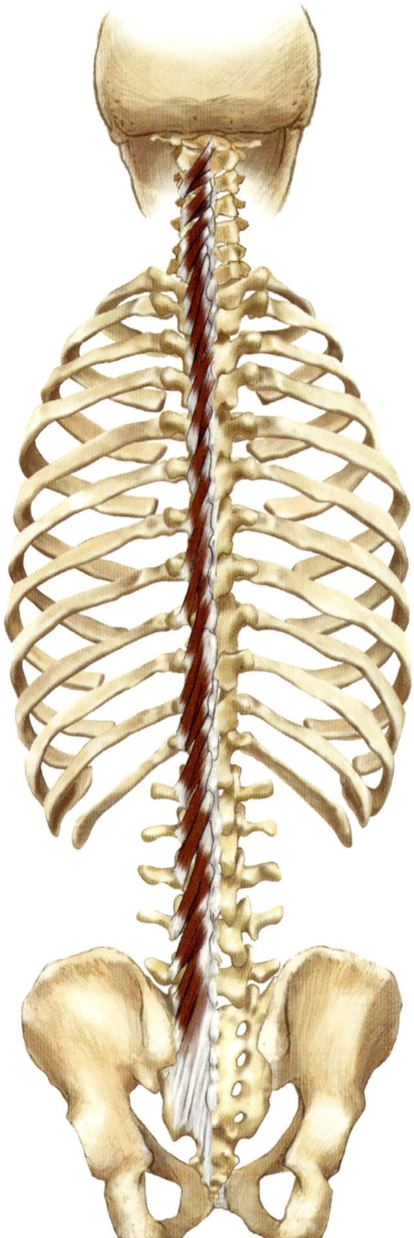

Die vielgefiederten Muskeln (Musculi multifidi)

Eine schlechte Haltung und inkorrekte Bewegungen setzen diese Muskeln in ihrem Bemühen, die Wirbelsäule zu stabilisieren, großen Belastungen aus. Wenn Ihre Rückenmuskeln stärker werden, entspannt sich Ihre Wirbelsäule, Ihre Oberschenkelbeuger verlängern sich, Ihre Gesäßmuskeln werden kraftvoller arbeiten und Ihre Haltung wird sich auf natürliche Weise öffnen. Die vielgefiederten Muskeln, der Rückenstrecker und der quadratische Lendenmuskel zusammen mit den Rotatoren und den Zwischendornfortsatzmuskeln (*Musculi interspinales*, kurze Skelettmuskeln der Wirbelsäule) werden Ihre Wirbelsäule gestreckt halten und Ihnen eine korrekte Bewegungsausführung ermöglichen. Wenn Sie die Bandscheiben entlasten und das Gewicht auf die Muskeln rund um die Wirbel verlagern, werden auch die Schmerzen nachlassen.

DIE VIELGEFIEDERTEN MUSKELN (MUSCULI MULTIFIDI)

Bei den vielgefiederten Muskeln handelt es sich um strangförmige Skelettmuskeln, die lange als nicht relevant für die Rückengesundheit galten. Sie gehören zur Tiefenmuskulatur und füllen den Raum an beiden Seiten der Wirbel aus. Die einzelnen Muskelbündel überspringen zwei bis vier Wirbel und bilden ein Gerüst für die Wirbelsäule. Diese Muskelgruppe ist einzigartig in ihrer Formgebung, die die Wirbelsäule stabilisiert und aufrecht hält. So klein wie jeder einzelne Muskel ist, sind sie gemeinsam gleichzeitig die stärksten Rückenmuskeln. Die vielgefiederten Muskeln antizipieren jede Bewegung und stabilisieren den Rücken, bevor die Bewegung ausgeführt wird. Sie bestehen aus kurzen, steifen Muskelfasern, die von einer Hülle umschlossen sind. Diese Struktur gibt ihnen die Kraft für die Stabilisierung, die sie leisten müssen. Die vielgefiederten Muskeln entlasten die Bandscheiben und sorgen für eine gleichmäßige Verteilung des Körpergewichts.

Jüngste Forschungen haben ergeben, dass viele Rückenpatienten eine eingeschränkte Fähigkeit besitzen, die vielgefiederten Muskeln zur Wahrung einer neutralen Rückenhaltung zu aktivieren. In den Fällen, in denen die Schmerzen im unteren Rücken auftraten, setzten die antizipatorischen Kontraktionen dieser Muskeln zu spät ein oder blieben ganz aus. Das Grundlagen-Training korrigiert diese Dysfunktionen, indem es die vielgefiederten Muskeln entlastet.

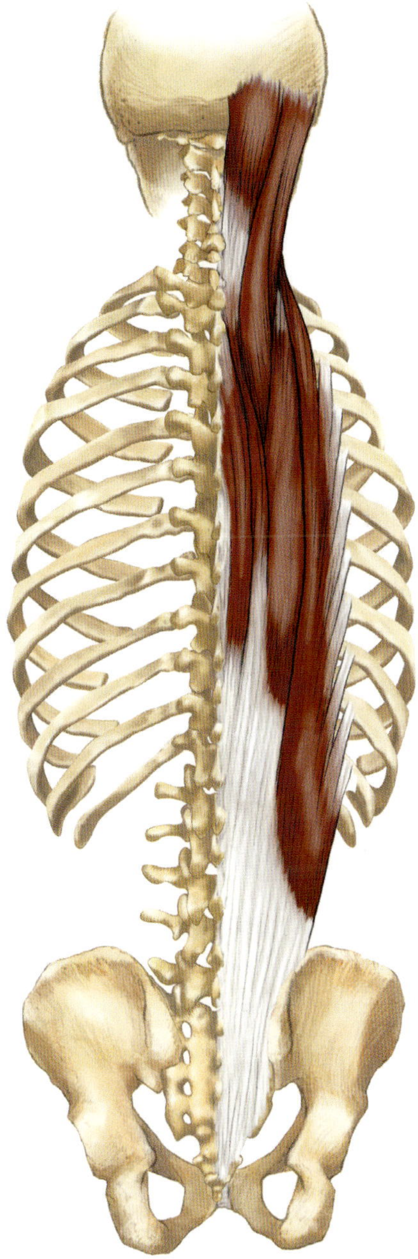

Der Rückenstrecker
(Musculus erector spinae)

DER RÜCKENSTRECKER (MUSCULUS ERECTOR SPINAE)

Dieses Bündel aus Muskeln und Sehnen, das den Bereich auf beiden Seiten der Wirbelsäule ausfüllt, ist verantwortlich für Strecken, Seitbeugen und Drehbewegungen. Die Muskeln haben ihren Ursprung unter anderem am Kreuzbein und den Dornfortsätzen der Lendenwirbel und setzen an den Rippen und der Wirbelsäule an. Ihnen kommt eine Schlüsselrolle bei der Förderung einer guten Körperhaltung zu.

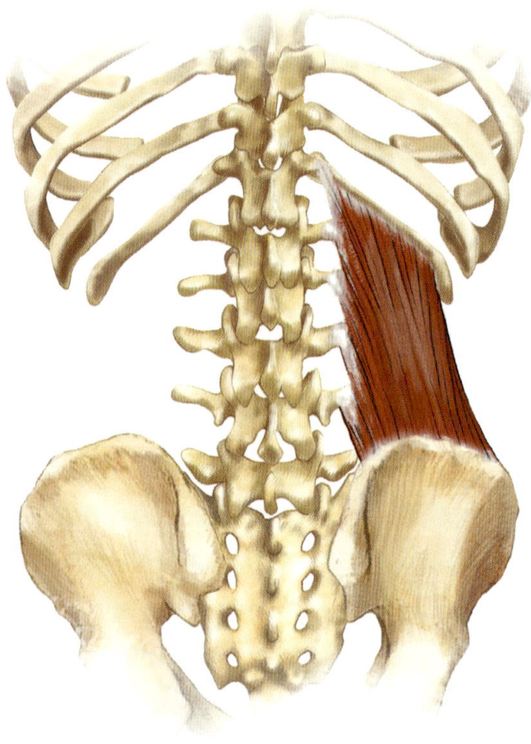

Der quadratische Lendenmuskel (Musculus quadratus lumborum)

DER QUADRATISCHE LENDENMUSKEL (MUSCULUS QUADRATUS LUMBORUM)

Der quadratische Lendenmuskel, jeweils auf der linken und auf der rechten Körperseite, stabilisiert das Becken und die Lendenwirbelsäule. Er wirkt bei der Seitwärtsneigung und der Drehung des Rumpfes mit. Verbringt man 90 Prozent seiner Zeit sitzend, wie es viele von uns tun, verkürzt und verhärtet sich der quadratische Lendenmuskel und wird überstrapaziert, denn er ist dann ununterbrochen damit beschäftigt, Ihren Körper aufrecht zu halten, wenn Sie keine Lendenwirbelstütze benutzen.

Haben Sie die Angewohnheit, Ihre Beine übereinanderzuschlagen, kommt der quadratische Lendenmuskel ins Spiel. Legen Sie beipielsweise Ihr rechtes über Ihr linkes Bein, so neigen Sie sich leicht nach links, und Ihr rechter quadratischer Lendenmuskel arbeitet dann hart, um Ihren Oberkörper aufrecht zu halten.

DER LENDEN-DARMBEINMUSKEL (MUSCULUS ILIOPSOAS)

Der große Lendenmuskel (*Musculus psoas major*) und der Darmbeinmuskel (*Musculus iliacus*) sorgen gemeinsam für die Hüftbeugung. Der Darmbeinmuskel zieht sich am inneren Beckenrand entlang, vor allem dem Beckenkamm, der die Form eines Flügels hat. In Kombination mit dem Lendenmuskel wirkt der Darmbeinmuskel als zweiter Hüftbeuger; die beiden Muskeln werden zum Lenden-Darmbeinmuskel (*Musculus iliopsoas*) zusammengefasst. Der Darmbeinmuskel sorgt hauptsächlich für

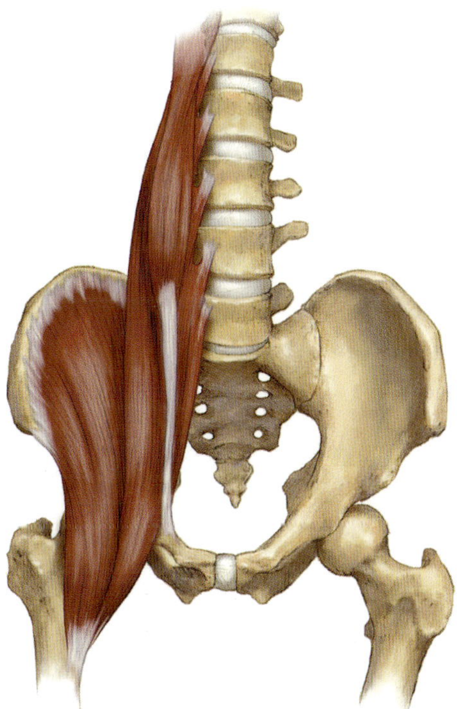

Darmbeinmuskel (Musculus iliacus) und
großer Lendenmuskel (Musculus psoas major)

Becken- und Hüftstabilität, während der Lendenmuskel eher an der Hüftbeugung beteiligt ist. Verkürzte Hüftbeuger sind zwar nicht die Ursache von Rückenschmerzen, aber ein Symptom für einen schwachen Rücken. Ohne eine Kräftigung der Rückenmuskulatur werden Sie keine nachhaltige Schmerzlinderung oder eine signifikante Veränderung durch Dehnungsübungen, Massagen oder eine anderweitige Behandlung des Lenden-Darmbeinmuskels erfahren.

Wenn der Darmbeinmuskel kräftig ist und normal kontrahiert, kommt es während einer Kniebeuge zu einer entspannten Beckenerweiterung. Verkrampft sich der Darmbeinmuskel während einer Kniebeuge, wird zu viel Druck auf die Knie ausgeübt. Ist der Darmbeinmuskel schwach, werden Sie keine Kniebeugen machen können, ohne Ihre Knie seitlich nach außen zu pressen. Da es Ihnen dann nicht gelingt, Ihre Hüften über die Fersen zu verlagern, wenn Sie sich wieder aufrichten, verlagert sich das Körpergewicht von Ihrem Gesäß auf den weitaus schwächeren Quadrizeps oder vierköpfigen Oberschenkelmuskel (*Musculus quadriceps fermoris*) und die Kniegelenke.

Der große Lendenmuskel, der stärkste Hüftbeuger, ist oft an chronischen Rückenschmerzen beteiligt. Dieser Muskel verbindet die Hüfte mit dem oberen Lendenbereich und zieht bei einer Beugebewegung entweder den Rücken hinunter oder die Hüfte hinauf. Wenn Sie einen schwachen Rücken haben, beugen Sie am Ende sowohl die Hüfte als auch den Rücken, und das führt zu großen Schmerzen. Oft wird eine Verkürzung des Lendenmuskels für Rückenschmerzen verantwortlich gemacht. Dann wird zur Schmerzlinderung der Lendenmuskel behandelt, anstatt dass der Rücken gekräftigt wird. Meistens ist die Lendenmuskelverkürzung eine Reaktion auf eine Hyperflexion der Wirbelsäule begleitet von schwachen Wirbelsäulenstabilisatoren. Verkürzte Hüftbeuger schieben Ihr Becken nach vorne und führen zu einer übertriebenen Lordose, das heißt einer Krümmung der Wirbelsäule nach vorne.

Die von uns entwickelte Methode zur Vermeidung oder Dehnung eines verkürzten Lendenmuskels besteht in der Kräftigung der entgegengesetzten rückenstreckenden Muskeln. Wenn diese Muskeln gekräftigt werden, hört der Lendenmuskel auf, sich zu verkrampfen, und kehrt in seine normale Position zurück. Ein entspannter Lendenmuskel ermöglicht Ihrem Rücken, gestreckt zu bleiben, während Sie sich aus der Hüfte heraus bewegen. Wenn Sie sich auf die Verlängerung Ihres Rückens konzentrieren, gewinnen Sie an Kraft und reduzieren Ihre Rückenschmerzen.

Ein bewegungsarmer Lebensstil wird Ihre Hüftbeuger verkürzen, was sich natürlich auf den unteren Rücken auswirkt. Gleichzeitig werden die verkürzten Hüftbeuger Ihre Gesäßmuskeln stark dehnen, so dass diese erschlaffen und nicht richtig arbeiten. Wenn das geschieht, sind Ihr unterer Rücken und Ihre hinteren Oberschenkelmuskeln zur Kompensation gezwungen. Das Grundlagen-Training zielt darauf ab, die Bewegungen unter Einsatz der hinteren Muskelkette zu integrieren.

DIE GESÄSSMUSKELN

Es gibt drei Gesäßmuskeln: den großen Gesäßmuskel (*Musculus gluteus maximus*), einer der größten und stärksten Muskeln des Körpers, den mittleren und den kleinen Gesäßmuskel (*Musculus gluteus medius* beziehungsweise *minimus*). Die Gesäßmuskeln halten den Oberkörper aufrecht und machen aus uns Zwei- statt Vierbeiner.

DER GROSSE GESÄSSMUSKEL (MUSCULUS GLUTEUS MAXIMUS)

Damit der starke große Gesäßmuskel vollständig kontrahieren kann, muss der untere Rücken gestreckt sein und seine natürliche Lordose bewahren. Wie dargelegt, ist ein Hindernis bei der Bewegung mit einem flachen oder leicht gebeugten Rücken die Spannung in den Hüftbeugern. Wenn die Gesäßmuskeln vollständig kontrahieren, wirkt sich das positiv auf jede Bewegung im Stehen aus, weil die Hüften, Knie und Knöchel einer geringeren Belastung ausgesetzt sind. Wenn der untere Rücken gestreckt ist und die Gesäßmuskulatur kontrahiert, verlängern und entspannen sich die Hüftbeuger, die Hüftgelenke werden minimal komprimiert und die Kniegelenke werden von der bisherigen Belastung befreit, die eine der Hauptursachen für eine Kniegelenksarthrose ist.

MITTLERER UND KLEINER GESÄSSMUSKEL (MUSCULUS GLUTEUS MEDIUS UND MINIMUS)

Der mittlere Gesäßmuskel ist einer der zwei hauptsächlichen Beinabduktoren. Ein Abduktor zieht das Bein zur Seite, weg von der Mittellinie des Körpers. Wenn die Füße fest auf dem Boden stehen, unterstützen der mittlere und der kleine Gesäßmuskel das Becken und stabilisieren die Hüften.

Der mittlere Gesäßmuskel steht in wesentlichem Zusammenhang mit Rückenschmerzen. Ist dieser Muskel schwach ausgebildet, sind das Becken und die Hüfte nicht in der Lage, ein ausbalanciertes Stehen, Gehen oder Laufen zu unterstützen. Menschen mit einem schwachen mittleren Gesäßmuskel stehen oder gehen häufig mit nach außen gerichteten Füßen, ähnlich wie eine Ente.

Der kleine Gesäßmuskel ist ebenfalls ein Hüftabduktor. Dieser fächerförmige Muskel unterstützt das Anheben des Beins und die Innenrotation des Oberschenkels. Er hält das Becken gerade, wenn die Gegenseite nicht vom Bein unterstützt wird.

SCHWACHE GESÄSSMUSKELN

Generell erzeugen schwache Gesäßmuskeln Spannung in den Beugern und den inneren Rotationsmuskeln. Darmbeinmuskel und großer Lendenmuskel bilden die erste Verteidigungslinie gegen eine schwache Gesäßmuskulatur. Wenn die Gesäßmuskeln kontrahieren, beugen sich der Rücken und das Kreuzbein. Die Kräftigung der Rücken- und der Gesäßmuskulatur stabilisiert die Wirbelsäule und hält sie gestreckt.

DIE ISCHIOCRURALEN MUSKELN (OBERSCHENKELBEUGER)

Die Gruppe der ischiocruralen Muskeln oder hinteren Oberschenkelmuskeln umfasst drei starke Muskeln: den zweiköpfigen Oberschenkelmuskel (*Musculus biceps femoris*), den Halbsehnenmuskel (*Musculus semitendinosus*) und den Plattsehnenmuskel (*Musculus semimembranosus*). Sie entspringen vom Sitzbeinhöcker unter den Gesäßmuskeln und können den Oberkörper mit oder ohne deren Beteiligung aufrichten. Die meisten Menschen sind darauf trainiert, die Oberschenkelbeuger aus einer sitzenden, gebeugten Rückenhaltung zu kontrahieren, was der geballten Kraft dieser Muskelgruppe einfach nicht gerecht wird.

Der Versuch, diese wichtigen Muskeln mittels eines Beinbeuge-/Leg-Curl-Geräts im Fitness-Studio zu trainieren, führt oftmals zu Problemen, weil mit dieser Übung Muskeln isoliert werden, die dazu bestimmt sind, gemeinsam mit anderen als Gruppe zu arbeiten. Das Grundlagen-Training besteht aus komplexen, integrierten Bewegungen. Die Oberschenkelbeuger und die Gesäßmuskeln der hinteren Kette sollten für maximale Kraftausübung und ein minimales Verletzungsrisiko zusammenarbeiten. Wenn die Hüfte und das Knie beide gebeugt sind, wie wir bei allen unseren Grundlagen-Übungen lehren, sind die hinteren Oberschenkelmuskeln in der Lage, den Oberkörper aufzurichten. Mit einem starken Rücken erhält diese Bewegung eine ganz neue Bedeutung.

DIE ADDUKTOREN DES OBERSCHENKELS

Die an der Innenseite des Beins befindlichen Adduktoren sind für die Bewegung der Oberschenkel zueinander verantwortlich: der schlanke Muskel (*Musculus gracilis*), der lange, kurze und große Adduktor (*Musculus adductor longus*, *brevis* und *magnus*), der Kammmuskel (*Musculus pectineus*). Wenn die Adduktoren zu stark nach innen ziehen, werden die äußeren Hüftmuskeln aktiviert und gezwungen, zu hart zu arbeiten. Probleme mit dem *Tractus iliotibialis* (Ilio-tibiales Bandsyndrom oder Läuferknie), einem Faserzug, der an der Außenseite des Oberschenkels bis unterhalb des Kniegelenks verläuft, ist eine Reaktion auf ein Adduktorenproblem. Ist der *Tractus iliotibialis* verkürzt, haben Sie im äußeren Knie Schmerzen. Schmerzen im

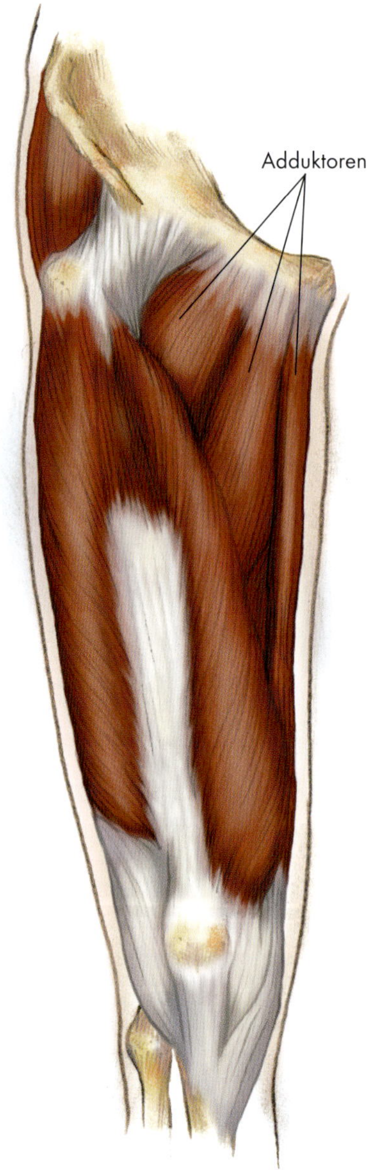

Adduktoren des Oberschenkels

inneren Kniebereich gehen auf einen zu wenig stabilen Adduktor zurück.

Wenn Sie Ihre Adduktoren beanspruchen, können Sie Ihr Becken hinunterziehen und den Druck zwischen den Bandscheiben verringern. Viele der von uns konzipierten Übungen setzen diese Muskeln als Stabilisatoren ein.

Wenn die Adduktoren verkürzt, zu schwach oder chronisch verkrampft sind, schmerzen Ihr Rücken und die Innenseite Ihrer Knie. Die Dehnung und Kräftigung dieser Muskeln wird die Bewegungen verbessern und Rücken- und Knieschmerzen verringern. Die großen Muskeln des Körpers sind für Bewegung gemacht. Die Schmerzen entstehen, weil kleinere Muskeln eine zu große Belastung auffangen müssen, während die großen Muskeln nicht richtig eingesetzt werden. Das Grundlagen-Training zeigt Ihnen, wie Sie die großen Muskeln für die Körperbewegungen richtig aktivieren.

NUN SIND SIE BEREIT FÜR KORREKTE BEWEGUNGSABLÄUFE

Mit diesem Hintergrundwissen sind Sie bereit für korrekte Bewegungsabläufe. Nun, da Sie den Zweck der Übungen verstehen, werden Sie in der Lage sein, während der Bewegungsausführung die richtigen Muskeln zu aktivieren. Machen Sie sich keine Sorgen. Sie brauchen dafür weder ein Diplom in Anatomie, noch müssen Sie sich die lateinischen Namen merken. Wir werden Sie daran erinnern (und Ihnen zeigen), welche Muskeln Sie jeweils aktivieren müssen. In den folgenden drei Kapiteln haben wir drei verschiedene Übungsabfolgen von unterschiedlicher Intensität zusammengestellt. Freuen Sie sich darauf, sich deutlich kräftiger zu fühlen und darauf hin zu arbeiten, Rückenschmerzen zu einer vagen Erinnerung zu machen!

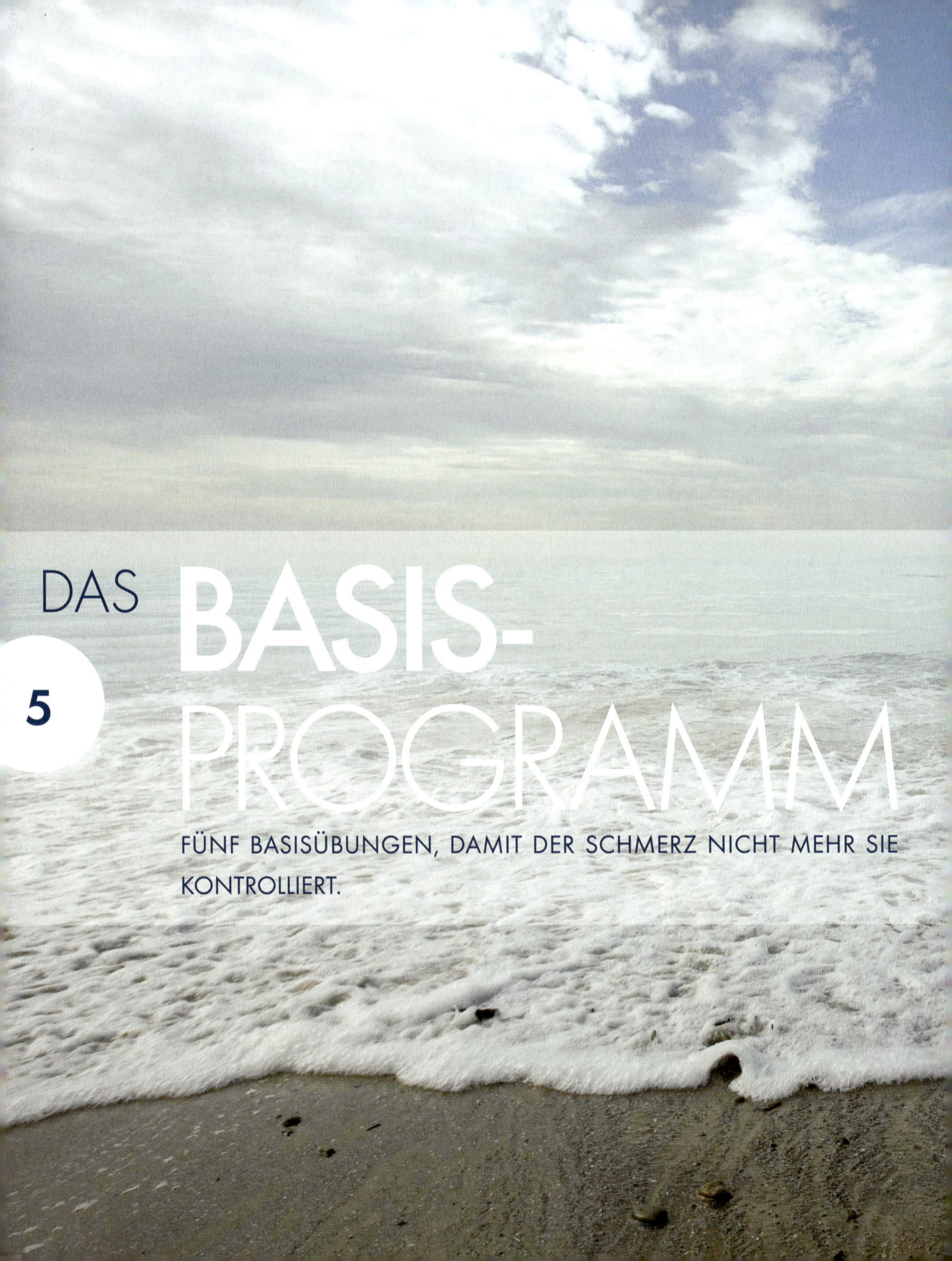

5

DAS BASIS-PROGRAMM

FÜNF BASISÜBUNGEN, DAMIT DER SCHMERZ NICHT MEHR SIE KONTROLLIERT.

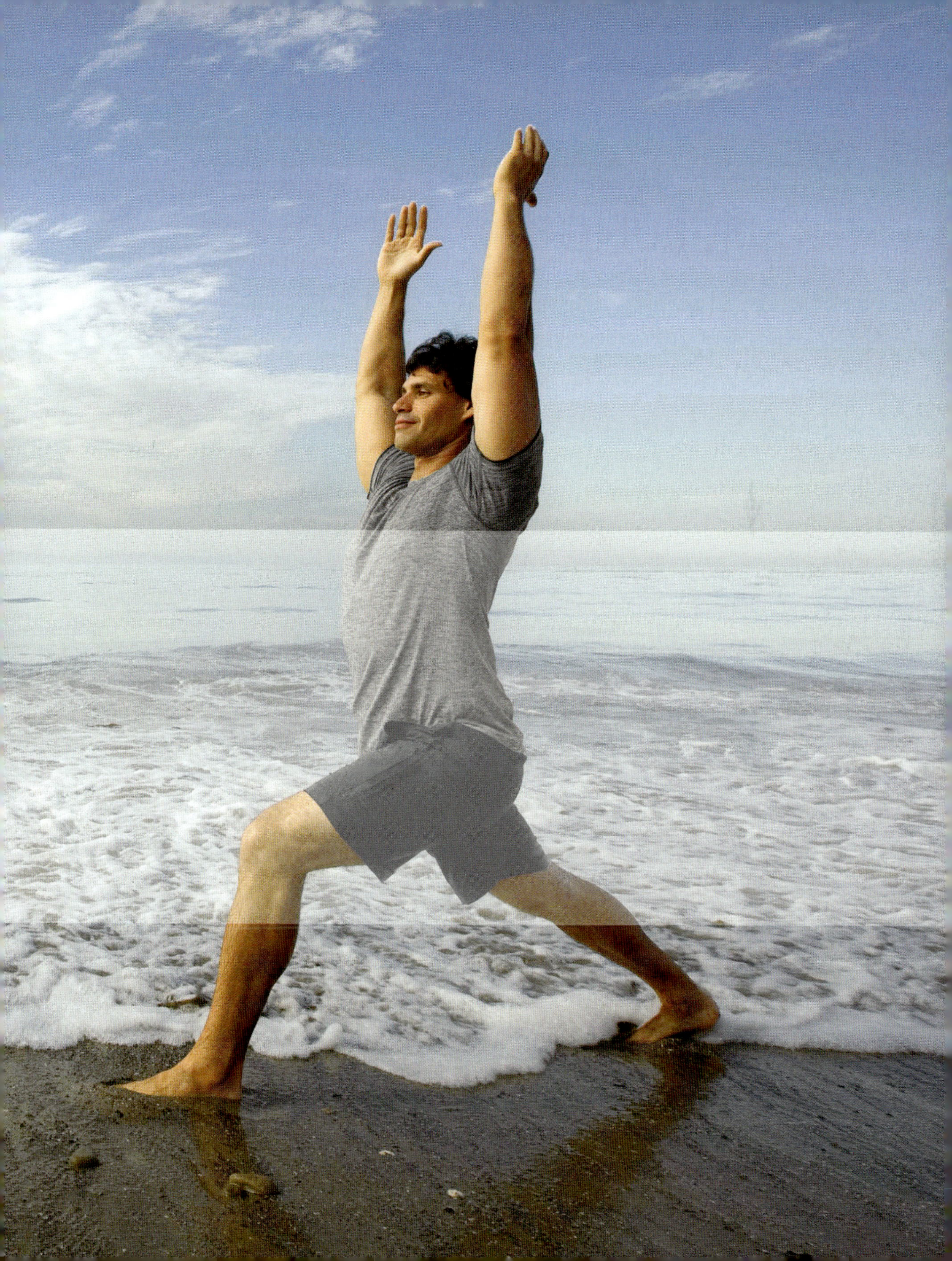

DIE ABFOLGE DER **BASISÜBUNGEN** AUF EINEN BLICK

Für einen kompletten Workout wiederholen Sie die Übungsabfolge dreimal.

Zeit: 15 bis 20 Minuten

1. ÜBUNG: **GRUNDSTELLUNG**

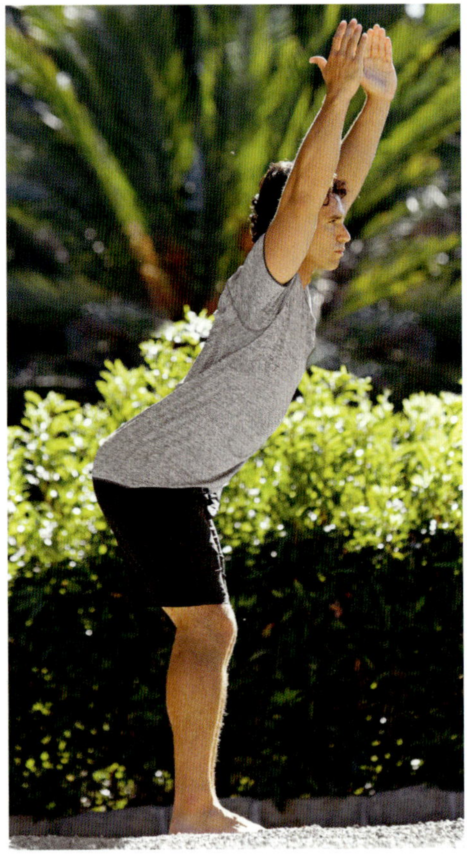

2. ÜBUNG: **RÜCKENSTRECKEN IM LIEGEN**

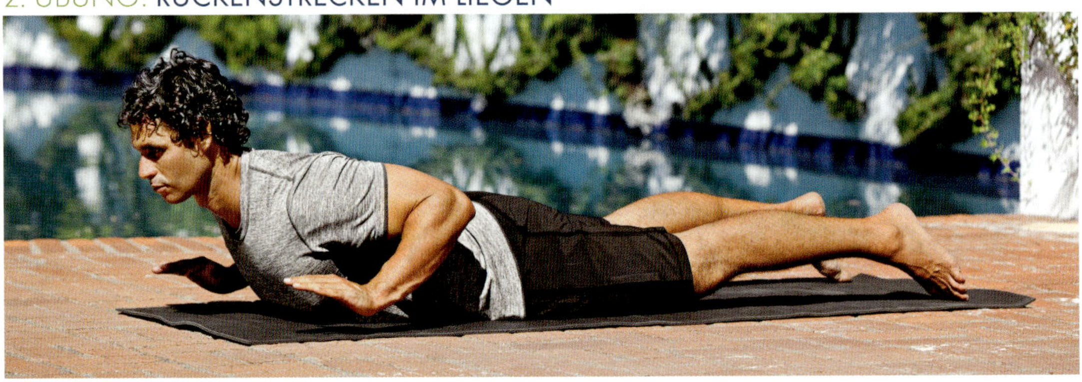

3. ÜBUNG: RÜCKENSTRECKEN MIT UNTERSTÜTZUNG DER ADDUKTOREN

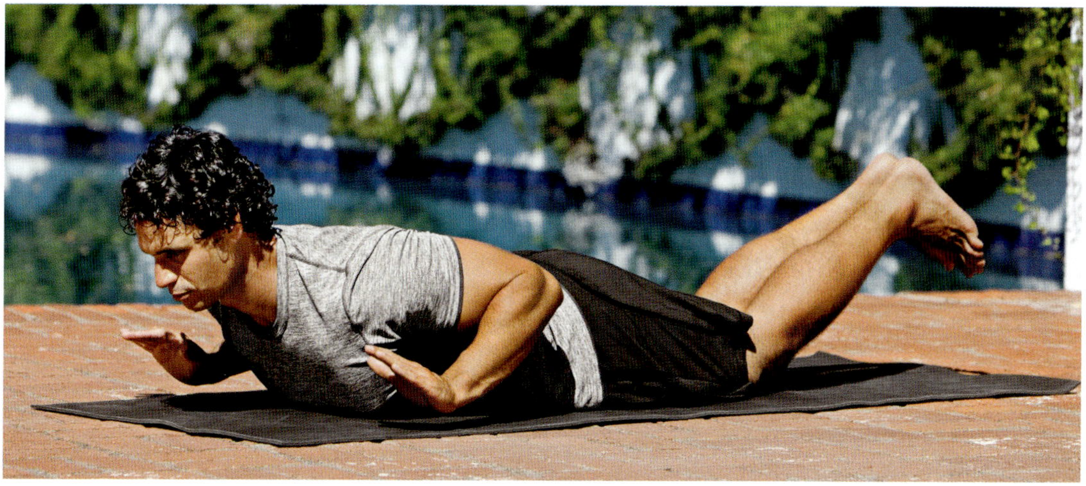

4. ÜBUNG: VON DER KINDHALTUNG IN DIE KNIENDE GRUNDSTELLUNG

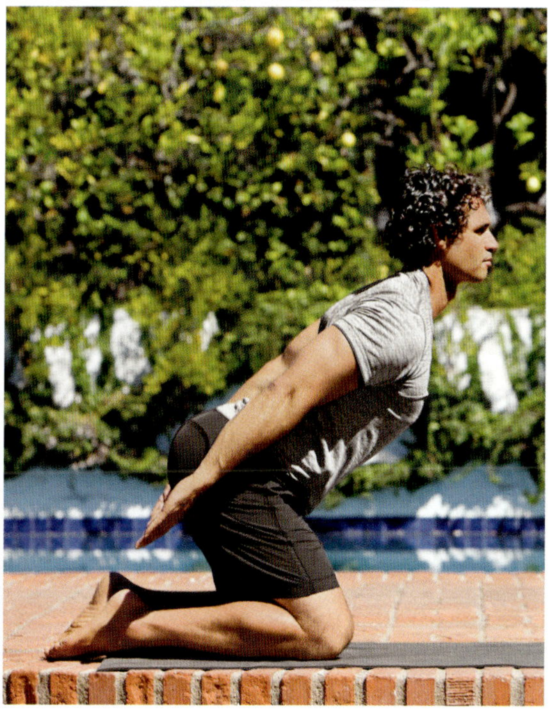

5. ÜBUNG: AUSFALLSCHRITT MIT ÜBER DEN KOPF GESTRECKTEN ARMEN

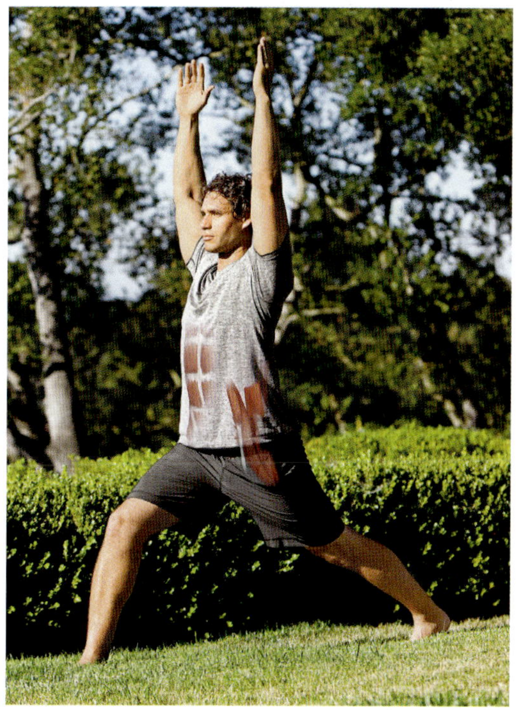

Menschen, die unter akuten Rückenschmerzen leiden, wollen sich normalerweise einfach nur hinlegen und ausruhen. Wenn man starke Schmerzen hat, kann jede Bewegung zum Schreckensszenario werden. Man will einfach nicht noch größere Schmerzen riskieren. Eine akute Verletzung kann erfordern, dass man sich ein oder zwei Tage schont. Der schwierigste Teil des Vorhabens, sich besser zu fühlen, ist es, den ersten Schritt zu tun. Bewegung ist anstrengend, wenn Sie wirklich verletzt sind, aber wenn Sie sich korrekt bewegen, gibt es kaum etwas, das besser geeignet wäre, um Ihnen Ihr Wohlbefinden zurückzugeben. In der Absicht, weitere Rückenverletzungen zu vermeiden, verordnen Ärzte oft längeres Liegen und einen kompletten Verzicht auf irgendwelche Aktivitäten. Wir wollen damit nicht sagen, dass das falsch ist, aber auf jeden Fall beschleunigt Inaktivität nicht den Heilungsprozess. Es mag zwar widersprüchlich klingen, aber korrekte Bewegungen – selbst wenn Sie Schmerzen haben – sind die wirksamste Medizin. Längeres Liegen schwächt nur Ihre Muskeln.

> Die einzige Methode, die Muskeln zu entspannen, ist Bewegung, indem Sie die Belastung, die die Verletzung oder Entzündung in Ihrem Rücken ausgelöst hat, funktionell auf die hintere Muskelkette verlagern, die für hohe Belastungen gemacht ist, und auf diese Weise die Schmerzen lindern.

Wie Sie bereits erfahren haben, sind Schmerzen der Preis für schwache Muskeln. Muskelkrämpfe verursachen Schmerzen, aber sie dienen als Warnsignal, dass etwas anderes in Ihrer Körpermechanik nicht stimmt. Rückenspasmen sind Schutzmechanismen; die Muskeln kontrahieren, um einen tieferliegenden Problembereich zu schützen. Die einzige Methode, die Muskeln zu entspannen, ist Bewegung, indem Sie die Belastung, die die Verletzung oder Entzündung in Ihrem Rücken ausgelöst hat, funktionell auf die hintere Muskelkette verlagern, die für hohe Belastungen gemacht ist, und auf diese Weise die Schmerzen lindern.

Wir kommen jetzt zum Grundlagen-Programm, dem Kern dieses Buches. Es besteht aus drei zweiwöchigen Übungsprogrammen, die unterschiedlichen Schmerz- und Rehabilitationsstufen und Schwierigkeitsgraden entsprechen: ein Basisprogramm für akute Schmerzen, ein moderates Programm für chronische Schmerzen und ein intensives Trainingsprogramm zur Vorbeugung und Kräftigung während schmerzfreier Perioden. Außerdem haben wir zwei Bonus-Übungen für zusätzliche Beweglichkeit ergänzt, mit denen sich Schmerzen und mangelnde Mobilität in den Hüften, im Becken und in den Oberschenkeln verbessern lassen.

Das Ziel dieser drei Übungsprogramme ist, Ihre Rückenmuskeln Schicht für Schicht zu kräftigen, damit sie die Wirbelsäule stabilisieren können, und die Muskeln der Körpervorderseite zu dehnen. Diese Übungen zielen darauf ab, die Muskeln Ihrer hinteren Muskelkette zusammenarbeiten zu lassen. Das Grundlagen-Training fördert integrierte Bewegungen.

Die Übungen, die Sie machen werden, sind speziell darauf ausgerichtet, Ihren Rücken zu fordern und zu kräftigen, und arbeiten ausschließlich mit dem Körpergewicht. Anders als das konventionelle Kraft-Ausdauer-Training, basiert das Grundlagen-Training auf isometrischen Übungen, das heißt, Sie verharren für kurze Zeit in anstrengenden Positionen, die eine einzigartige Kombination aus Kraft und Beweg-

WANN SIE EINEN ARZT AUFSUCHEN SOLLTEN

Wenn Sie zum ersten Mal Rückenschmerzen verspüren und keine Idee haben, was der Grund sein könnte, lassen Sie sich von einem Arzt oder Chiropraktiker untersuchen, bevor Sie mit dem Grundlagen-Training oder irgendeinem anderen neuen Trainingsprogramm beginnen.

DIE GRUNDLAGEN ZUERST!

Rob Lowe, Schauspieler

Ich will Ihnen sagen, dass diese Jungs etwas ziemlich Ernstzunehmendes entwickelt haben. Bevor Sie das nicht selber ausprobieren, können Sie nicht wirklich verstehen, wie kräftig Sie mit einem Training werden können, das ausschließlich gegen das eigene Körpergewicht arbeitet. Ich habe jetzt nicht nur die beste Kondition meines Lebens, mein Körper bewegt sich auch völlig anders und fühlt sich anders an. Ich fühle mich bei allem, was ich mache, kräftiger und stärker.

lichkeit fördern. Machen Sie die einzelnen Übungen in fließenden Übergängen und wiederholen Sie die Serie dann wie angegeben.

Die Übungen sind einfach, aber da Sie nicht an diese Bewegungsabläufe gewohnt sind, werden Sie sich vermutlich zunächst unbehaglich fühlen. Weil Sie bei diesem Training Muskeln aktivieren, die überlicherweise nicht so stark in Anspruch genommen werden, wird Ihr Körper wahrscheinlich anfangen zu zittern. Kein Grund zur Sorge. Selbst die stärksten und kräftigsten Athleten zittern, wenn sie mit uns arbeiten, und sie beginnen mit den gleichen Grundlagen.

Die Übungen sind zwar leicht zu erlernen und Sie können oberflächlich über sie hinweghuschen, aber wenn Sie sie korrekt ausführen, werden Sie spüren, wie anstrengend sie sind und wie sie Ihren Körper beanspruchen. Wenn Sie Ihre Muskeln bei der Übungsausführung nicht anspannen und die Bewegungen nicht mit ganzem Krafteinsatz machen, sondern mit schlaffen Muskeln und ohne Druck, schöpfen Sie den Nutzen des Trainings nicht vollständig aus. Der Unterschied zwischen einer leichten und einer anstrengenden Ausführung liegt in der Dauer der Anspannung Ihrer Muskeln und dem Druck, den Sie einsetzen. Finden Sie den unbeweglichsten, steifsten Punkt Ihres Körpers und arbeiten Sie in diesen Punkt hinein. Um in den Schmerz hineinzuarbeiten, müssen Sie stark und kräftig sein. Wenn Sie Fortschritte machen wollen, müssen Sie sich jedes Mal noch mehr anstrengen. Achten Sie dabei auf Ihre Atmung. Atmen Sie tief ein und aus, während Sie die Dehnungspositionen halten.

Das erste Übungsprogramm wurde erarbeitet, um akute Schmerzen zu lindern. Die ersten zwei Wochen konzentrieren Sie sich ausschließlich darauf, Ihren Rücken und Ihre Hüften so zu trainieren, dass die Bewegungen aus der Hüfte kommen, während Sie die Hüftbeuger gleichzeitig öffnen und entspannen. Die fünf Basisübungen liefern die Grundlage für Bewegung und Kraft in der Zukunft und sind gleichzeitig die Grundlage des gesamten Grundlagen-Trainings. Je mehr Zeit Sie sich nehmen, um diese erste Kraft-Ausdauer-Ebene zu entwickeln, desto länger werden Sie davon profitieren können. Wir empfehlen Ihnen, mindestens dreimal pro Woche 15 bis 20 Minuten in diese Basisübungen zu investieren.

Um in den Schmerz hineinzuarbeiten, müssen Sie stark und kräftig sein.

Die richtige Übungsausführung ist äußerst wichtig, wenn Sie Ergebnisse sehen wollen, also achten Sie von Anfang an genau auf den korrekten Bewegungsablauf. Wir erklären jede Übung und zeigen und erklären mögliche Haltungsfehler, die die Effektivität der Übung beeinträchtigen. Besuchen Sie für weitere Informationen unsere Website (www.foundationroots.com). Dort finden Sie auch Videoclips für jede Übung. Außerdem stellen wir die jeweils beanspruchten Muskelgruppen grafisch dar, damit Sie wissen, wo Sie die Spannung spüren sollten.

Wenn Sie sich die Zeit nehmen, die fünf Basisübungen richtig auszuführen, verfügen Sie für den Rest Ihres Lebens über eine solide Grundlage. Genauso wenig, wie Sie das Radfahren verlernen, wird Ihr Körper nie diese Körperhaltungen völlig vergessen. Dann können Sie die Übungsprogramme mühelos absolvieren, ohne irgendwo nachsehen zu müssen. Und wenn Sie Rückenbeschwerden haben, brauchen Sie keinen Arzt aufzusuchen. Sie können einfach diese Rückenübungen machen, um Ihre Schmerzen zu beseitigen und sich wieder fit und gesund zu fühlen.

Schon nach zwei Wochen werden Sie einen deutlichen Unterschied in Ihren Bewegungen verspüren und merken, wie die Schmerzen nachlassen. Wir würden das nicht sagen, wenn wir diese Ergebnisse nicht bei allen unseren Kunden beobachtet hätten. Unsere Kunden können kaum glauben, wie schnell sich eine Besserung einstellt. Sie fühlen sich, so berichten sie uns, als besäßen sie ein kräftiges Stützkorsett aus Muskeln rund um die Wirbelsäule. Ihre hinteren Oberschenkelmuskeln sind kräftiger und beweglicher. In fast allen Fällen tritt augenblicklich eine Besserung ein.

Schon nach zwei Wochen werden Sie einen deutlichen Unterschied in Ihren Bewegungen verspüren und merken, wie die Schmerzen nachlassen.

Die Basisübungen wurden mit dem Ziel konzipiert, Sie schnell von Ihren Schmerzen zu befreien. Sobald Sie die Schmerzbarriere überwunden haben, werden Sie Kraft aufbauen und die neuen Bewegungen verfestigen. Falls Sie nach zwei Wochen Basisprogramm keine Veränderung verspüren, führen Sie die Bewegungen entweder nicht korrekt aus, oder Sie sollten einen Arzt aufsuchen.

Die meisten Rehabilitationsmaßnahmen konzentrieren sich auf einen Muskel und eine Bewegung. Die fünf Basisübungen jedoch widmen sich der Gesamtbewegung, nicht nur ein oder zwei Muskeln oder Gelenken, und das Ziel ist jeweils, alle Muskeln zu aktivieren, die normalerweise bei dieser Bewegung zusammenspielen.

Die Übergänge zwischen den einzelnen Übungen sollten fließend sein. Wir sprechen bei unserem Programm von Training, weil wir langfristig anhaltende Veränderungen herbeiführen wollen – denken Sie daran, dass Ihre Muskeln ein Gedächtnis haben. Die Bewegungen, die Sie bei diesen Übungen machen, werden sich auf jede Alltagsbewegung übertragen, die Sie im Verlauf des Tages machen. Für eine kompletten Workout wiederholen Sie die Übungsabfolge dreimal.

1. ÜBUNG
GRUNDSTELLUNG

Diese Übung beansprucht die gesamte hintere Muskelkette. Sie aktivieren Ihre Gesäßmuskeln, Ihre hinteren Oberschenkelmuskeln, Ihren unteren und oberen Rücken.

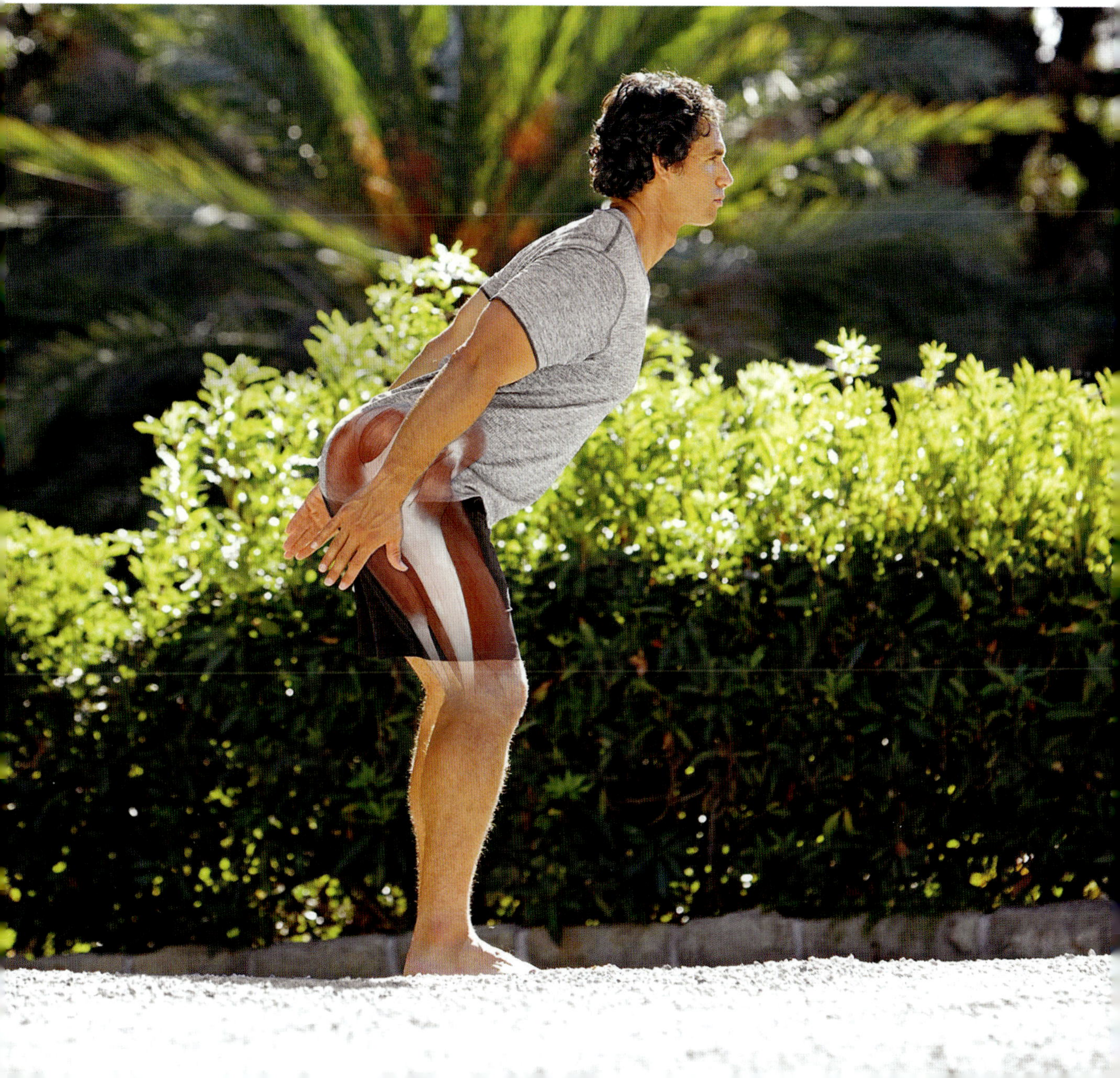

DIE GRUNDSTELLUNG

Die Grundstellung ist die Basis. Wir haben diese Übung konzipiert, um Ihnen die korrekten Bewegungsabläufe zu zeigen. Die Grundstellung kräftigt die Tiefenmuskulatur Ihres Rückens, die Ihre Wirbelsäule gestreckt hält, und besteht aus fünf bis sechs Bewegungen, die fließend ineinanderübergehen.

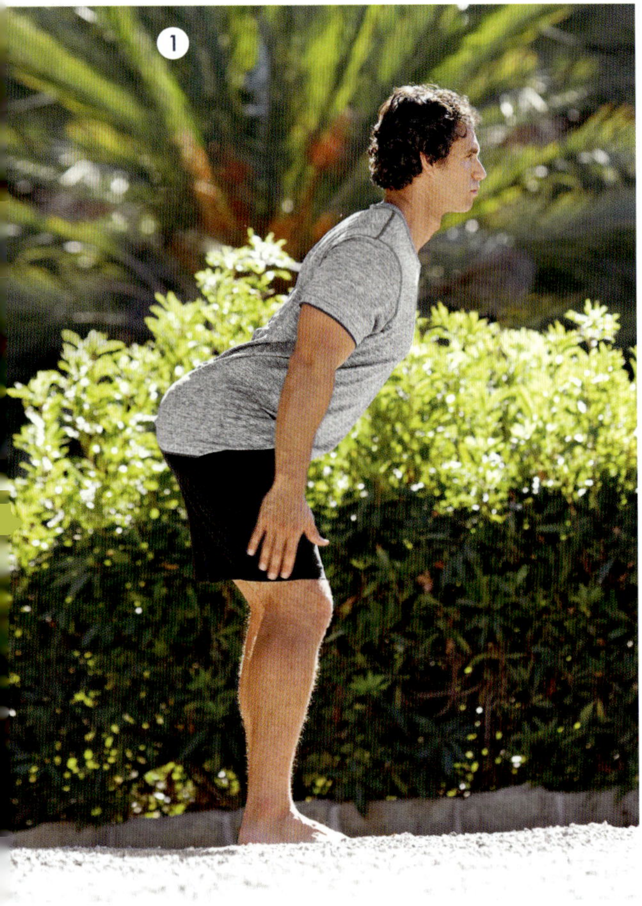

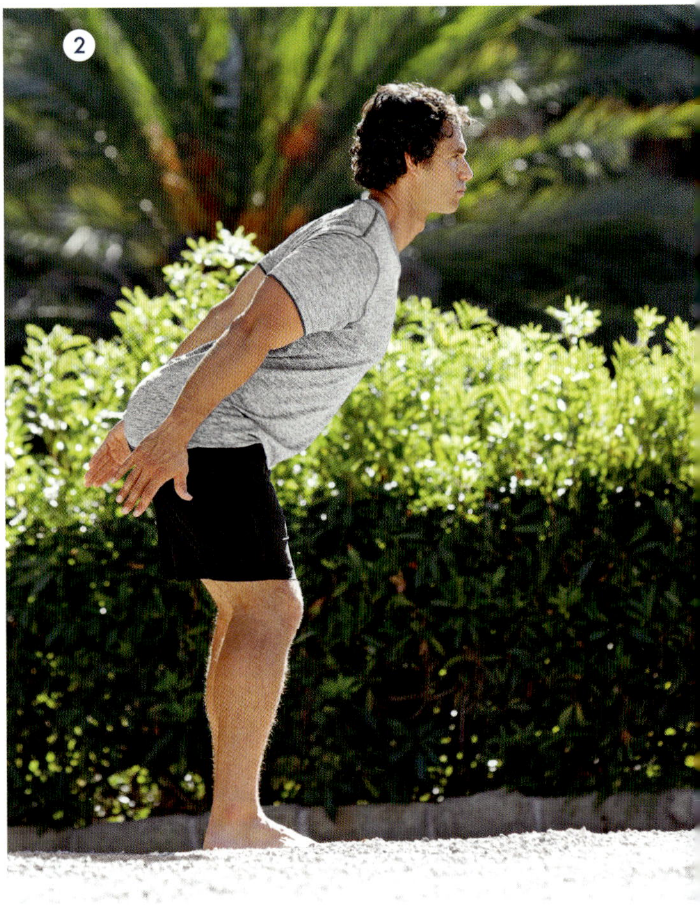

1 Stellen Sie sich hin, die Füße sind schulterbreit geöffnet. Gehen Sie leicht in die Knie und verlagern Sie das Gewicht auf die Fersen. Strecken Sie Ihren Rücken aus der Hüfte heraus.

2 Anschließend strecken Sie beide Arme nach hinten Richtung Gesäß. Ihre Schultern sind locker, ziehen Sie sie nicht an. Stellen Sie sich vor, Sie würden Ihre Hüften zurückschieben, so dass Ihr Gesäß nach hinten ausgestreckt ist. Spüren Sie die Spannung in Ihrem unteren Rücken. Halten Sie diese Stellung für 15 Sekunden.

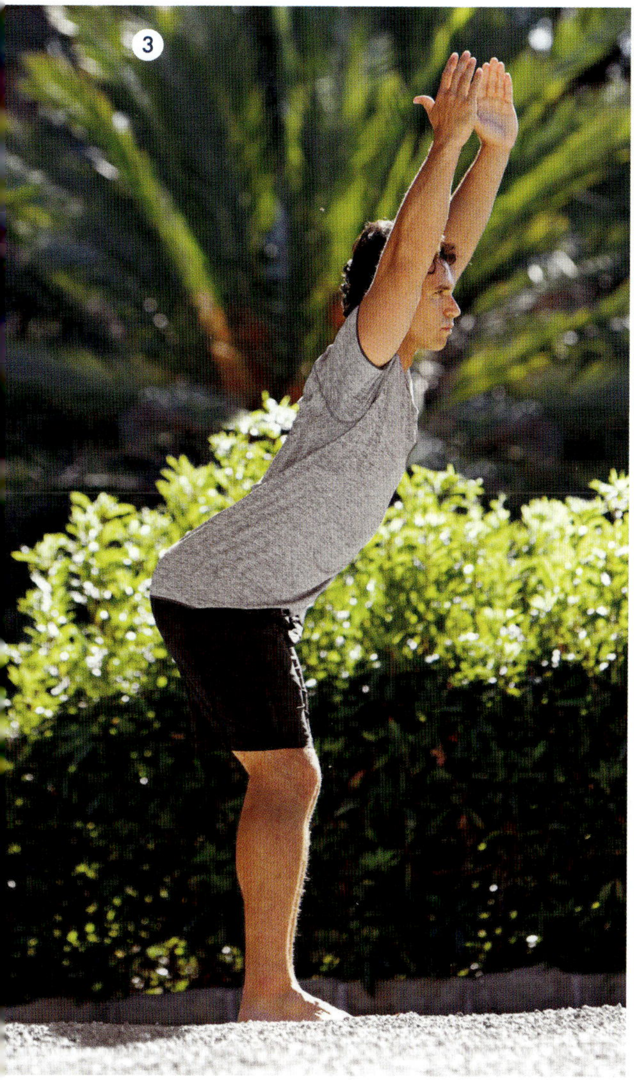

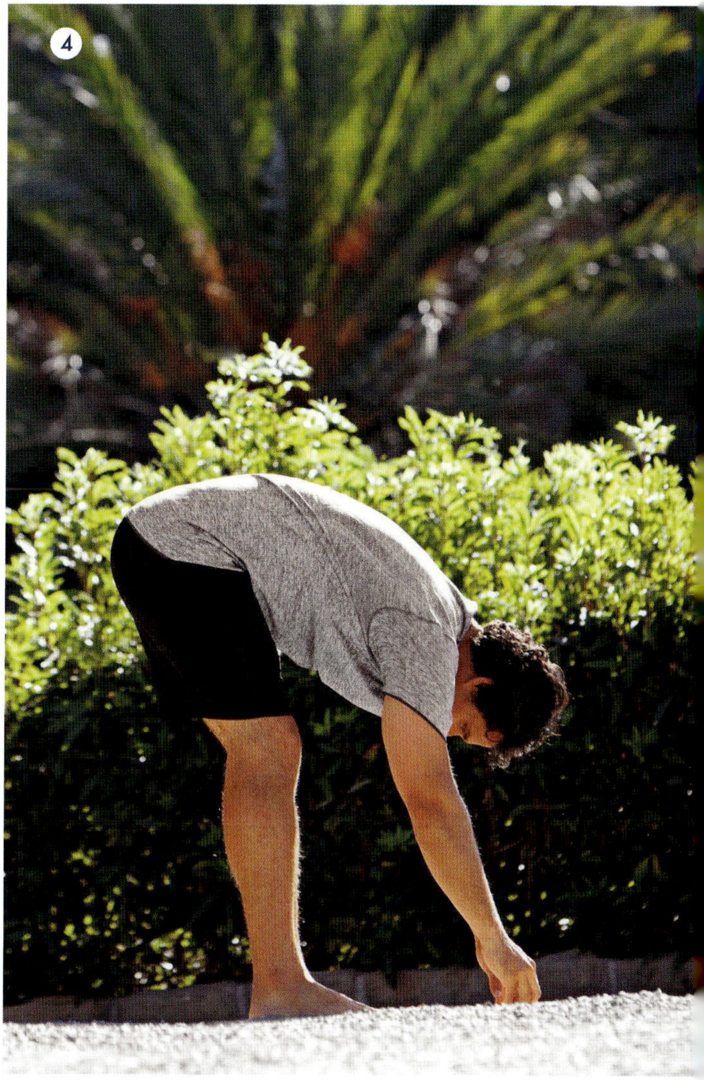

3 Strecken Sie dann Ihre Arme so weit wie möglich über den Kopf. Achten Sie darauf, dass Ihr Körpergewicht stets auf den Fersen lastet und die Hüfte hinten bleibt. Halten Sie diese Stellung für 15 Sekunden.

4 Holen Sie tief Luft. Während Sie ausatmen, beugen Sie sich tief vornüber, bis die Fingerspitzen den Boden berühren. Ihr Rücken bleibt dabei flach! Vergessen Sie nicht, die Knie stets leicht gebeugt und Ihr Gewicht auf den Fersen zu halten. Während Sie sich dehnen, machen Sie zwei tiefe Atemzüge.

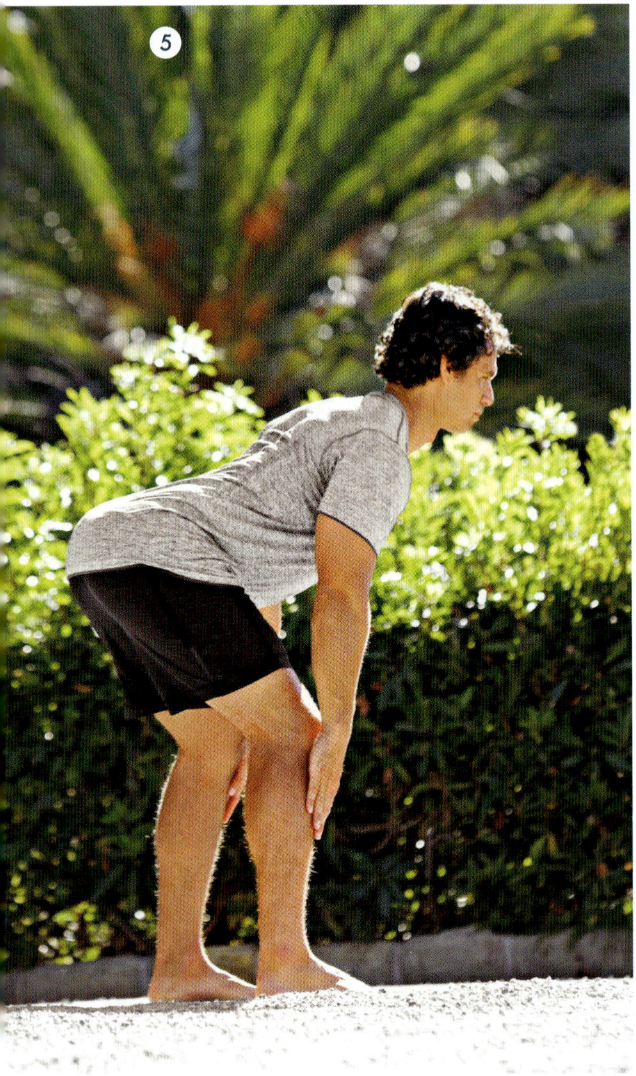

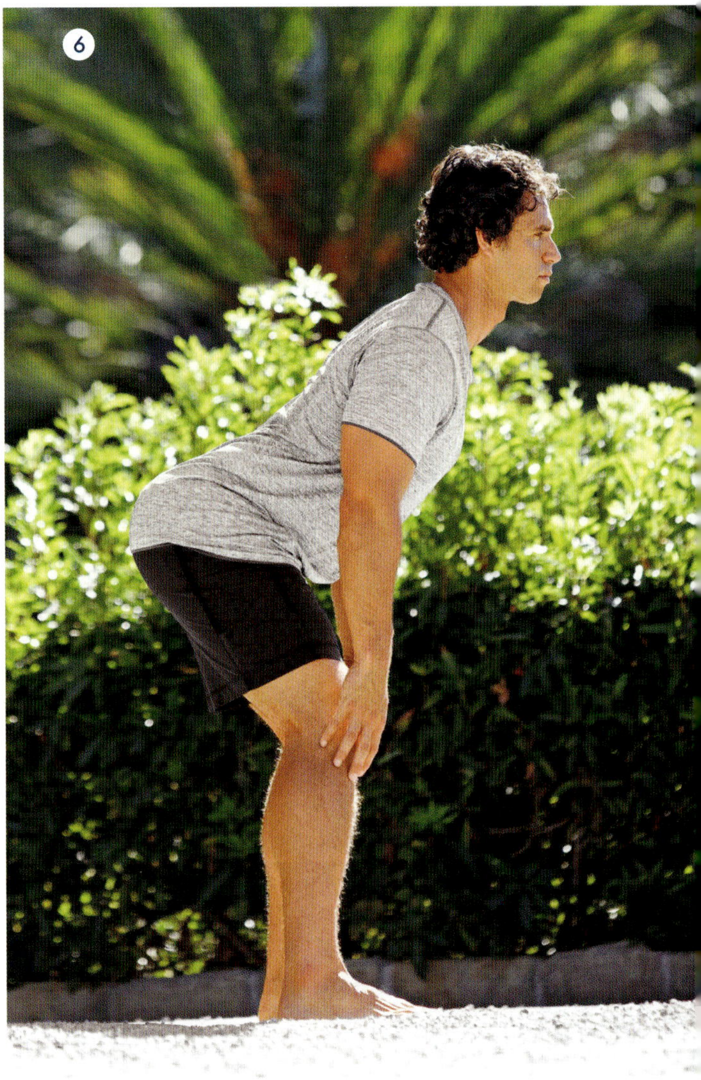

5 Sehr wichtig: Gehen Sie noch etwas tiefer in die Knie. Pressen Sie Ihre Hände gegen die Schienbeine und heben Sie den Kopf. Strecken Sie Ihren Rücken und heben Sie den Brustkorb. Ziehen Sie die Schultern zurück (nicht hoch!) und strecken Sie das Gesäß nach hinten, so dass Sie im unteren Rücken leicht ins Hohlkreuz gehen. Halten Sie diese Stellung für 15 Sekunden.

6 Lassen Sie die Hände zu Ihren Knien hochgleiten, während Sie Ihren Rücken gestreckt lassen.

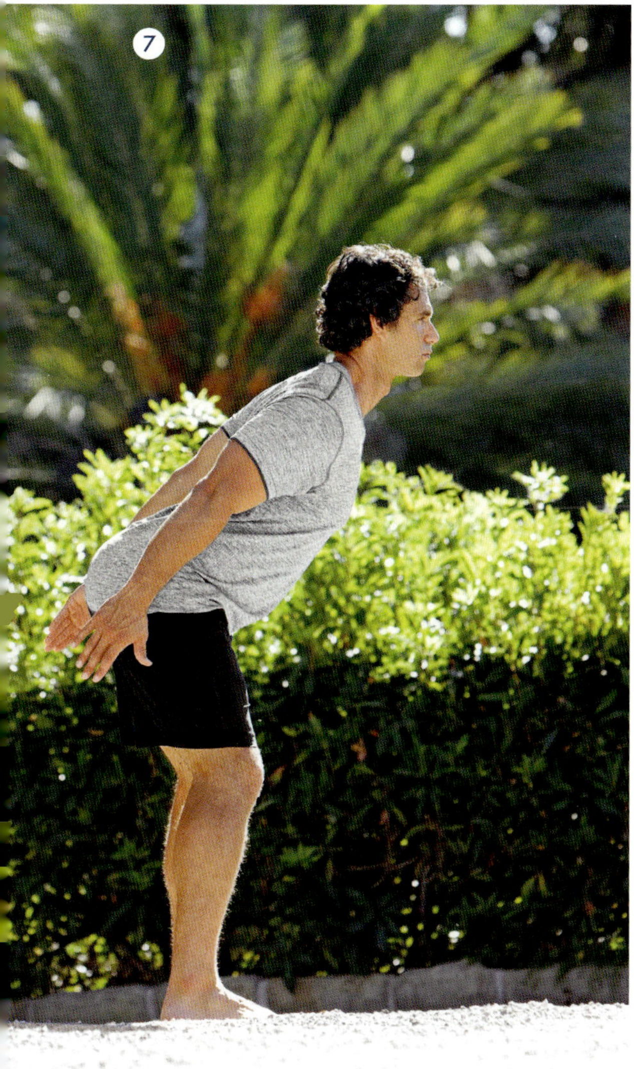

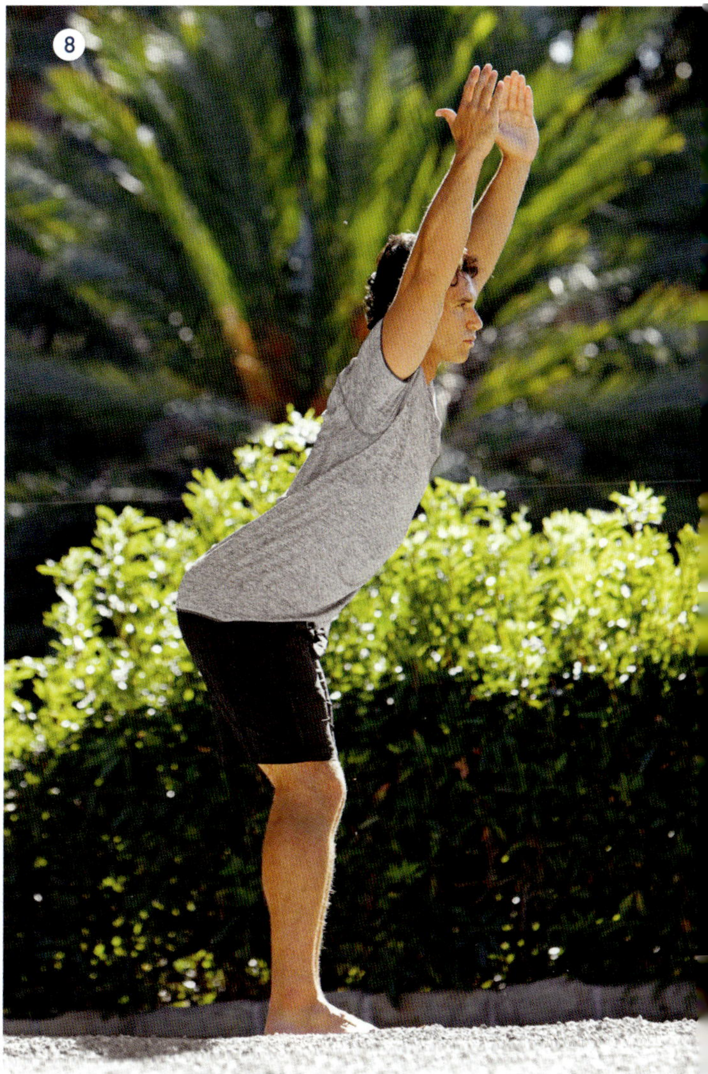

7 Führen Sie die Arme nach hinten und ziehen Sie die Schulterblätter fest zusammen, so dass Sie sich wieder in der Ausgangsstellung befinden. Halten Sie den Rücken gestreckt und Ihr Gewicht über den Fersen. Halten Sie die Stellung für 15 Sekunden.

8 Strecken Sie die Arme so weit wie möglich über den Kopf. Halten Sie diese Stellung für 20 Sekunden oder vier tiefe Atemzüge lang.

WORAUF SIE BEI EINER PERFEKTEN AUSFÜHRUNG ACHTEN MÜSSEN

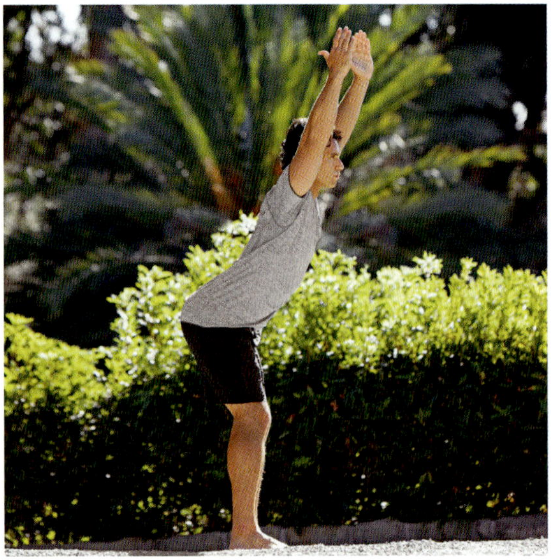

- Halten Sie den Kopf aufrecht und blicken Sie geradeaus.
- Strecken Sie Ihren unteren Rücken, indem Sie den Brustkorb anheben und Ihr Gesäß nach hinten strecken.
- Halten Sie das Gewicht über den Fersen.
- Strecken Sie das Gesäß so weit wie möglich nach hinten, ohne umzufallen.
- Wenn Sie Ihre Arme über den Kopf strecken, halten Sie sie eng an den Ohren.

MÖGLICHE HALTUNGSFEHLER

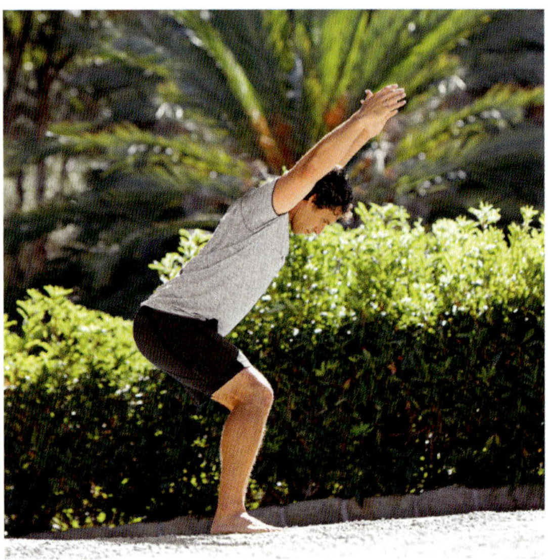

- Sie lassen den Kopf fallen, anstatt ihn anzuheben und geradeaus zu blicken.
- Sie schieben die Knie zu weit nach vorne. Sie sollten eine Linie mit Ihren Knöcheln bilden, und nicht mit den Zehen!
- Das Körpergewicht lastet auf den Fußballen statt auf den Fersen.
- Die über den Kopf gestreckten Arme sind zu weit vom Kopf entfernt.

2. ÜBUNG

RÜCKENSTRECKEN IM LIEGEN

(15 WIEDERHOLUNGEN)

Diese Übung verstärkt eine gute Rückenstreckung, indem sie die Muskeln beansprucht, die Ihren Rücken stabilisieren – den Rückenstrecker und die vielgefiederten Muskeln. Indem Sie Ihre Ellenbogen so weit wie möglich in Richtung Gesäß ziehen, spannen Sie Ihren mittleren Rücken an. Diese Haltung bringt Ihren Rücken in eine kraftvolle Streckung. Das ist eine echte Kraftübung, die die Muskeln an der Rückenbasis stabilisiert.

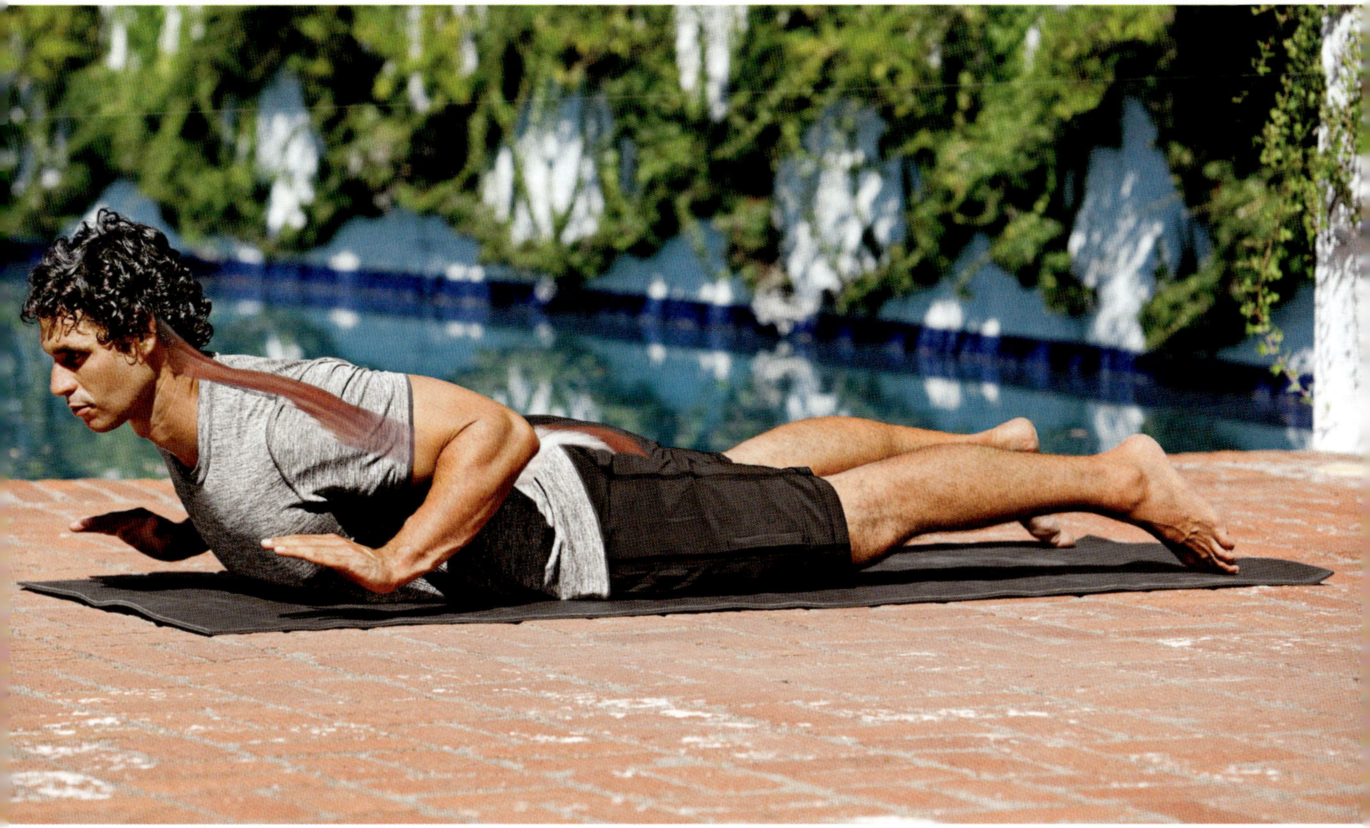

RÜCKENSTRECKEN IM LIEGEN

Die wiederholte Kontraktion und Entspannung bei dieser Streckübung, in Kombination mit dem Zusammenziehen der Schulterblätter, wird die Schmerzrezeptoren blockieren. Diese Übung ist eine Kraftübung, die die Muskeln an der Rückenbasis stabilisiert. Wir haben festgestellt, dass diese Übung von den fünf Basisübungen bei akuten Rückenschmerzen die größte Wirkung erzielt.

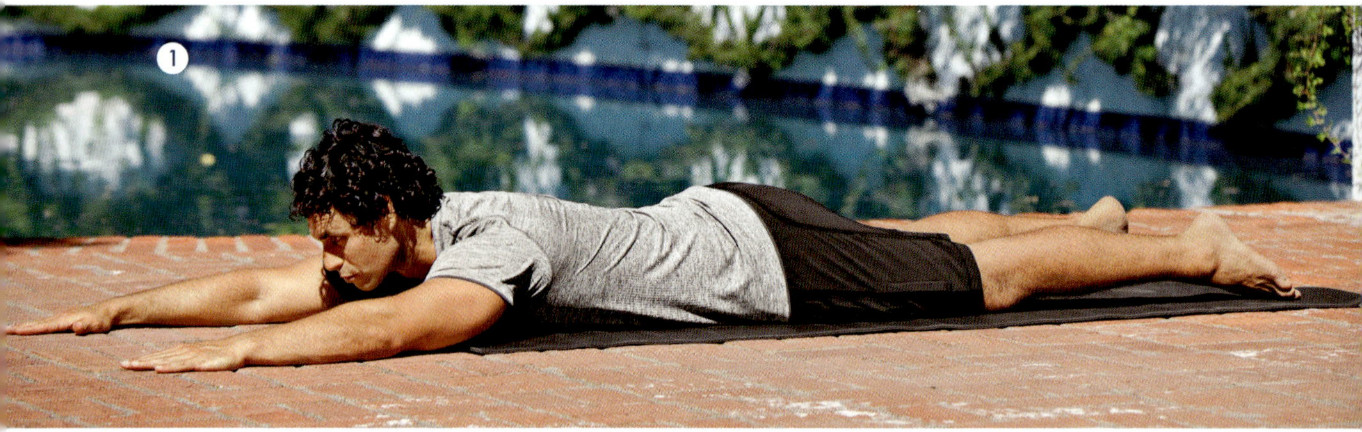

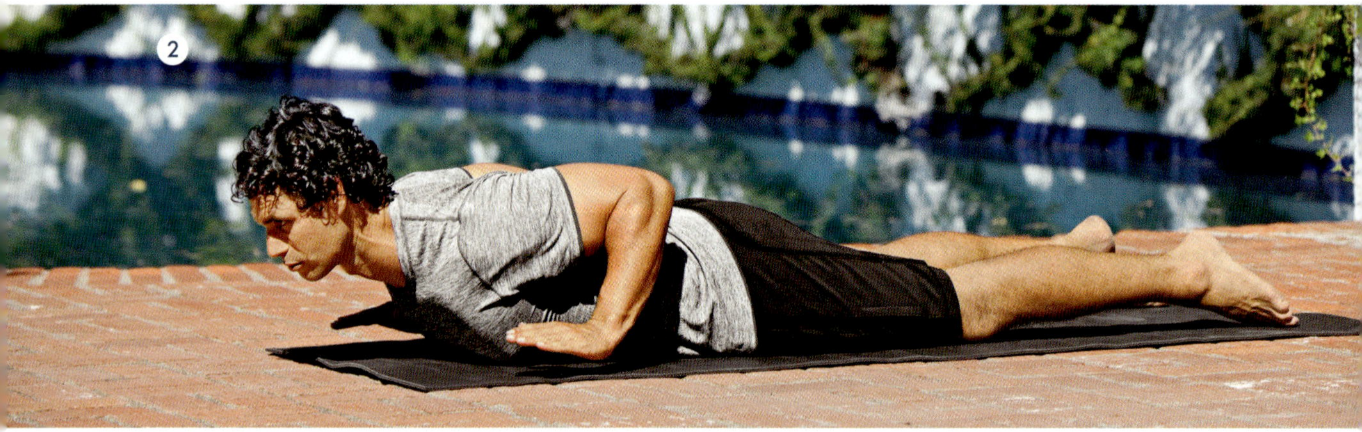

1 Legen Sie sich flach auf den Bauch und strecken Sie die Arme parallel zueinander vor sich aus. Blicken Sie einige Zentimeter vor sich auf den Boden, aber nicht nach oben, weil Sie sonst Ihren Nacken überstrecken.

2 Winkeln Sie die Arme mit gestreckten Handflächen an und heben Sie sie vom Boden. Bringen Sie die Ellenbogen fest in Richtung Rippen/mittlerer Rücken, indem Sie die Schulterblätter zusammenziehen. Die Schulterblätter bleiben während der gesamten Übung fest zusammengezogen. Auf diese Weise hebt sich Ihr Brustkorb und Ihr Nacken wird länger.

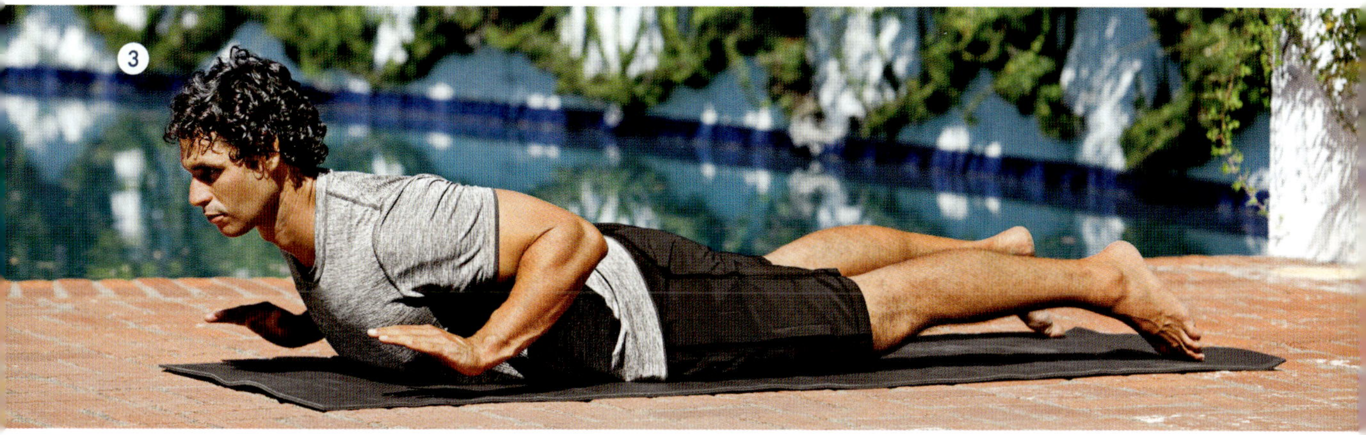

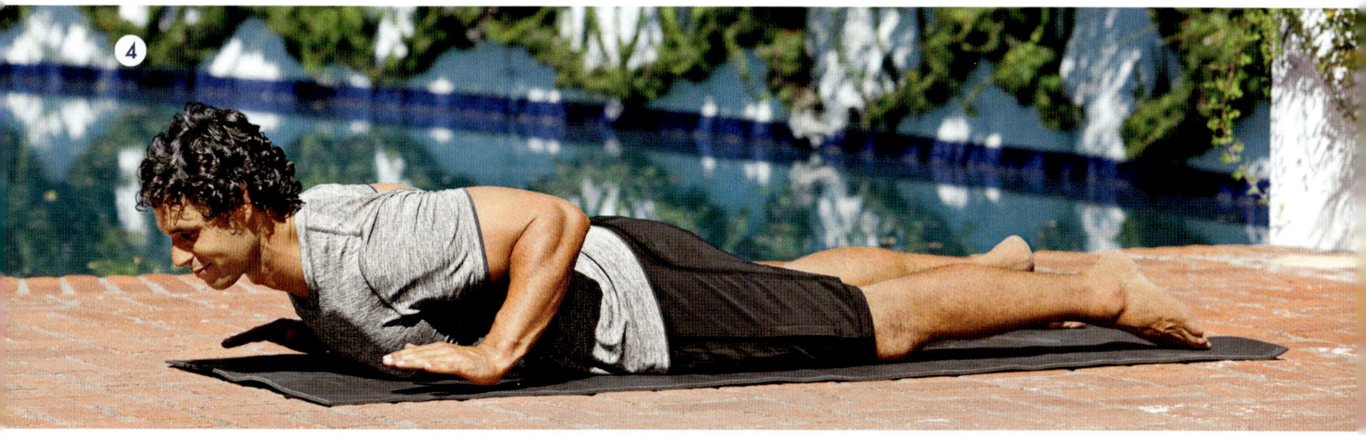

3 Heben Sie in dieser Stellung den Oberkörper vom Boden an, indem Sie den Brustkorb aufrichten. Halten Sie die Füße dabei flach auf dem Boden, um eine exzessive Rückenkompression zu vermeiden.

4 Führen Sie Ihren Brustkorb langsam zurück auf den Boden, halten Sie die Ellenbogen nach hinten gezogen und die gestreckten Handflächen einige Zentimeter über dem Boden.

Machen Sie 15 Wiederholungen.

WORAUF SIE BEI EINER PERFEKTEN AUSFÜHRUNG ACHTEN MÜSSEN

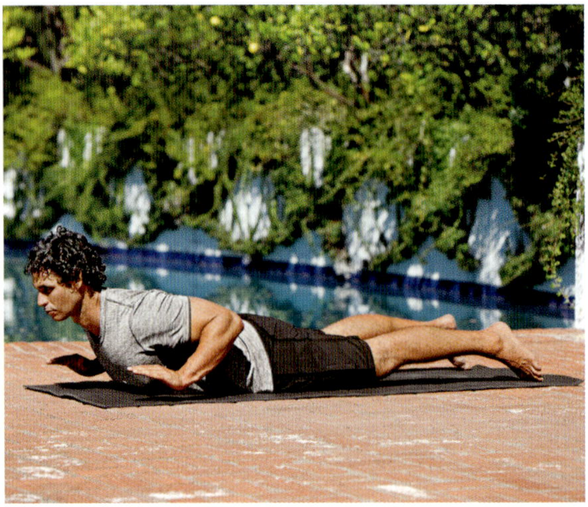

- Die Füße bleiben auf dem Boden.
- Die Arme und Ellenbogen befinden sich parallel zum Körper (die Schulterblätter sind zusammengezogen).
- Die Ellenbogen sind Richtung Gesäß gezogen.
- Die Wirbelsäule ist gestreckt.
- Die Schultern bleiben unten und sind leicht nach hinten gezogen.

MÖGLICHE HALTUNGSFEHLER

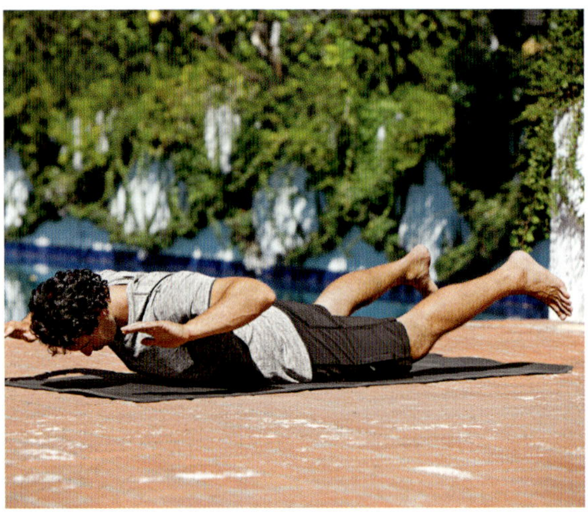

- Die Arme sind zu weit vorne und die Ellenbogen nicht parallel zum Körper, so dass sich die Schultern aufrichten (und der Kopf nach unten hängt).
- Sie heben die Beine an, wenn Sie die Rückenmuskeln kontrahieren.

3. ÜBUNG

RÜCKENSTRECKEN MIT UNTERSTÜTZUNG DER ADDUKTOREN (10 BIS 20 SEKUNDEN HALTEN)

Diese Übung beansprucht mehrere wichtige Muskelgruppen: Adduktoren, Rückenstrecker, hintere Oberschenkelmuskeln und Gesäßmuskeln. Die Bewegung ist einzigartig in dem Sinne, dass Sie das Becken und damit letztlich den unteren Rücken anziehen, indem Sie die Adduktoren kontrahieren. Mit dieser Übung können Sie viele Probleme im unteren Rücken beseitigen, die auf eine Kompression der Lendenwirbel zurückgehen.

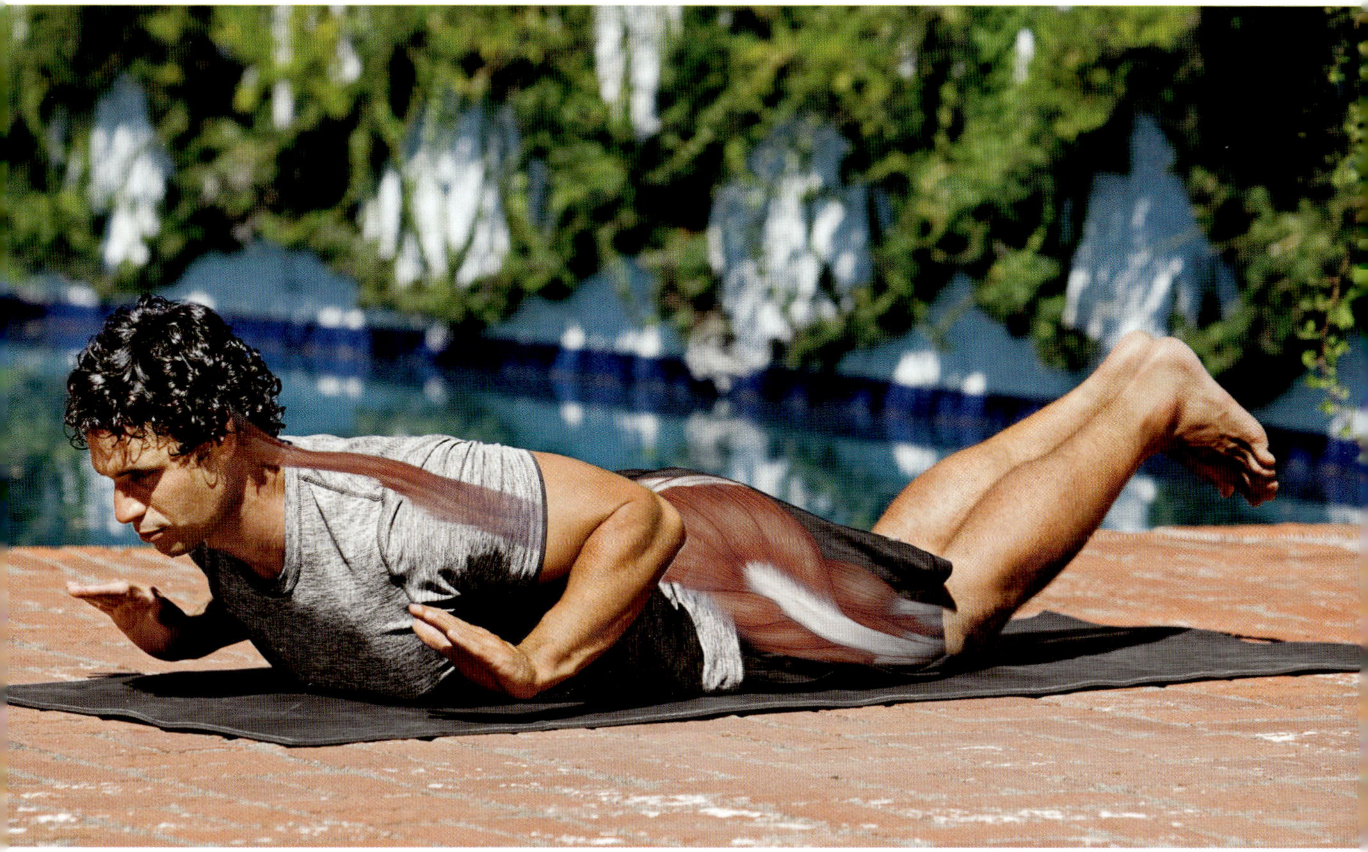

RÜCKENSTRECKEN MIT UNTERSTÜTZUNG DER ADDUKTOREN

Diese Übung zur Rückenstreckung mit angehobenen und angespannten Beinen beansprucht die Adduktoren, die sich an der Innenseite der Oberschenkel befinden. Die Adduktoren haben ihren Ausgangspunkt im Becken und ziehen sich bis zu den Knien. Durch die Kontraktion dieser Muskeln ziehen Sie das Becken herunter und lindern die Kompression des unteren Rückens.

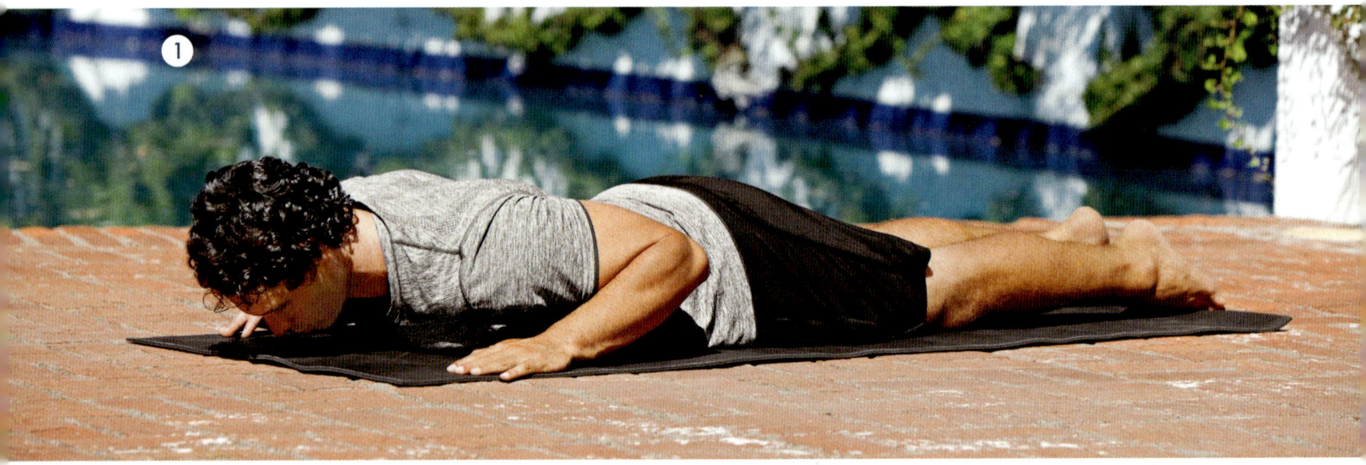

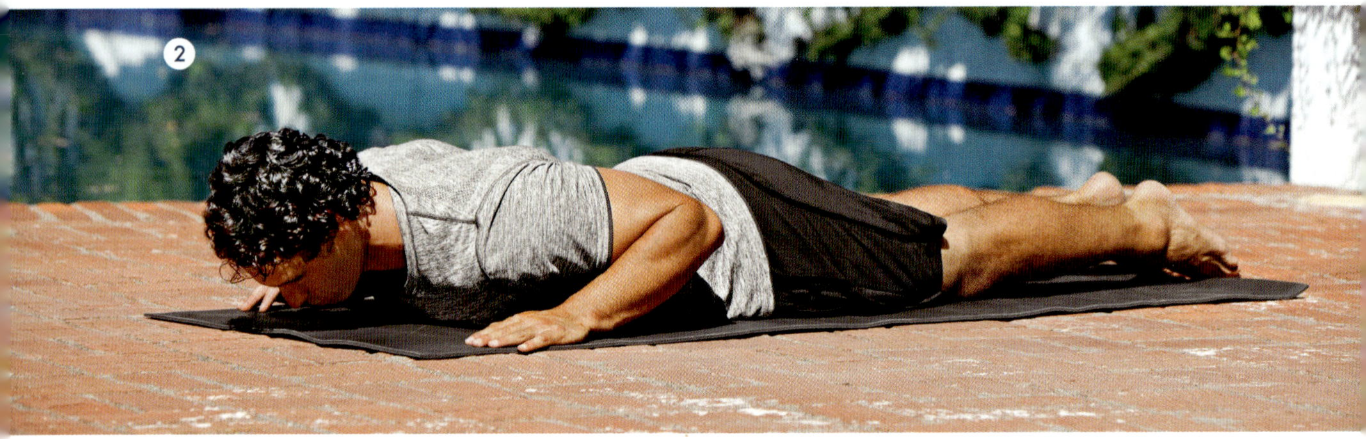

1 Legen Sie sich flach auf den Bauch, winkeln Sie die Arme seitlich vom Körper an und legen Sie die Handflächen in Schulterhöhe parallel zum Körper auf den Boden.

2 Ziehen Sie die Ellenbogen in Richtung Rippen und heben Sie die Arme vom Boden ab, wie Sie es beim Rückenstrecken machen. Die Füße und Knie sind fest aneinandergepresst.

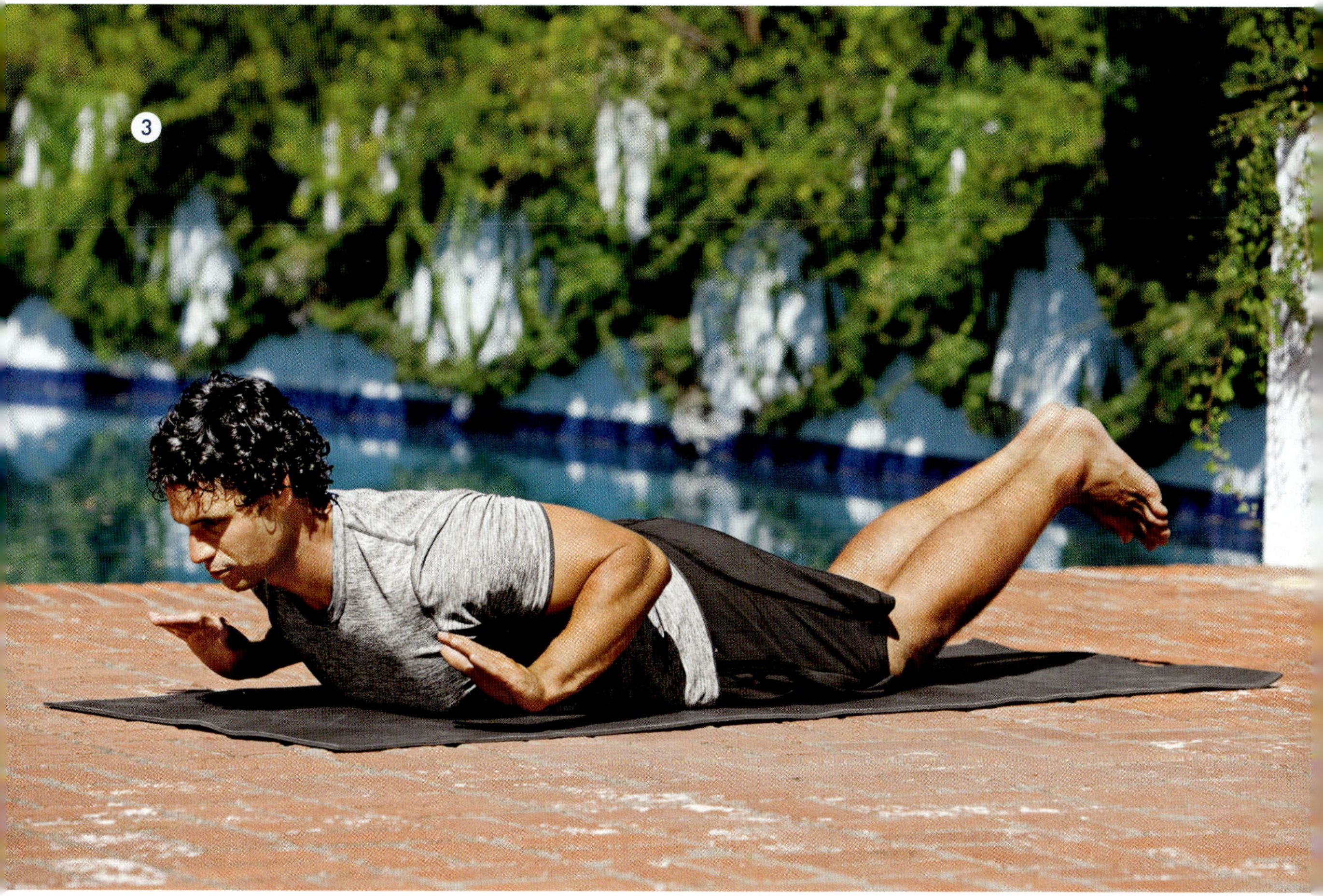

3 Winkeln Sie die Knie im 45-Grad-Winkel nach oben ab, während die Füße und Knie fest aneinandergepresst bleiben. Senken Sie die Füße, bis sie sich ungefähr 20 Zentimeter über dem Boden befinden. Heben Sie gleichzeitig den Brustkorb so weit vom Boden ab wie möglich. Je fester Sie Ihre Knie zusammenpressen, desto größer die Wirkung dieser Übung.

WORAUF SIE BEI EINER PERFEKTEN AUSFÜHRUNG ACHTEN MÜSSEN

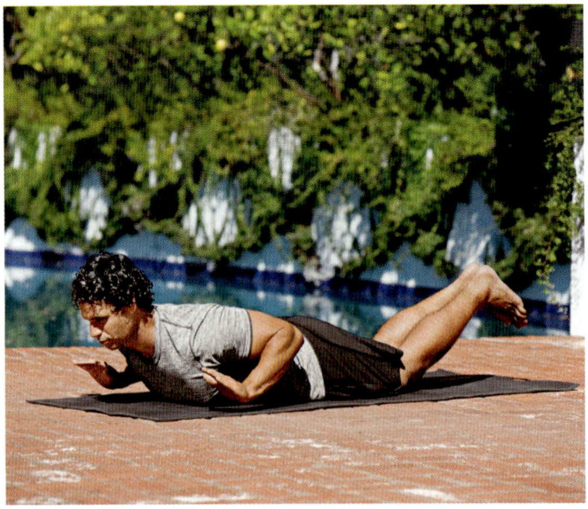

- Diese Übung ist am effektivsten, wenn die Knie fest zusammengepresst sind. Die meisten Menschen winkeln einfach ihre Knie nach hinten ab und heben die Beine vom Boden.
- Die Unterschenkel sollten vom Boden abgehoben werden, so dass sich die Füße ungefähr 20 Zentimeter über dem Boden befinden.
- Überstrecken Sie nicht den Nacken. Blicken Sie einige Zentimer vor sich auf den Boden.

MÖGLICHE HALTUNGSFEHLER

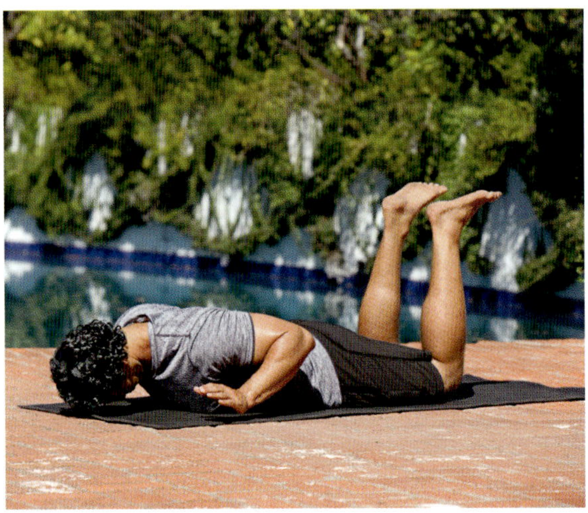

- Die Arme sind zu weit vorne und die Ellenbogen liegen nicht eng am Körper an. Dadurch heben sich die Schultern Richtung Ohren, was deutlich die Belastung auf den unteren Rücken erhöht.
- Die Knie und Füße sind nicht fest zusammengepresst. Das beeinträchtigt die Effektivität dieser Übung.

4. ÜBUNG

VON DER KINDHALTUNG IN DIE KNIENDE GRUNDSTELLUNG

Bei dieser Übung werden der Rückenstrecker, die Gesäßmuskeln und der quadratische Lendenmuskel aktiviert. Mit dieser Übung lernen Sie, wie Sie den Rücken richtig von der Beugung in die Streckung führen.

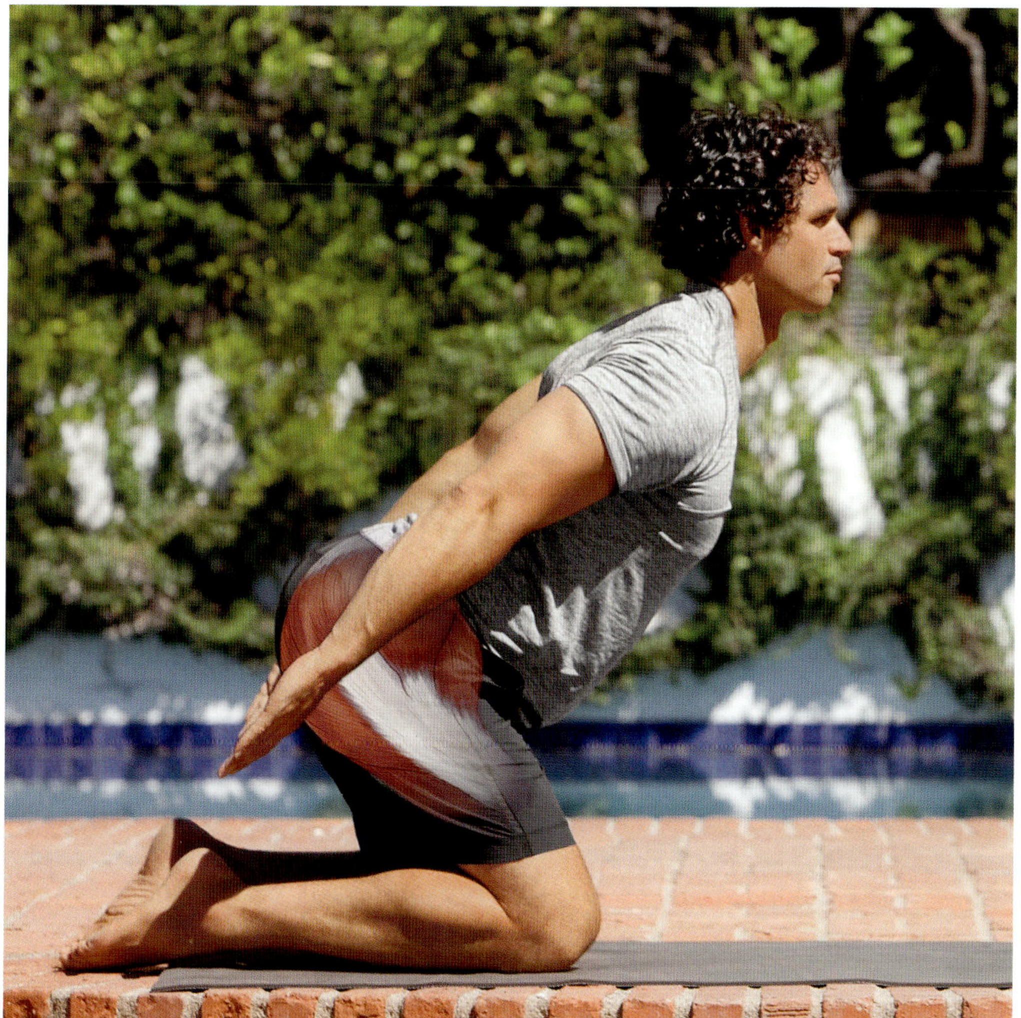

VON DER KINDHALTUNG IN DIE KNIENDE GRUNDSTELLUNG

Zuerst bringen Sie Ihren Rücken in eine gebeugte Dehnhaltung und anschließend kontrahieren Sie aktiv die hintere Muskelkette. Wenn Sie Ihre Arme aufrichten, isolieren Sie die Spannung im unteren Rücken. Dann können Sie die Hüftgelenke weiter beugen und die untere Rückenmuskulatur isolieren.

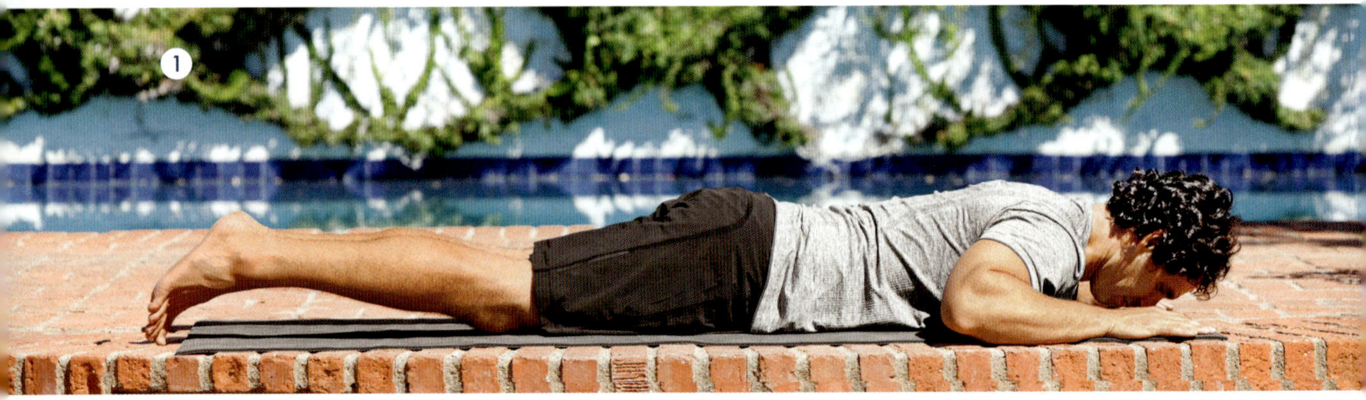

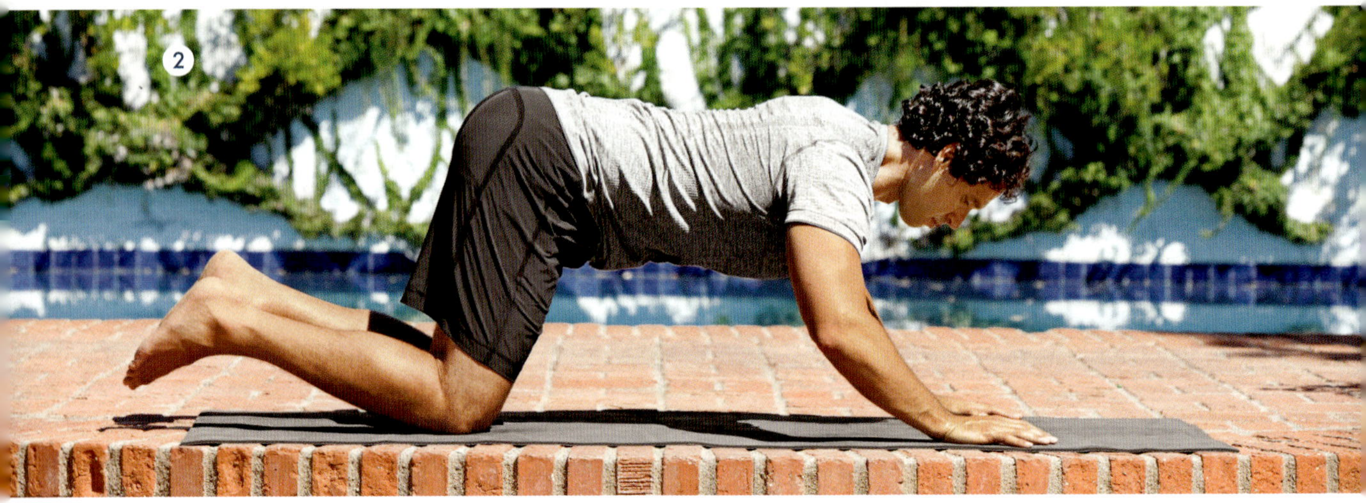

1 Legen Sie sich auf den Bauch, winkeln Sie die Arme in Schulterhöhe ab und legen Sie die Handflächen auf Höhe der Ohren neben den Kopf.

2 Gehen Sie mit geradem Rücken langsam auf die Knie und ziehen Sie die Hüften nach hinten Richtung Fersen.

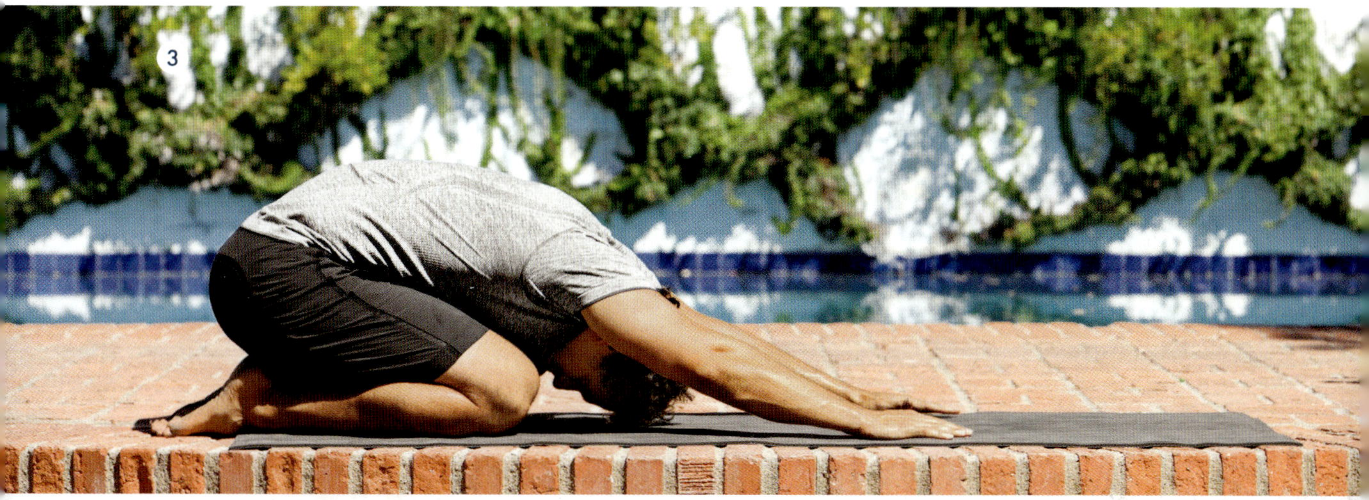

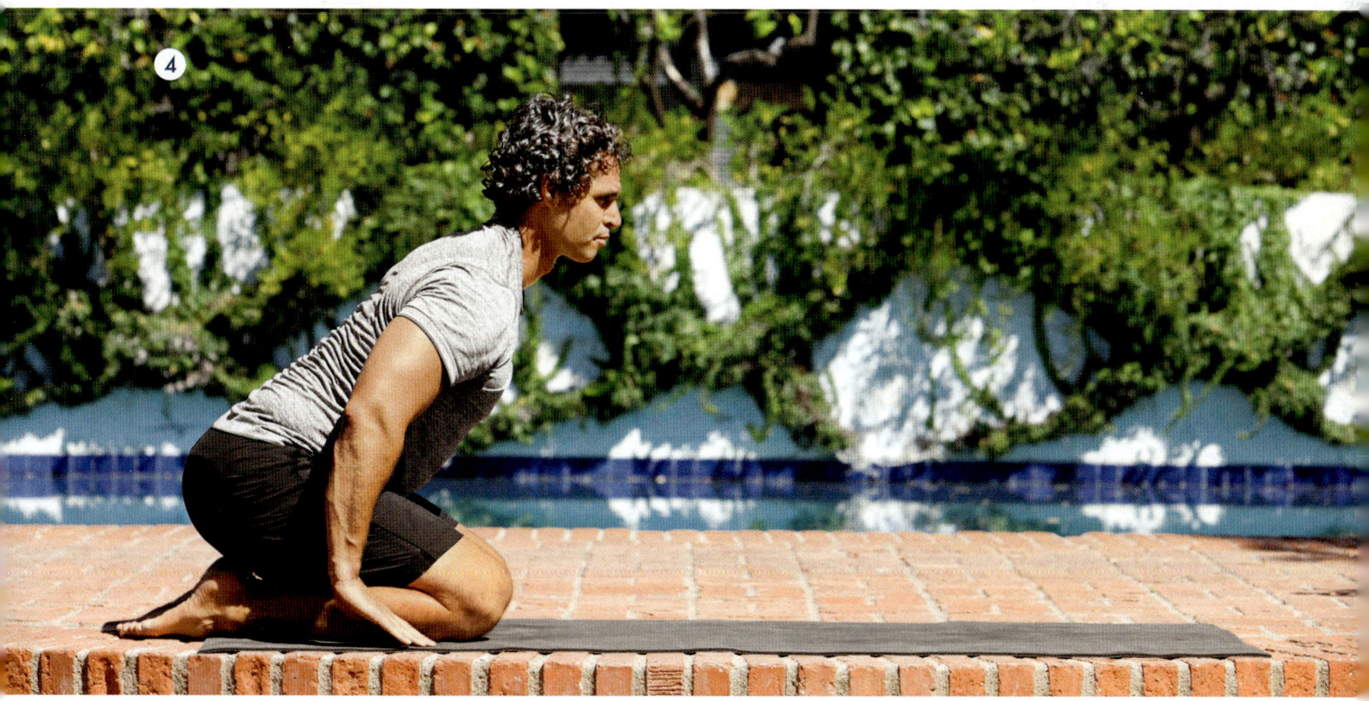

3 Legen Sie das Gesäß auf den Fersen ab, kauern Sie sich mit dem Kopf nach unten zusammen und strecken Sie die Arme parallel zueinander so weit wie möglich vor sich. Halten Sie die Stellung für 20 bis 30 Sekunden.

4 Richten Sie den Oberkörper langsam auf, wobei Ihr Gesäß auf den Fersen liegen bleibt.

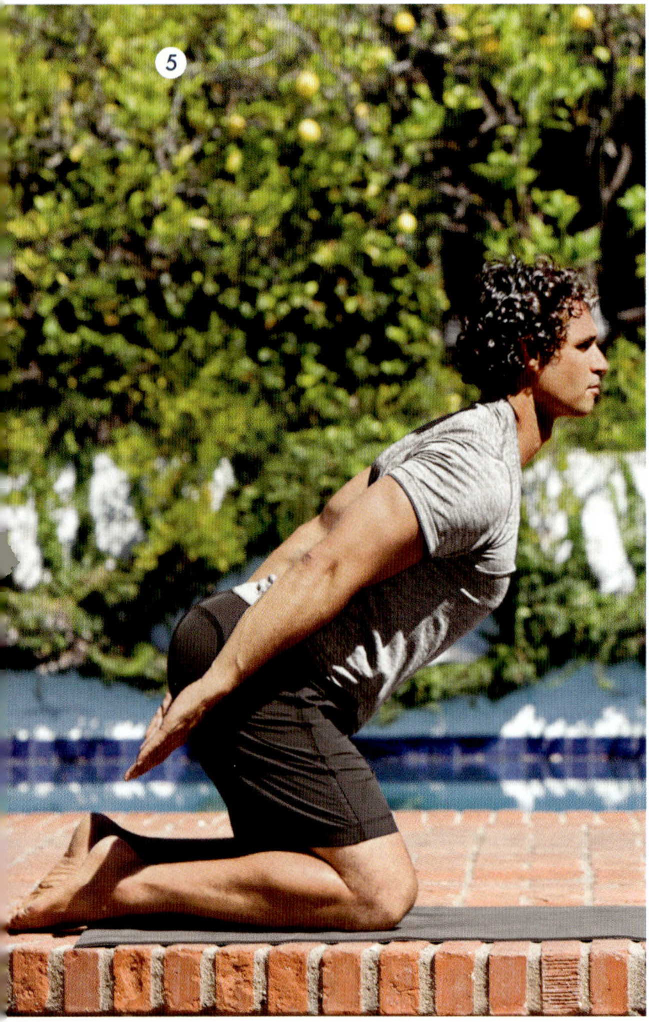

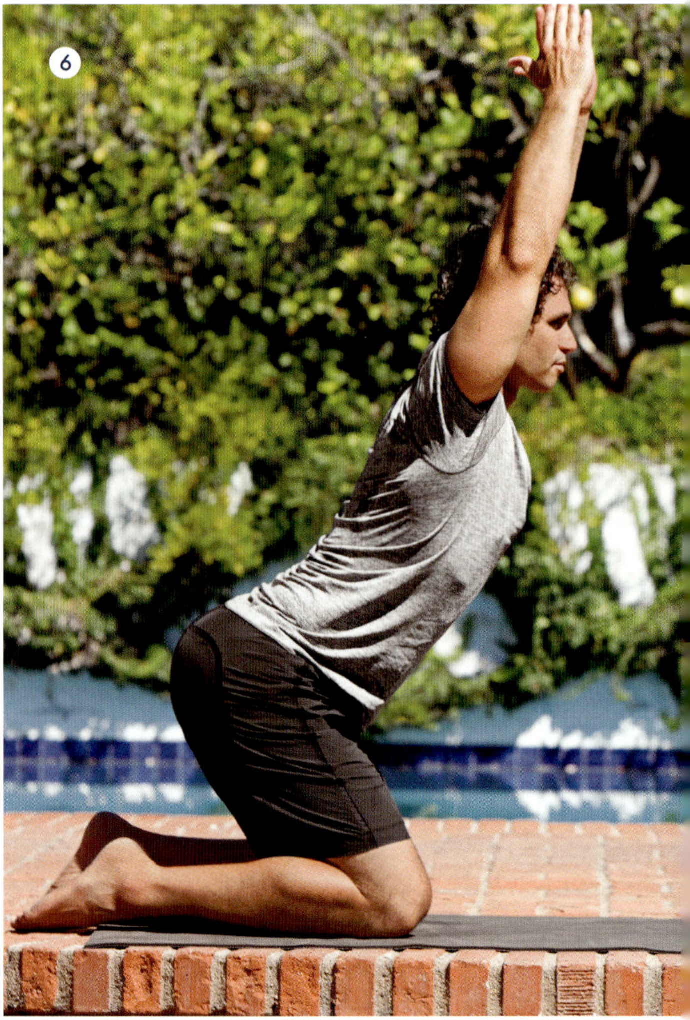

5 Heben Sie Ihr Gesäß an, halten Sie Ihren Brustkorb aufrecht und Ihren Rücken gestreckt. Spannen Sie die Arme an und führen Sie sie parallel zum Körper gestreckt nach hinten, wobei Sie die Schultern Richtung Gesäß ziehen. Schieben Sie die Brust so weit wie möglich nach vorne. Halten Sie die Stellung für 10 bis 15 Sekunden.

6 Strecken Sie nun langsam die Arme über den Kopf, während Sie sich mit Ihrem Rücken und Ihren Hüften Unterstützung geben. Halten Sie die Stellung für 10 Sekunden.

WORAUF SIE BEI EINER PERFEKTEN AUSFÜHRUNG ACHTEN MÜSSEN

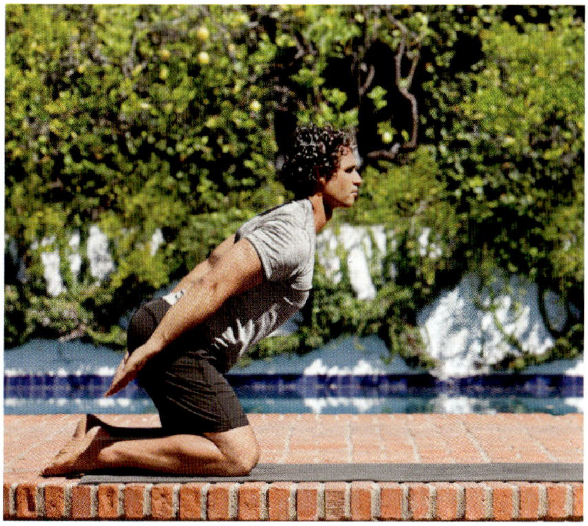

- Halten Sie den Kopf aufrecht und den Blick geradeaus.
- Strecken Sie Ihren unteren Rücken, indem Sie Ihren Brustkorb anheben und Ihr Gesäß nach hinten schieben.
- Wenn Sie die Arme über den Kopf strecken, halten Sie sie eng am Kopf.

MÖGLICHE HALTUNGSFEHLER

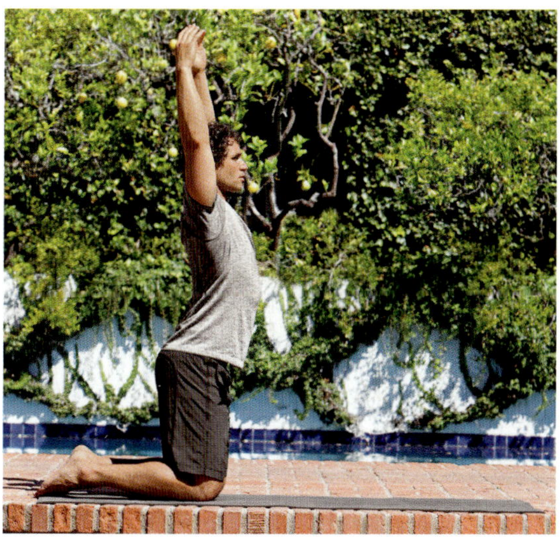

- Sie gehen ins Hohlkreuz, anstatt den Rücken anzuspannen und gestreckt zu halten.
- Die Hüften ragen zu weit nach vorne.
- Der Rumpf ist aufrecht statt nach vorne gerichtet.

5. ÜBUNG
AUSFALLSCHRITT MIT ÜBER DEN KOPF GESTRECKTEN ARMEN
(PRO SEITE 20 SEKUNDEN HALTEN)

Diese Übung dehnt die Antagonisten, den Lenden-Darmbeinmuskel und den quadratischen Lendenmuskel. Das ist eine sehr kraftvolle aktive Dehnübung für die Antagonisten, die im Allgemeinen an Rückenschmerzen beteiligt sind. Die Hüften machen den gesamten Körper beweglicher. Diese Muskeln sind nicht isoliert: Sie sind mit dem Rücken verbunden. Wenn Sie sie dehnen, sind Ihre Gesäßmuskeln nicht in der Hüfte blockiert und Sie müssen nicht an ihnen reißen. Wir beenden ein Übungsprogramm gerne mit diesem Ausfallschritt, weil er Sie öffnet und Ihrem Rücken ermöglicht, für den restlichen Tag in seiner natürlichen Krümmung zu bleiben.

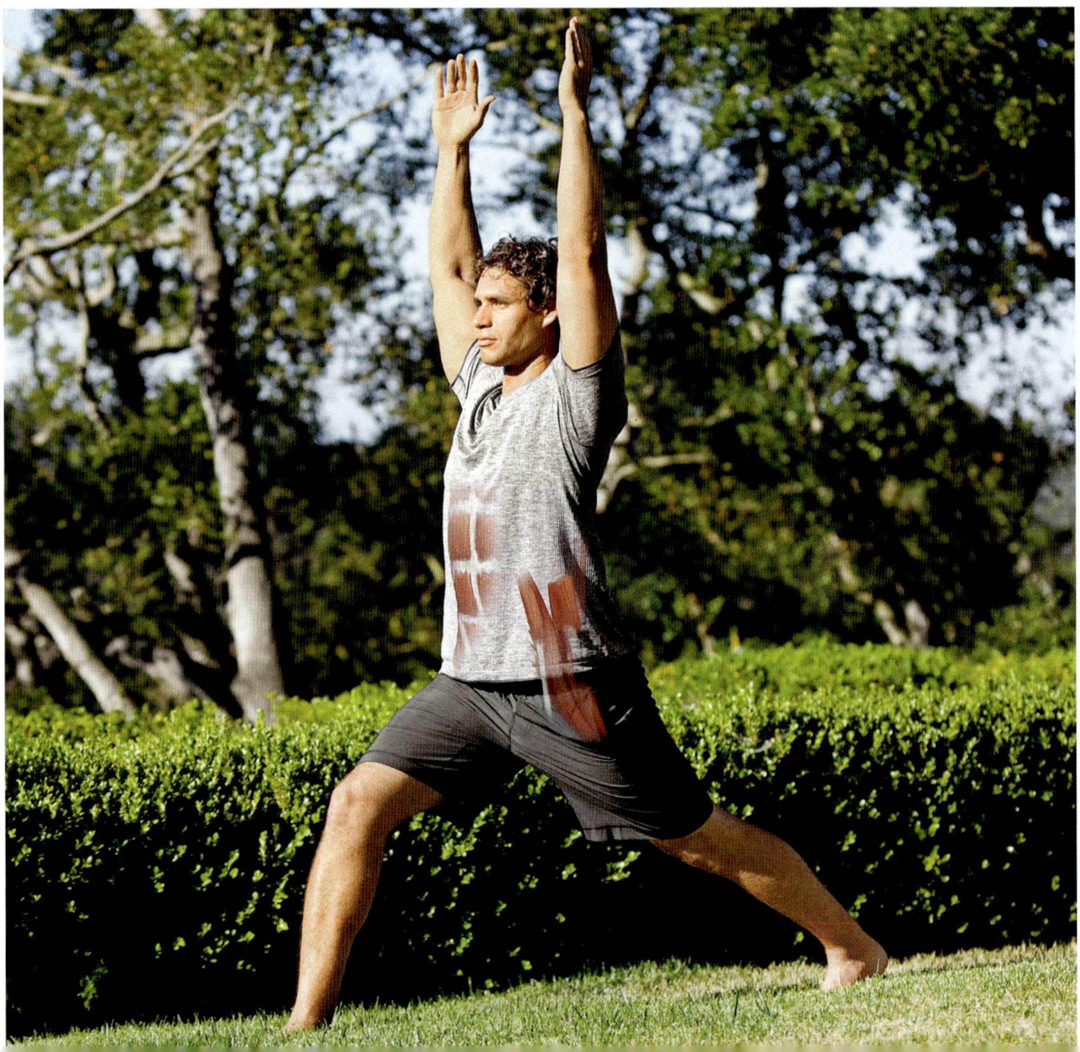

AUSFALLSCHRITT MIT ÜBER DEN KOPF GESTRECKTEN ARMEN

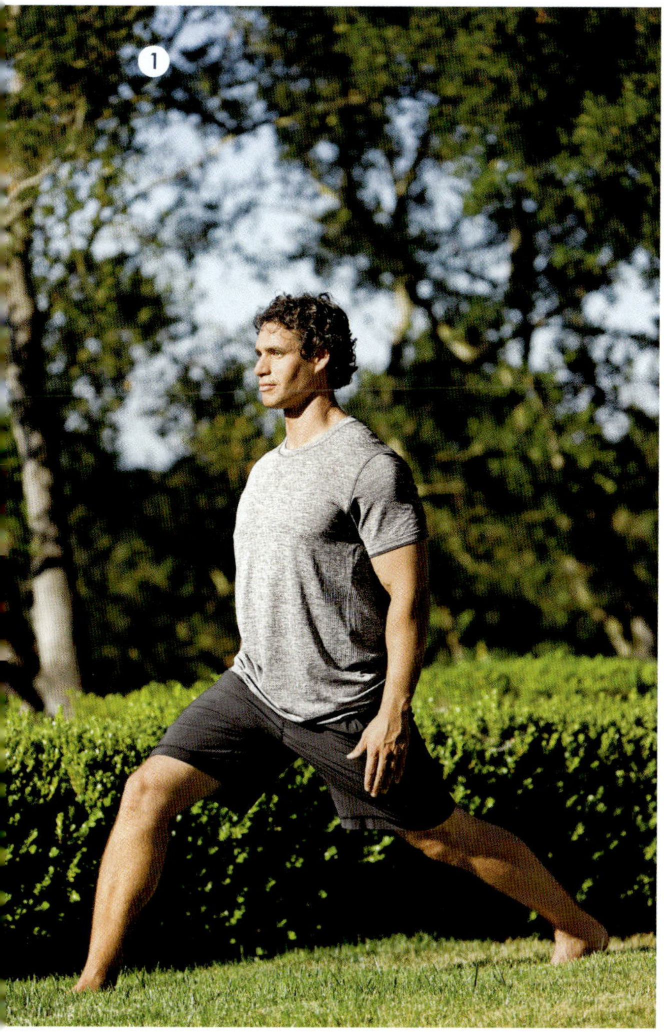

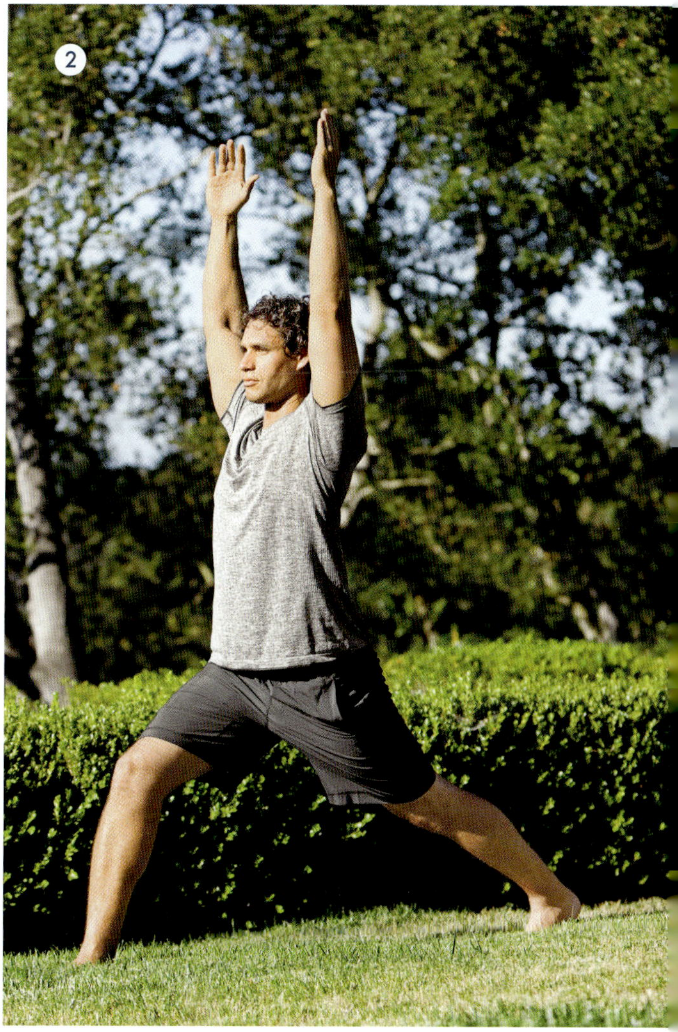

1 Machen Sie mit Ihrem rechten Beinen einen großen Schritt nach vorne. Achten Sie darauf, dass Ihr rechtes Knie hinter dem Knöchel bleibt und sich nicht auf einer Linie mit den Zehen befindet (»spitzes Knie«). Ihr linker Fuß zeigt gerade nach vorne und die Ferse drückt in Richtung Boden.

2 Strecken Sie Ihren Rücken kerzengerade aus den Hüften heraus und strecken Sie die Arme über den Kopf. Dabei sollten Sie ein Ziehen in den Hüftbeugern Ihres hinteren Beins verspüren.

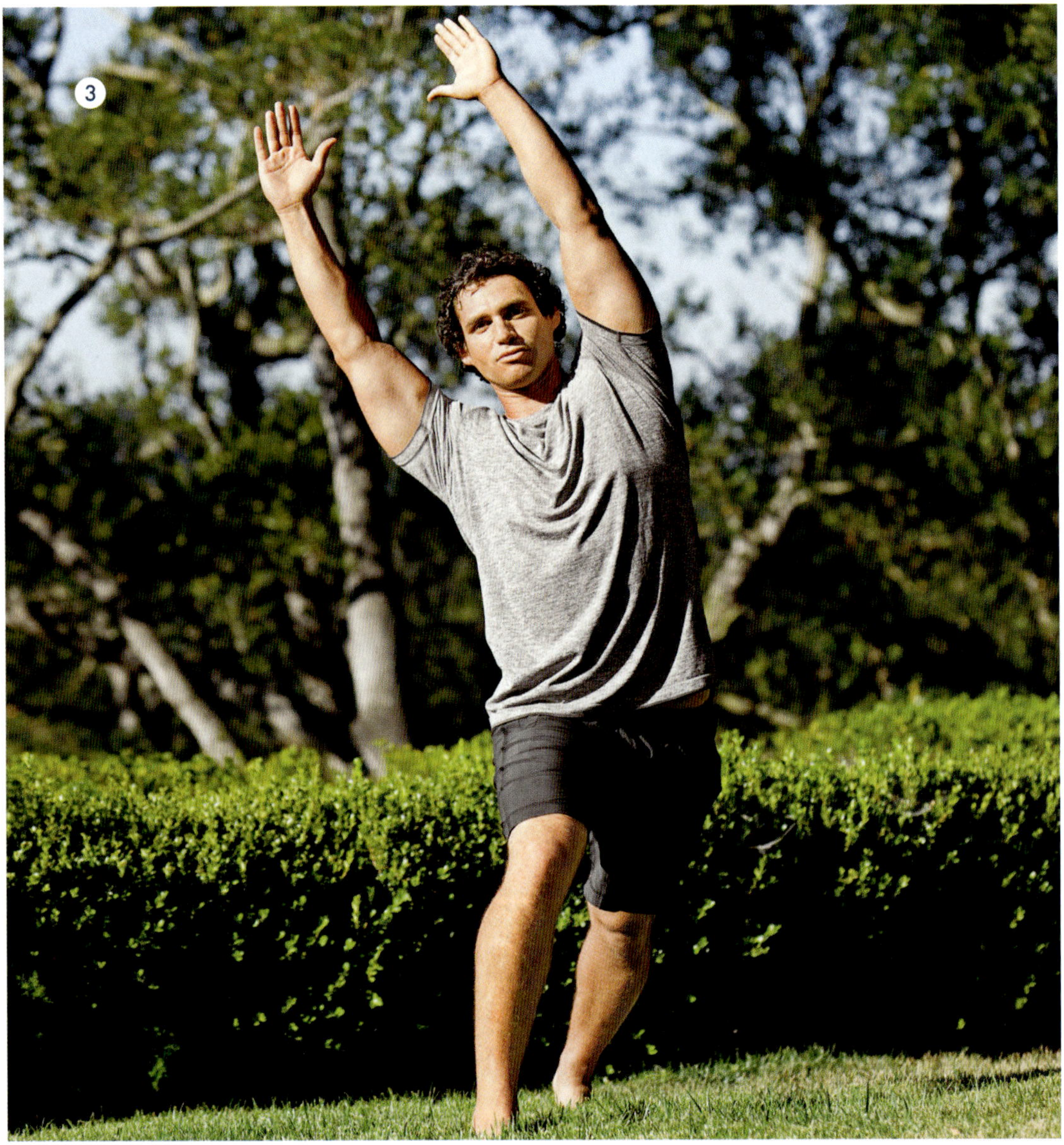

3 Beugen Sie Ihren gestreckten und gespannten Oberkörper nach rechts (in Gegenrichtung des linken hinteren Beins). Die Hüften bleiben gerade. Halten Sie diese gedehnte Stellung für 20 Sekunden.

Wiederholen Sie Schritt 1 bis 2 mit dem anderen Bein und beugen Sie Ihren gestreckten Oberkörper nach links. Halten Sie diese gedehnte Stellung für 20 Sekunden.

WORAUF SIE BEI EINER PERFEKTEN AUSFÜHRUNG ACHTEN MÜSSEN

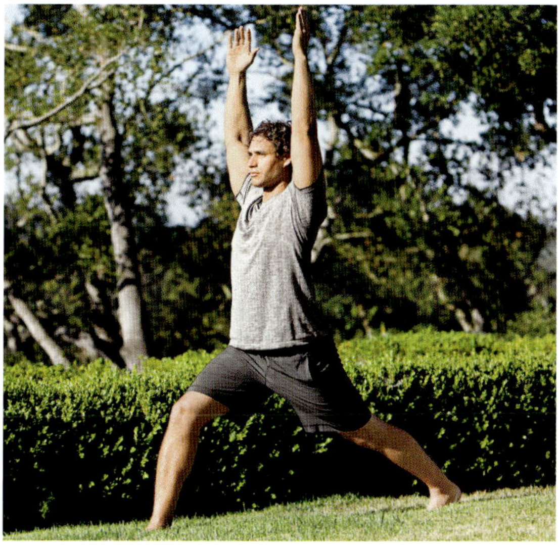

- Der Rücken ist gestreckt.
- Die Arme sind über den Kopf gestreckt.
- Die Schultern bleiben unten.
- Das Knie des vorderen abgewinkelten Beins bleibt hinter dem Knöchel.
- Die Hüften bleiben gerade, auch bei der Seitbeugung.

MÖGLICHE HALTUNGSFEHLER

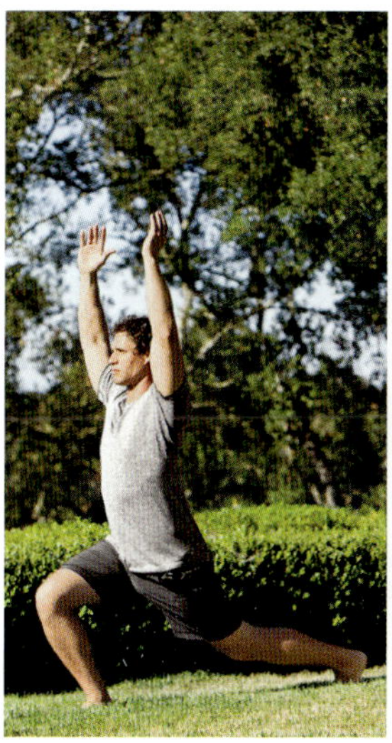

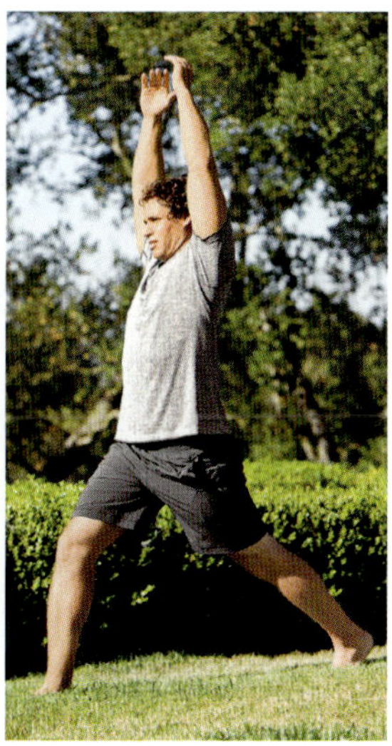

- Das gesamte Körpergewicht verlagert sich nach vorne und lastet auf dem Fußballen (und dem Knie) des vorderen Beins.
- Sie haben die Schultern Richtung Ohren hochgezogen.
- Die Hüften sind nicht gerade.
- Sie machen ein »spitzes Knie« – das Knie befindet sich auf einer Linie mit den Zehen oder vor ihnen.

Wenn Sie die fünfte Übung abgeschlossen haben, kehren Sie in die Grundstellung zurück und machen zwei weitere Sätze mit allen Übungen in der vorgestellten Reihenfolge.

Das ist das Programm für die ersten beiden Wochen. Nun haben Sie die Grundlagen des Grundlagen-Trainings kennengelernt, das Ihnen helfen wird, sich von Ihren aktuen Rückenschmerzen zu befreien.

Diese Übungen wirken beim Durchblättern der Seiten vielleicht nicht sehr anspruchsvoll, doch wenn Sie sie korrekt ausführen, werden Sie bald feststellen, wie anstrengend sie tatsächlich sind. Mit diesen Übungen haben Sie genau die Muskeln beansprucht, die Ihre Wirbelsäule stabilisieren, und Sie haben Ihre hintere Muskelkette aktiviert. Wenn Sie das in Ihrem Körper spüren können, dann haben Sie es richtig gemacht. Wir haben schon oft ein echtes Aha-Erlebnis bei unseren Kunden festgestellt, wenn sie die richtigen Muskeln aktiviert haben.

Versuchen Sie, dieses Übungsprogramm in Ihren Alltag zu integrieren. Viele unserer Kunden machen diese Übungen jeden Morgen nach dem Aufstehen. Das verbessert das Körpergefühl, lädt die richtigen Muskeln mit Energie auf und programmiert sie auf korrekte Bewegungsabläufe bei allen Alltagsbewegungen. Dieses kurze Übungsprogramm festigt die Bewegungsmuster, die Ihnen ein schmerzfreies Leben ermöglichen.

Im Verlauf dieser zwei Wochen sollten Sie merken, dass Ihre Schmerzen nachlassen, Ihr Rücken kräftiger wird und sich Ihre Haltung verändert. Dann werden Sie feststellen, dass sich ein krummer Rücken und eine Innenrotation des unteren Rückens eher unangenehm anfühlen. Falls Sie nach zwei Wochen keine Besserung verspüren, sollten Sie genau auf Ihre Bewegungsabläufe achten. Vielleicht führen Sie die Übung nicht korrekt aus. Überprüfen Sie sich auf die möglichen Haltungsfehler, die für jede Übung genannt werden. Falls Sie jedoch alles richtig machen, sollten Sie einen Arzt aufsuchen. Möglicherweise liegen bei Ihnen tiefere Probleme vor, die einer medizinischen Behandlung bedürfen.

Wenn Ihre akuten Schmerzen nachlassen, dann unterstützen Sie Ihr Grundlagen-Training mit leichter Körperbewegung. Gehen Sie viel, fahren Sie Fahrrad und bleiben Sie in Bewegung. Ein aktiver Lebensstil hält Ihre Muskeln gesund. Nun, da sich Ihre Bewegungsabläufe verändern, werden Ihre Hüften und die hintere Muskelkette die Arbeit übernehmen und Ihre Wirbelsäule entlasten, die Ihnen so viel Schmerzen bereitet hat. Sie haben die Ursache Ihrer Probleme beseitigt und gleichzeitig Ihren Rücken gekräftigt. Diese doppelte Leistung wird einem zukünftigen Rückfall vorbeugen. Sie sollten nun so weit schmerzfrei sein, dass Sie die Intensität der Übungen steigern und zum moderaten Übungsprogramm übergehen können, das wir Ihnen im nächsten Kapitel vorstellen.

6

DAS MODERATE ÜBUNGS-PROGRAMM

BAUEN SIE AUF DEM BASISPROGRAMM AUF.

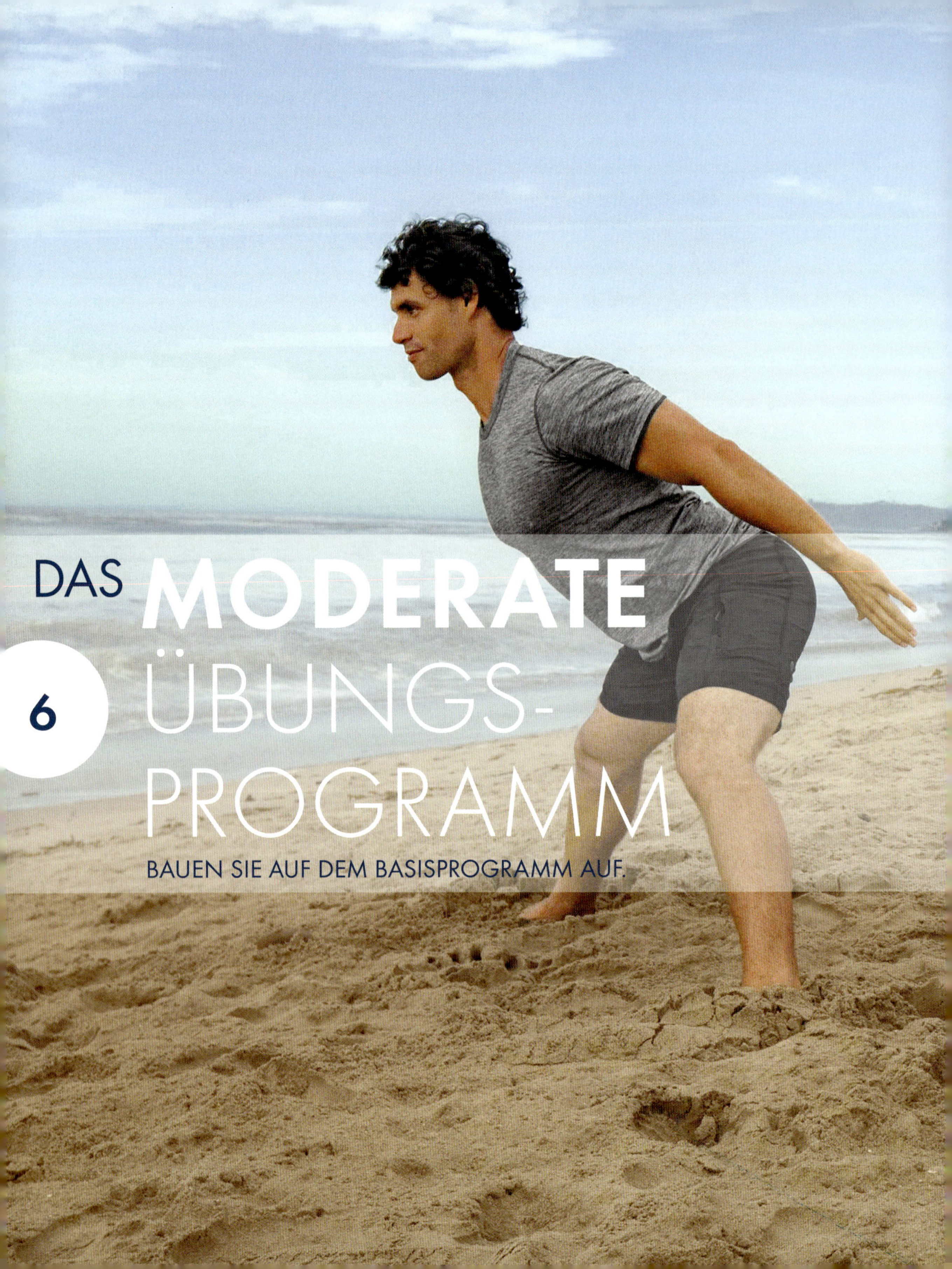

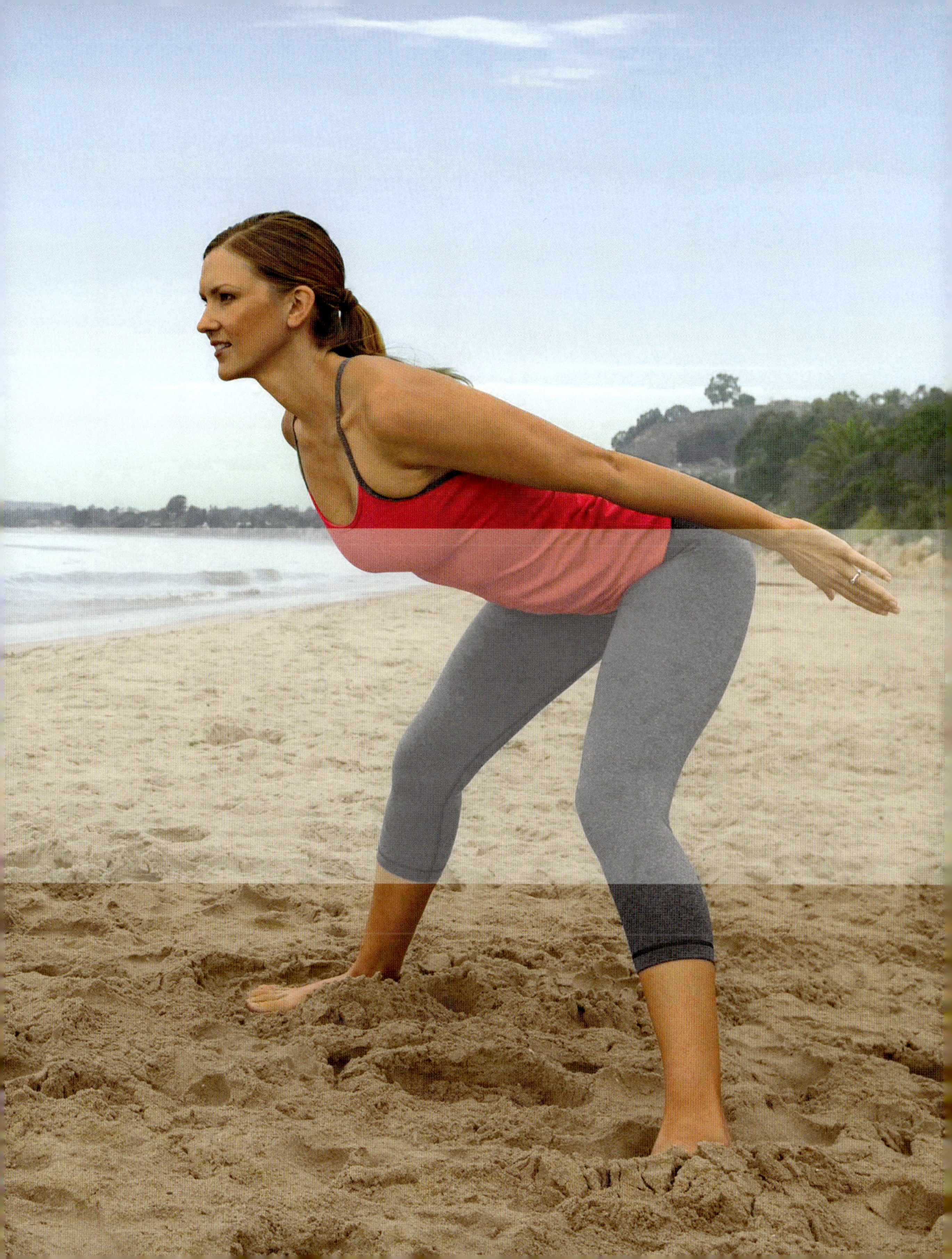

DAS MODERATE ÜBUNGS-PROGRAMM AUF EINEN BLICK

Für einen kompletten Workout wiederholen Sie die Übungsabfolge dreimal.

Zeit: 30 Minuten

1. ÜBUNG: **GRUNDSTELLUNG**

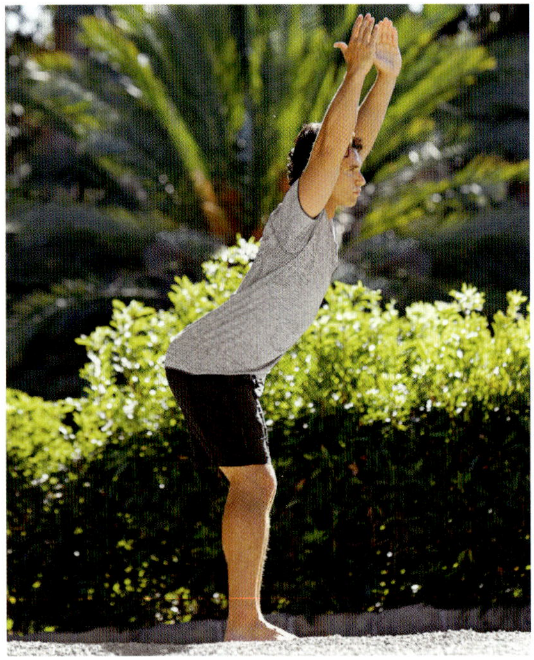

2. ÜBUNG: **KNIEBEUGEN**

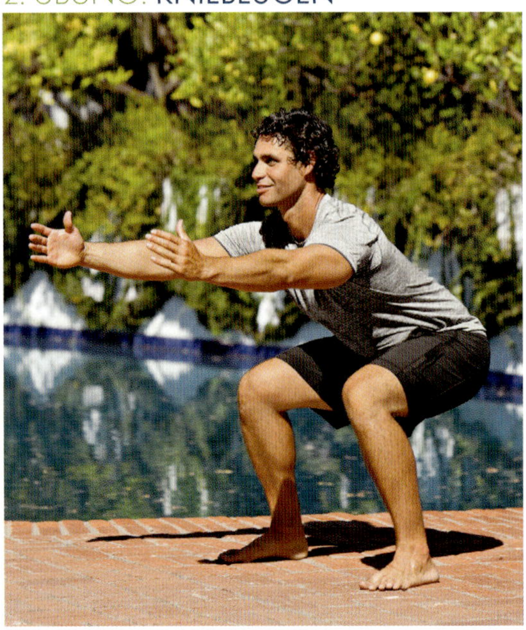

3. ÜBUNG: **SPECHTSTELLUNG**

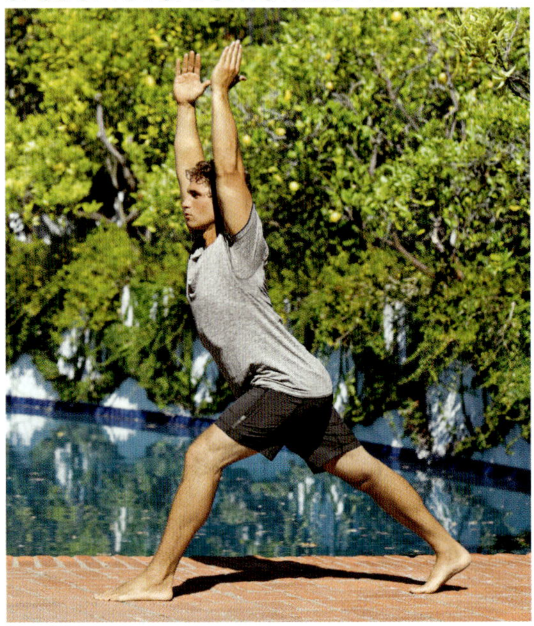

4. ÜBUNG: RÜCKENSTRECKEN IM LIEGEN

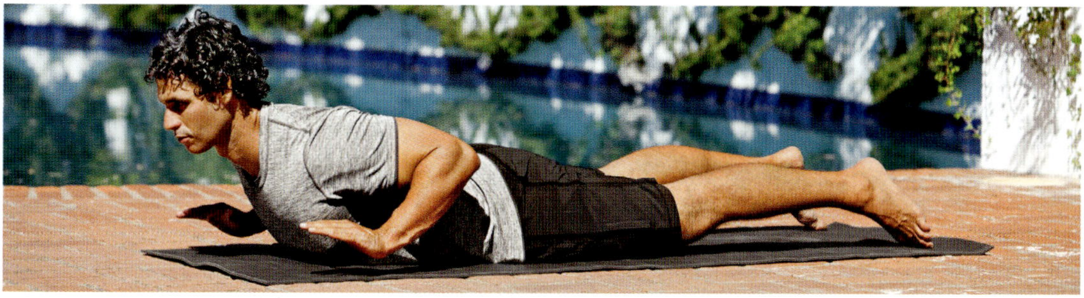

5. ÜBUNG: RÜCKENSTRECKEN MIT UNTERSTÜTZUNG DER ADDUKTOREN

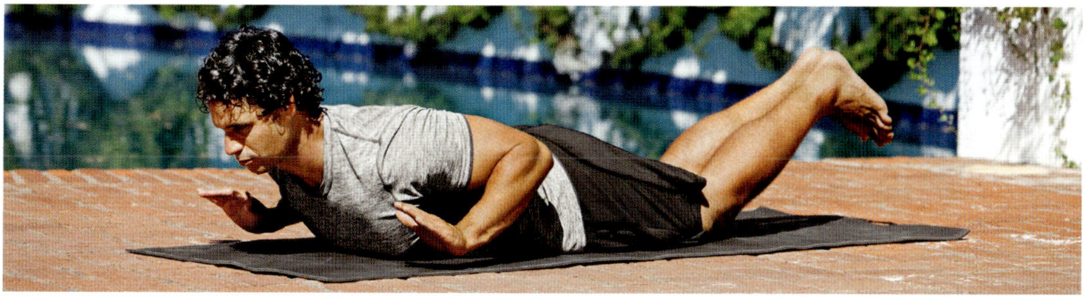

6. ÜBUNG: VON DER KINDHALTUNG IN DIE KNIENDE GRUNDSTELLUNG

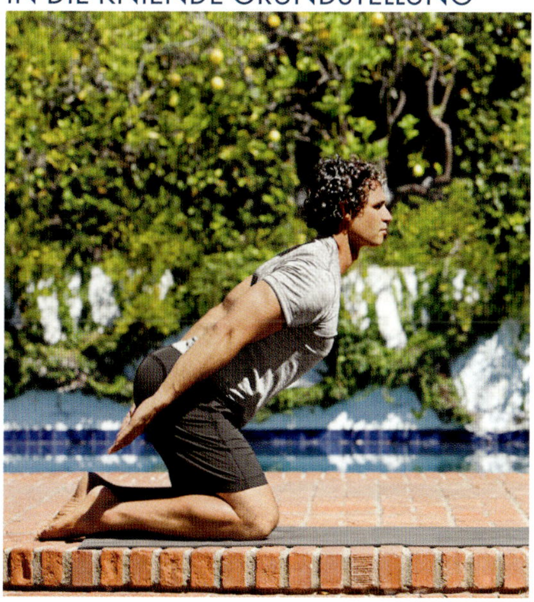

7. ÜBUNG: AUSFALLSCHRITTE MIT ÜBER DEN KOPF GESTRECKTEN ARMEN

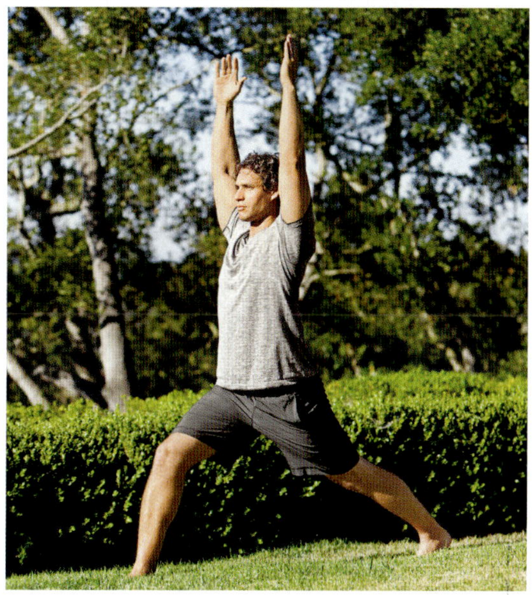

Das moderate Übungsprogramm soll Ihnen bei der Bewältigung chronischer oder immer wiederkehrender Rückenschmerzen helfen. Die Übungen werden Ihre nagenden und einschränkenden Schmerzen in energiegeladene Bewegungsfreiheit verwandeln. Allerdings ist die Erwartung, dass Sie mit diesen Übungen für immer schmerzfrei sein werden, möglicherweise unrealistisch. Mit der zunehmenden Kräftigung der Rückenmuskulatur werden Sie jedoch schneller eine deutliche Erleichterung verspüren. Und wenn Sie wieder einmal Rückenschmerzen plagen, dann wissen Sie, was Sie tun müssen, um sich eine schnelle Linderung zu verschaffen.

Sie ergänzen das Basisprogramm um zwei weitere Übungen und erhöhen damit die Intensität und fördern Ihre Fortschritte. Dieses Programm wird Ihre Muskeln straffen und Ihre Beweglichkeit erhöhen, indem Sie die Bewegungen mithilfe von kleinen Varianten intensivieren.

Nach zwei Wochen auf dieser Stufe des Grundlagen-Trainings werden Sie ein besseres Gefühl für Ihre Rückenmuskulatur entwickeln und wissen, wie Sie sie einsetzen. Viele unserer Kunden sagen uns, sie spürten zum ersten Mal ganz bewusst, wie die Muskeln ihrer unteren Wirbelsäule arbeiten.

Bei dreimaliger Wiederholung dauert das aus sieben Übungen bestehende Training 30 Minuten. Konzentrieren Sie sich während der Ausführung auf die Punkte in Ihrem Körper, an denen Sie Verspannungen verspüren. Nun, da Sie die korrekten Bewegungsabläufe beherrschen, versuchen Sie, die Stellungen der fünf Basisübungen zu intensivieren. Schieben Sie Ihre Hüften ein wenig weiter nach hinten, strecken Sie die Arme ein wenig höher und kontrahieren Sie die Rückenmuskeln stärker. Wenn Sie die in einer gestreckten Position die Dehnung spüren, atmen Sie tief ein und intensivieren Sie die Beugung aus der Hüfte heraus. Es wird sich auszahlen, wenn Sie sich fordern.

DAS MODERATE ÜBUNGSPROGRAMM

1. ÜBUNG

GRUNDSTELLUNG

(Übungsausführung siehe S. 85 ff.)

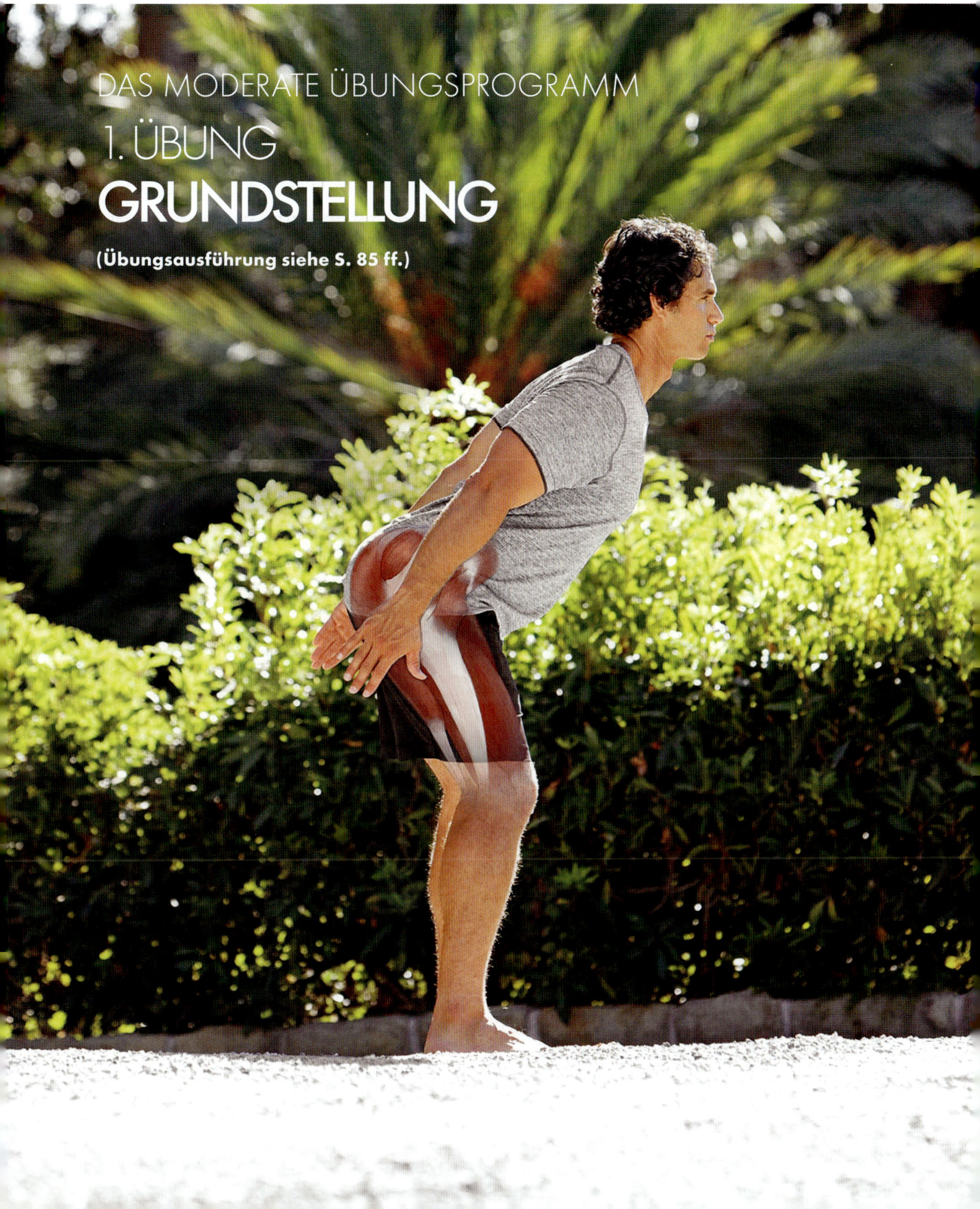

2. ÜBUNG

KNIEBEUGEN (10 WIEDERHOLUNGEN)

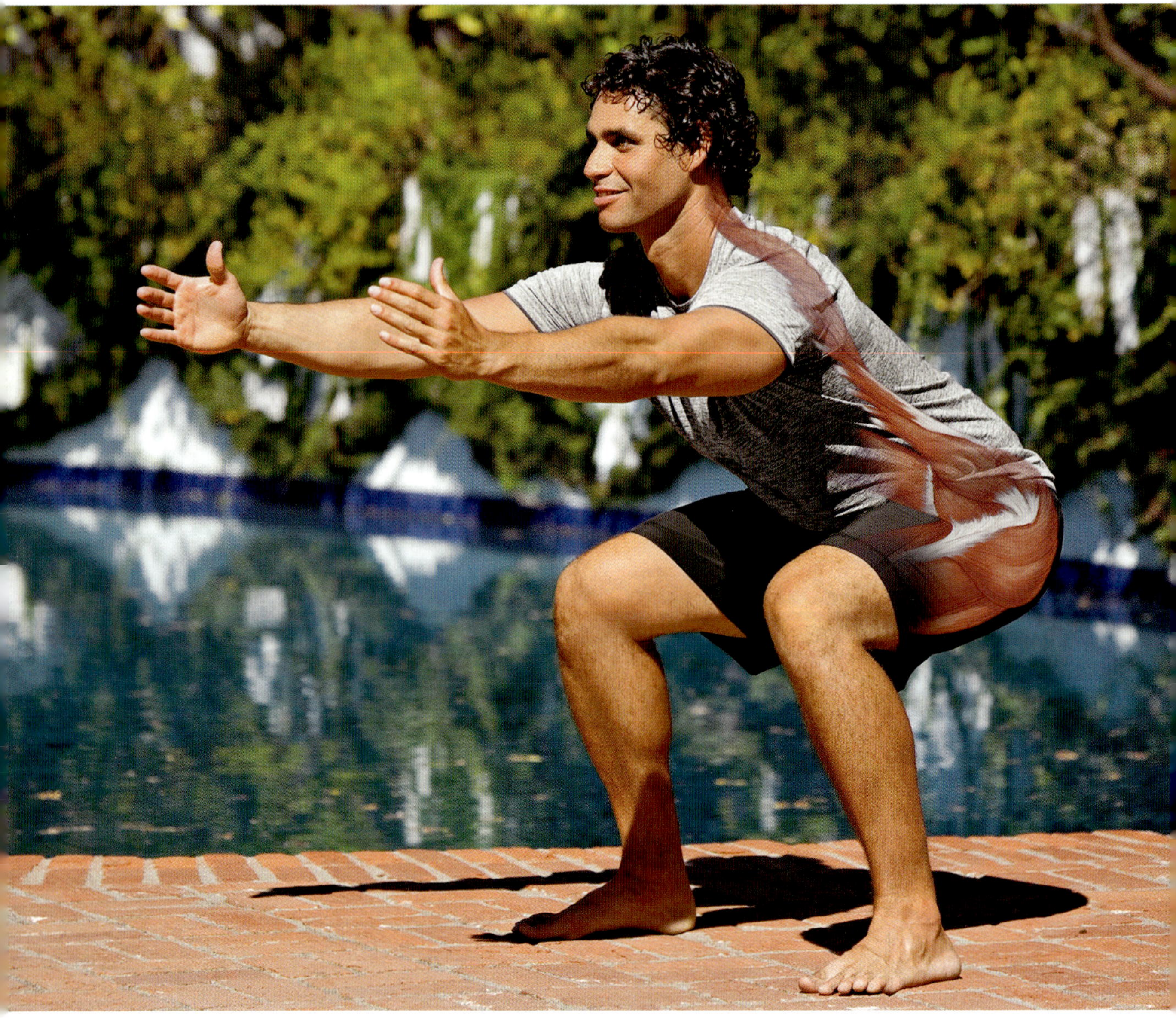

KNIEBEUGEN

Unsere speziellen Kniebeugen sind eine erstaunlich leicht zu erlernende Übung mit beachtlichen Ergebnissen. Hier dreht sich alles um den Ausgangspunkt der Bewegung, und tatsächlich sind sie eine ganz wesentliche Übung für die richtige Aufhängung der Bewegung. Bei dieser Übung werden hauptsächlich die Gesäßmuskeln und der Rückenstrecker beansprucht.

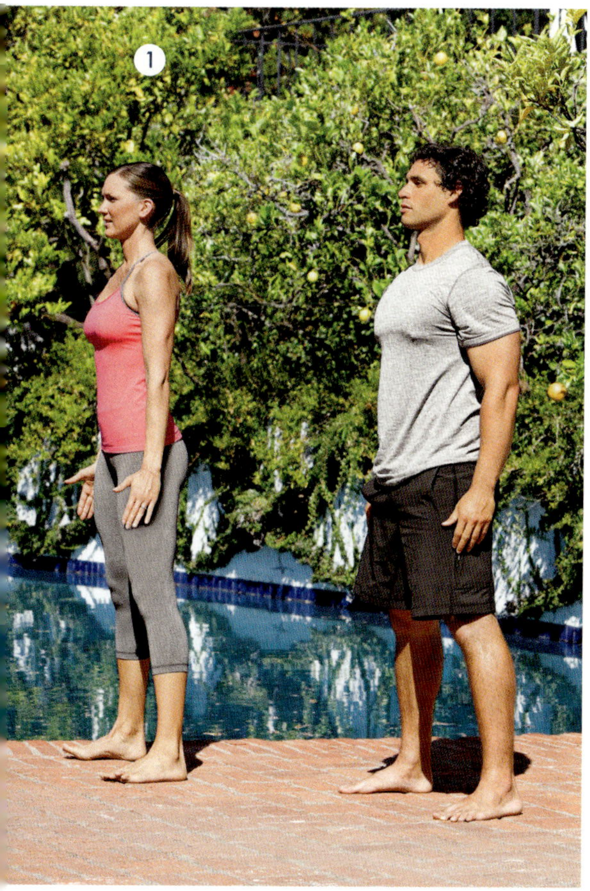

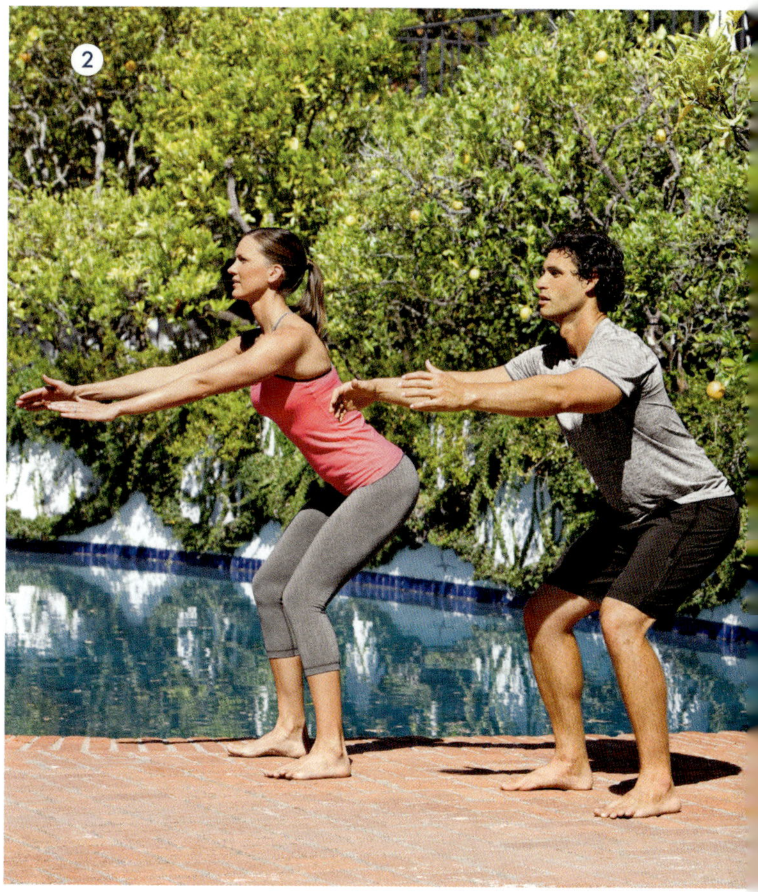

1 Stellen Sie sich mit etwas mehr als schulterbreit geöffneten Beinen hin und verlagern Sie das Körpergewicht auf die Fersen, die Sie fest in den Boden drücken.

2 Führen Sie die Arme auf Brusthöhe nach vorne und strecken Sie das Gesäß nach hinten. Der Rücken ist ebenfalls gestreckt.

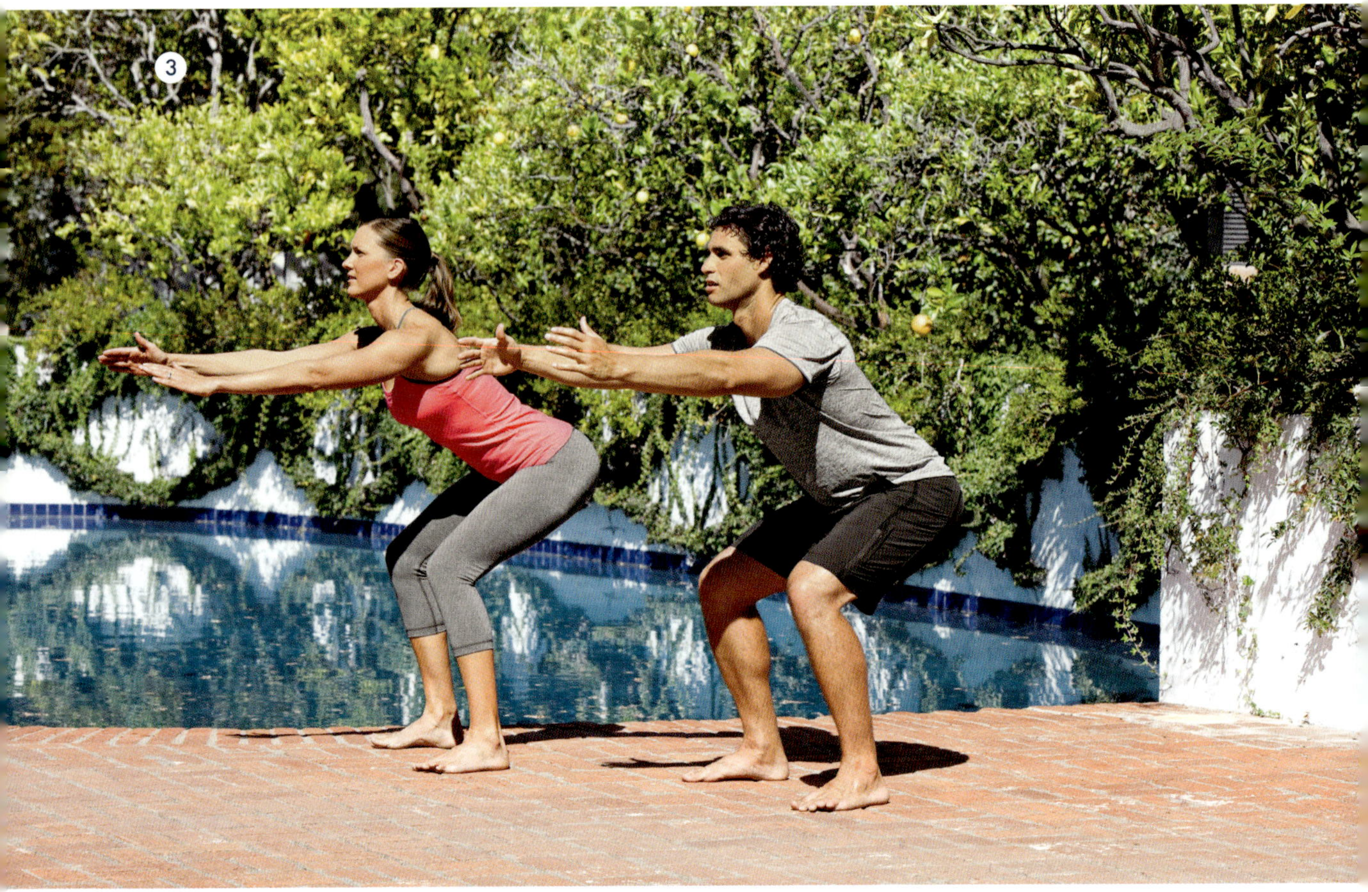

3 Drücken Sie Ihr Gesäß weiter nach hinten, während Sie noch etwas tiefer in die Kniebeuge gehen. Die Bewegung sollte aus der Hüfte kommen; setzen Sie dafür Ihre Hüftbeuger ein. Die Beine sollten parallel zueinander bleiben.

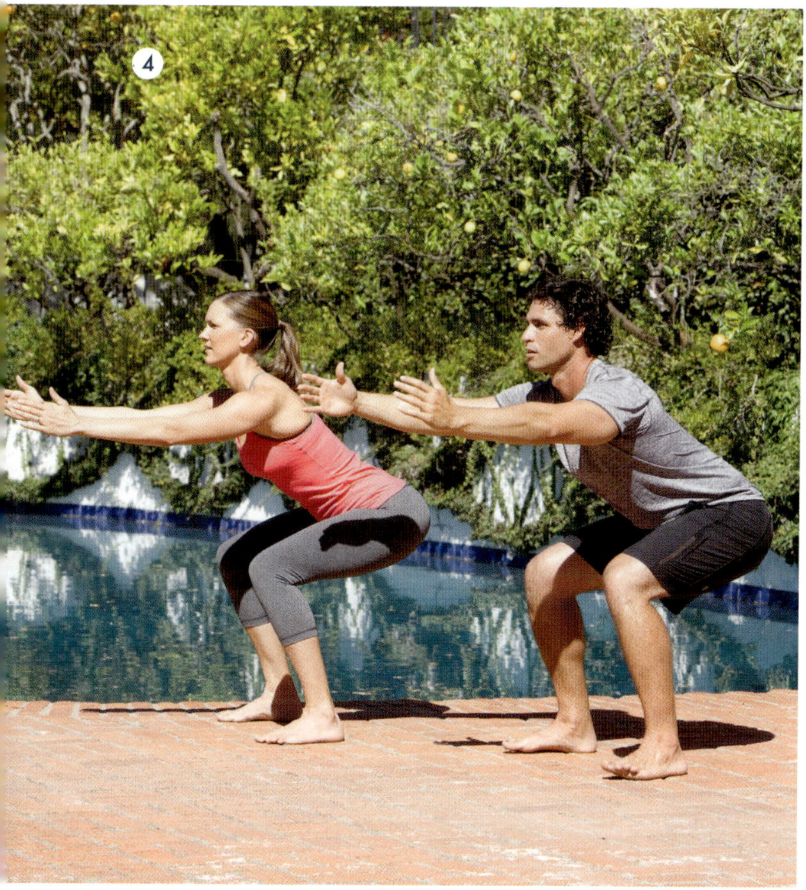

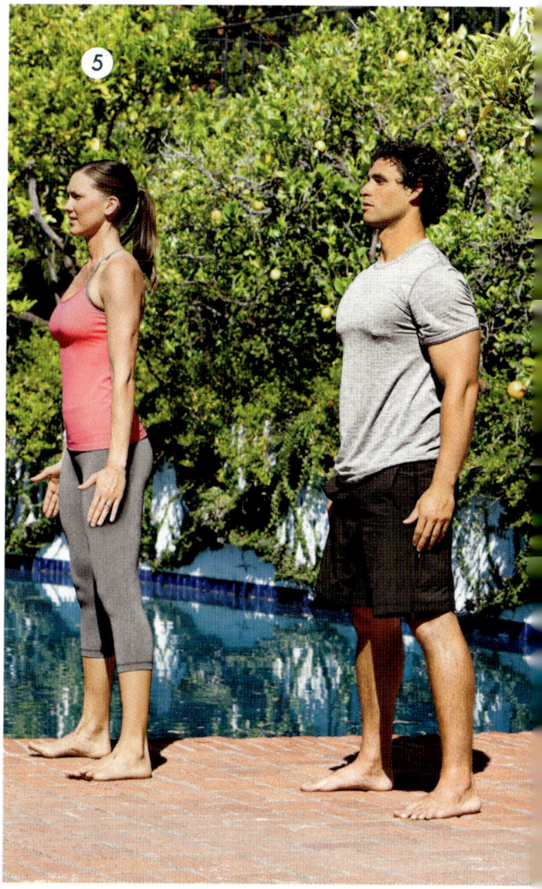

4 Gehen Sie noch tiefer, bis die Oberschenkel fast parallel zum Boden zeigen. Achten Sie darauf, dass das Gewicht auf den Fersen ruht und Ihre Knie hinter den Zehenspitzen bleiben.

5 Drücken Sie die Fersen in den Boden und richten Sie sich aus der Hüfte wieder auf, wobei Sie die Arme seitlich zum Körper zurückführen. Wiederholen Sie die gesamte Übung 10 Mal in einer fließenden Bewegung.

WORAUF SIE BEI EINER PERFEKTEN AUSFÜHRUNG ACHTEN MÜSSEN

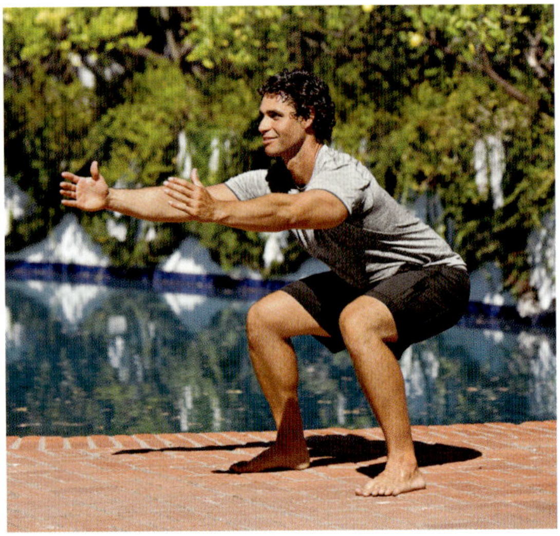

- Der Rücken ist leicht gebeugt.
- Der Brustkorb ist aufgerichtet.
- Das Gesäß ist weit nach hinten gestreckt.
- Das Körpergewicht ist auf die Fersen verlagert.

MÖGLICHE FEHLHALTUNGEN

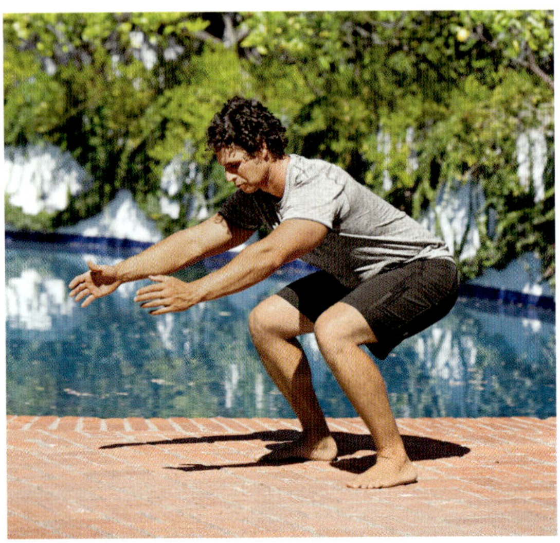

- Das Gewicht ruht auf den Fußballen.
- Der Brustkorb ist abgesenkt und die Arme zeigen nach unten statt parallel zum Boden.
- Der Rücken ist rund bzw. die Wirbelsäule ist zu krumm.
- Die Knie befinden sich vor den Zehenspitzen.

3. ÜBUNG
SPECHTSTELLUNG (10 WIEDERHOLUNGEN)

Die Spechtstellung beansprucht die Gesäßmuskeln, die hinteren Oberschenkelmuskeln und die Rückenstrecker. Durch die Konzentration der Bewegung auf die Oberschenkelrückseite ist diese Übung eine äußerst effektive Entlastung der Knie.

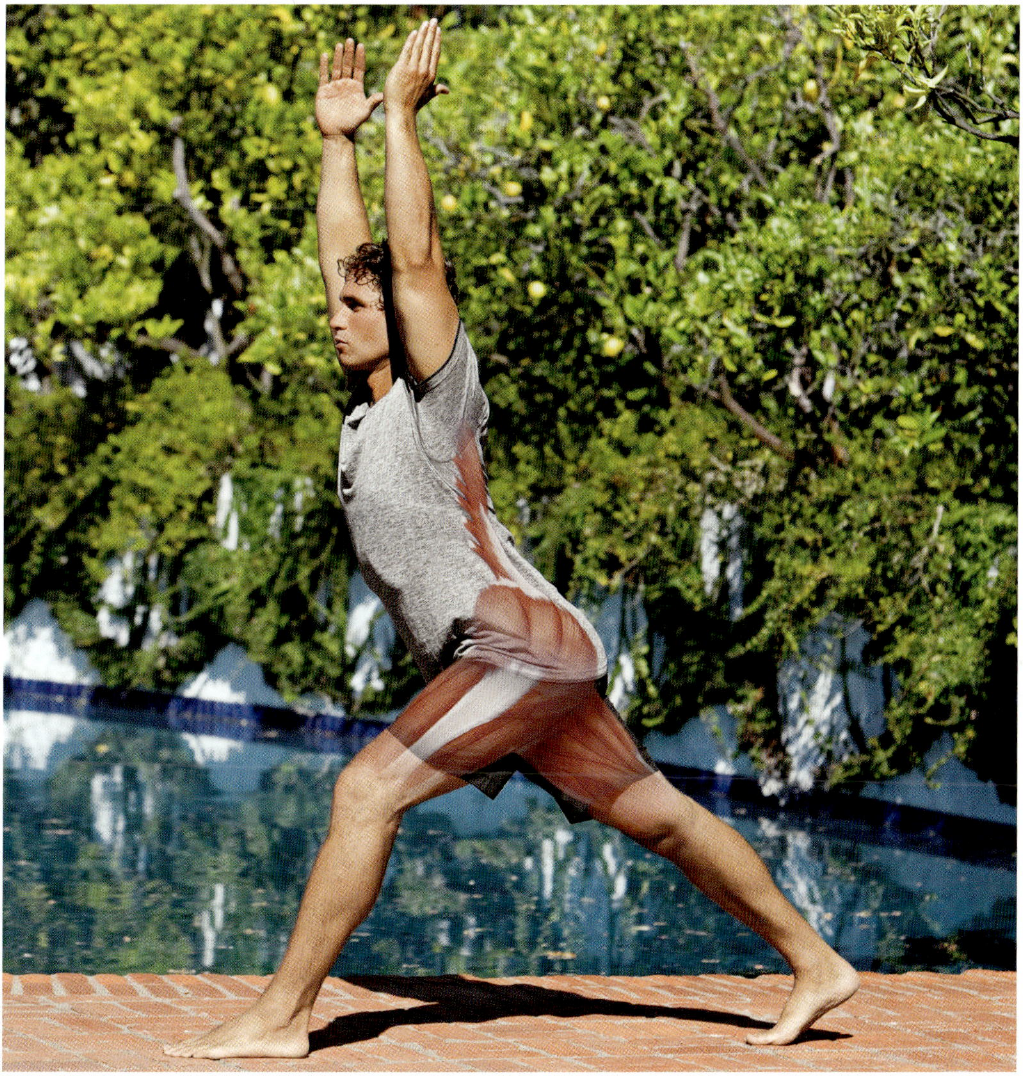

SPECHTSTELLUNG

Diese Übung zielt darauf ab, die Bewegung aus der Oberschenkelrückseite zu erzeugen. Sie bereitet Sie darauf vor, ein neues Bewegungsmuster zu erlernen. Die Spechtstellung, die an das »Picken« eines Spechts erinnert, nimmt den Druck von den Knien und ist eine der »Wunderübungen«, wenn sie richtig ausgeführt wird.

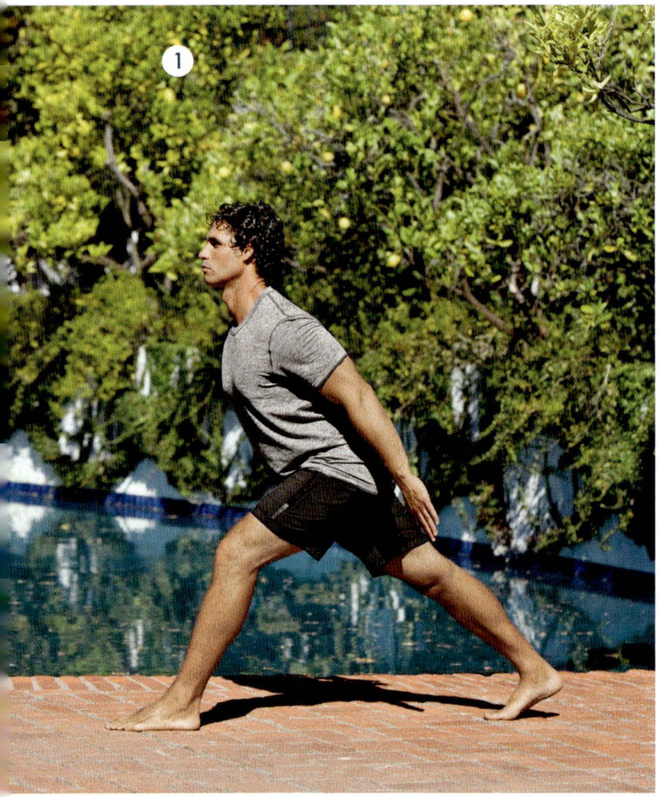

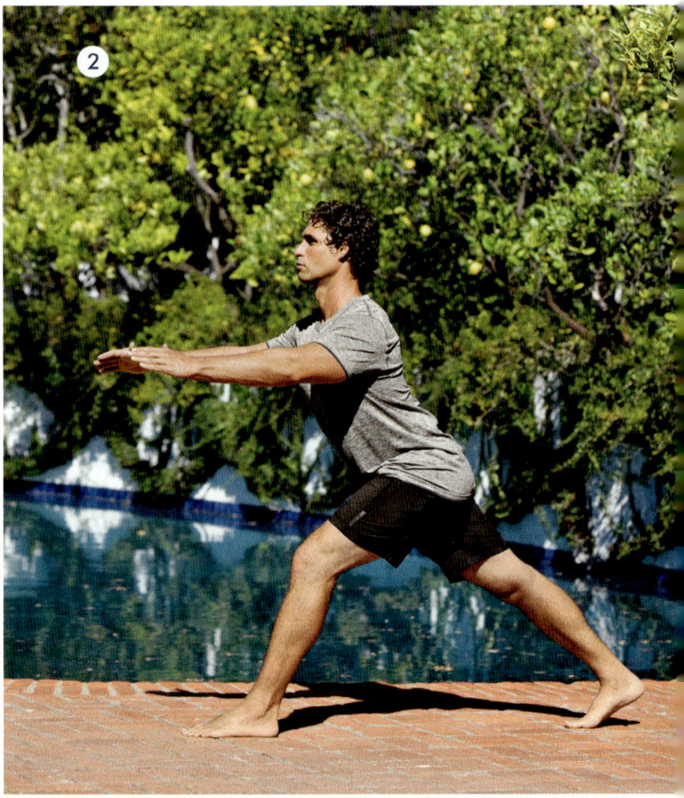

1 Machen Sie einen Ausfallschritt nach vorne, beugen Sie leicht das vordere Knie und halten Sie die Hüften gerade. Ihre Arme liegen seitlich hinten am Körper an.

2 Stabilisieren Sie Ihren Rücken und ziehen Sie die Schultern nach hinten (nicht nach oben). Bewegen Sie Ihren Oberkörper nun langsam aus den Hüften nach vorne, wobei Sie die Arme gestreckt und parallel nach vorne führen. Stellen Sie sich vor, an Ihrem Brustbein sei ein Seil befestigt, das Ihren Oberkörper nach vorne (nicht nach unten) zieht. Sie werden in der oberen Oberschenkelrückseite des hinteren Beins und in der Gesäßmuskulatur des vorderen Beins ein leichtes Ziehen verspüren.

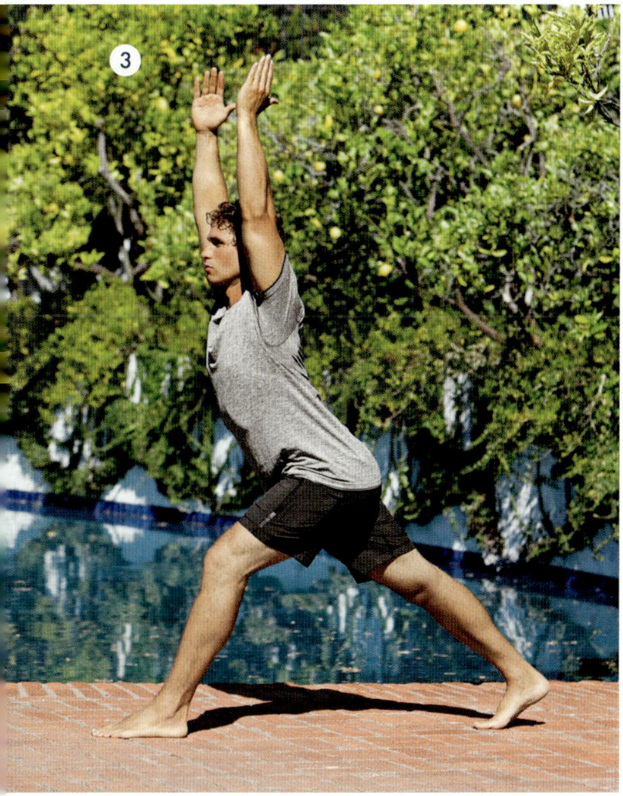

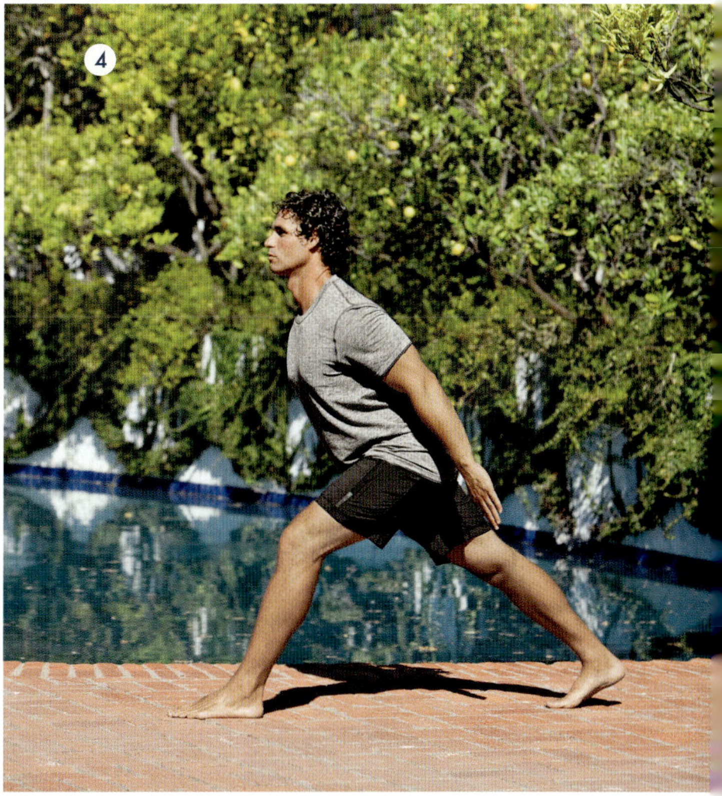

3 Sobald Sie eine intensive Dehnung verspüren, kontrahieren Sie Ihre Gesäßmuskeln und den oberen Teil Ihrer Oberschenkelrückseite, indem Sie die Ferse des vorderen Beins fest in den Boden drücken. Heben Sie langsam die Arme nach vorne und so hoch, wie Sie können, und halten Sie diese Position 20 Sekunden lang.

4 Strecken Sie Ihren Rücken noch ein wenig mehr und führen Sie die Arme kraftvoll und mit Druck nach hinten, bis sie sich seitlich hinten am Körper befinden wie in der Grundstellung.

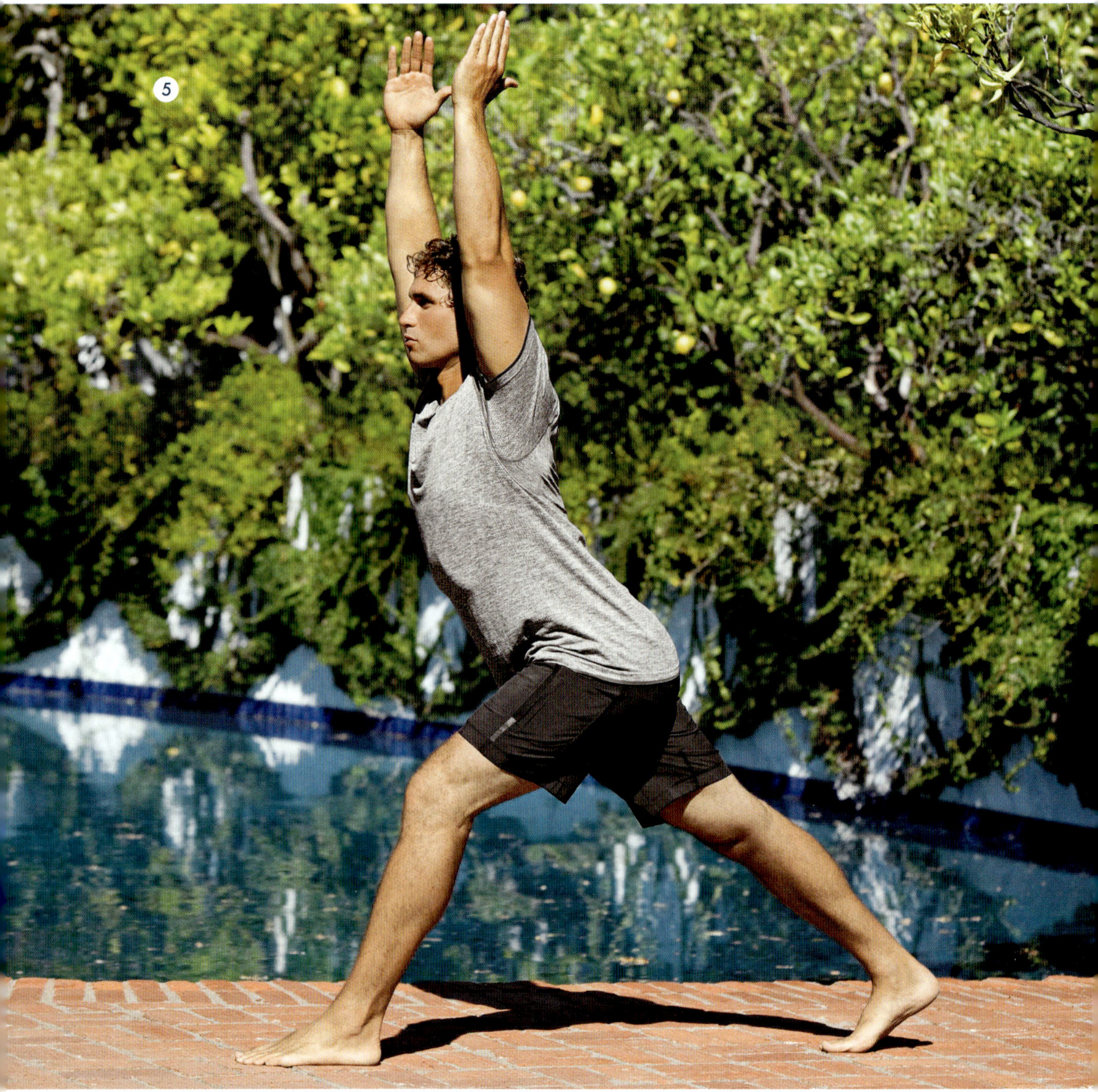

5 Halten Sie den Körper in dieser Stellung und strecken Sie dann langsam die Arme nach vorne und über den Kopf. Verharren Sie in dieser Stellung für 15 Sekunden.

WORAUF SIE BEI EINER PERFEKTEN AUSFÜHRUNG ACHTEN MÜSSEN

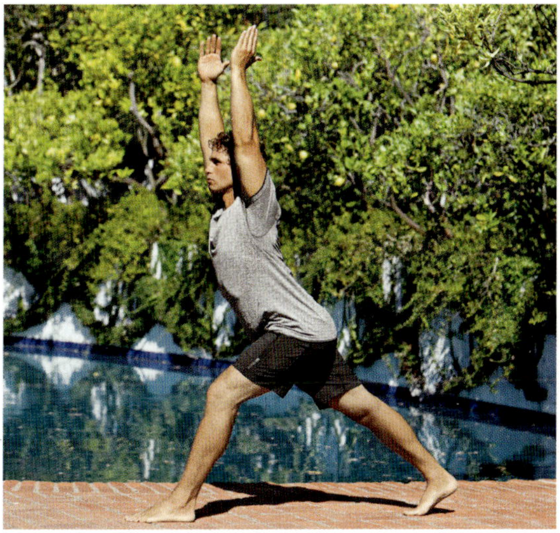

- Heben Sie den Brustkorb an und ziehen Sie die Schultern zurück.
- Bewegen Sie sich aus der Hüfte heraus.
- Halten Sie die Hüften gerade.
- Das vordere Knie befindet sich hinter der Ferse.

MÖGLICHE HALTUNGSFEHLER

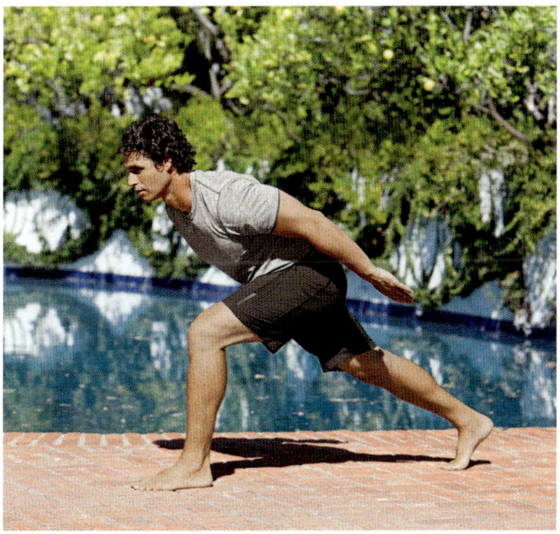

- Sie machen einen Rundrücken.
- Die Bewegung kommt aus dem Rücken statt aus der Hüfte.
- Die Hüften sind verschoben.
- Das vordere Knie ist zu weit vorne.

4. ÜBUNG

RÜCKENSTRECKEN IM LIEGEN

(15 WIEDERHOLUNGEN)

Versuchen Sie, diese Übung zu intensivieren, indem Sie Ihren Rücken noch stärker durchstrecken, aber vergessen Sie dabei nicht, dass die Füße auf dem Boden bleiben.

(Übungsausführung siehe S. 91 ff.)

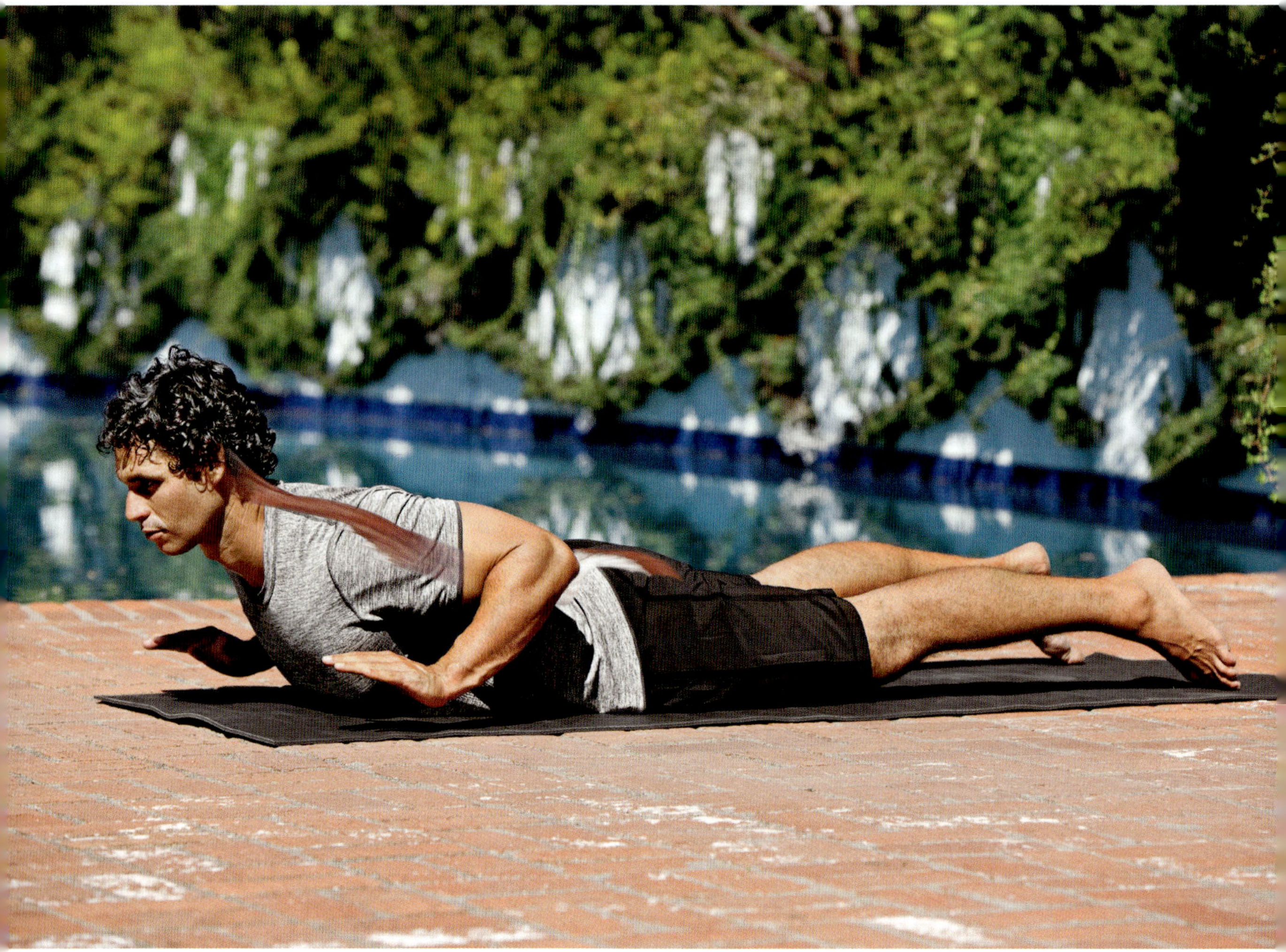

5. ÜBUNG
RÜCKENSTRECKEN MIT UNTERSTÜTZUNG DER ADDUKTOREN
(20 BIS 30 SEKUNDEN HALTEN)

(Übungsausführung siehe S. 95 ff.)

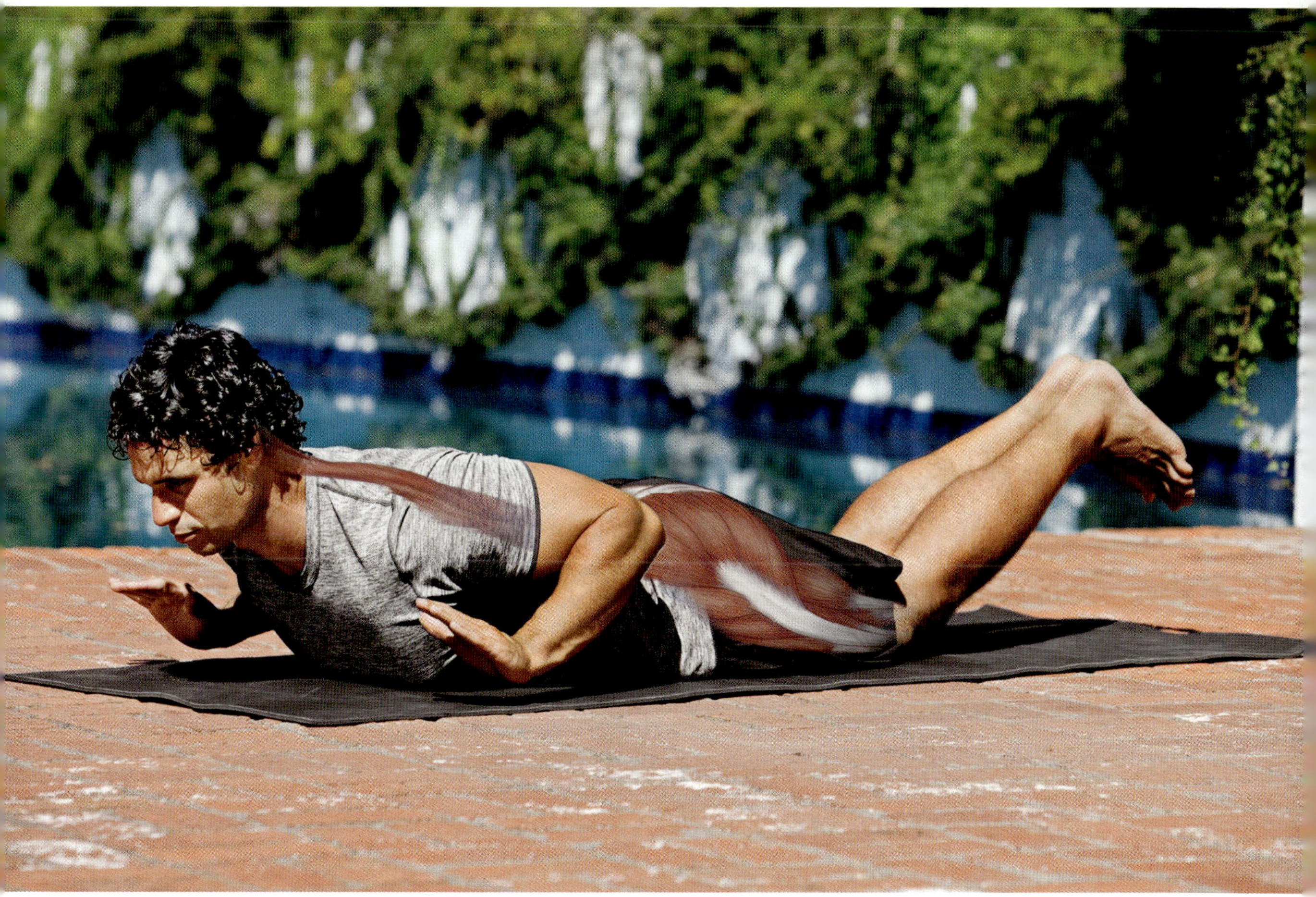

6. ÜBUNG

VON DER KINDHALTUNG IN DIE KNIENDE GRUNDSTELLUNG

(Übungsausführung siehe S. 99 ff.)

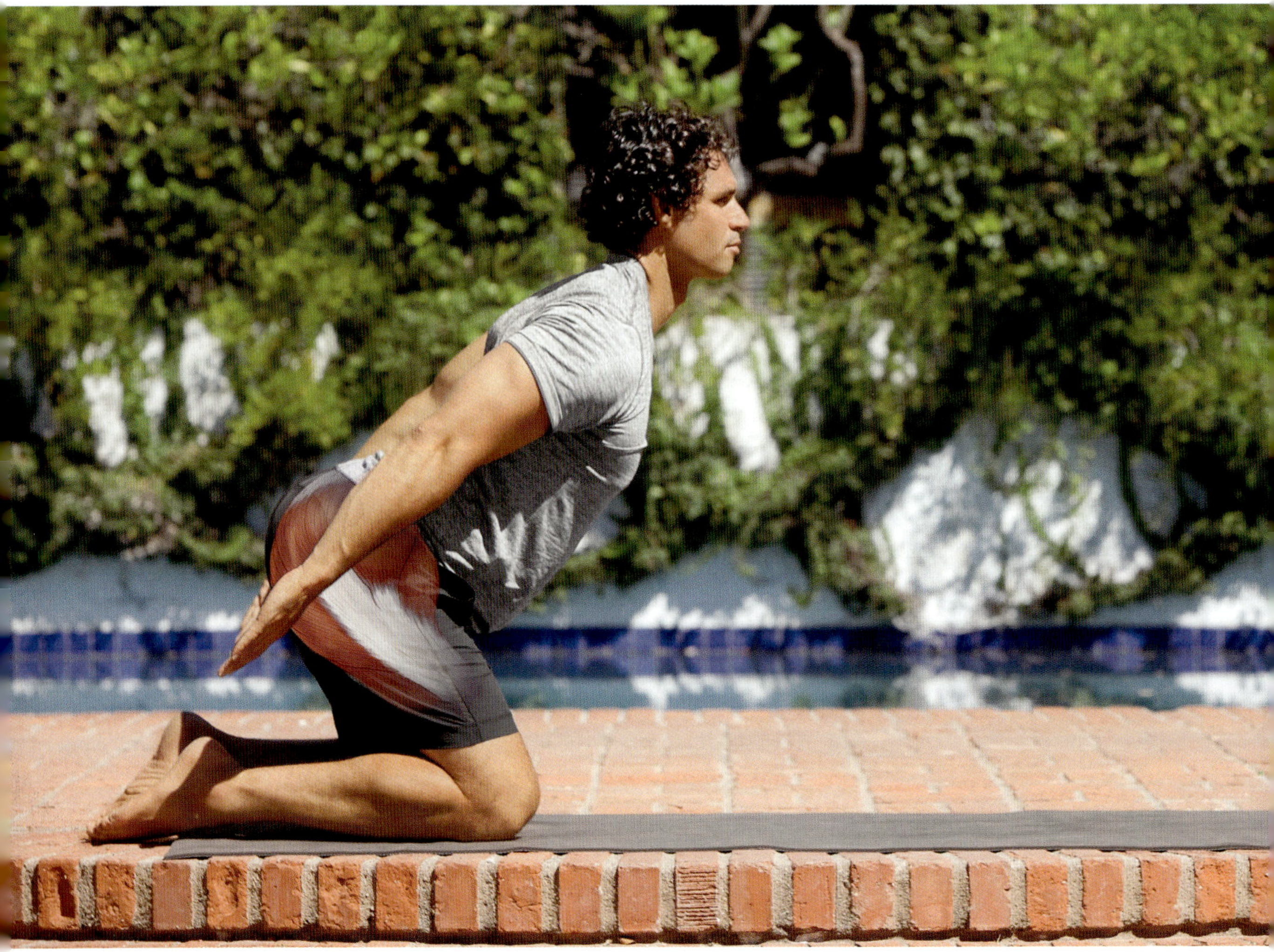

7. ÜBUNG

AUSFALLSCHRITT MIT ÜBER DEN KOPF GESTRECKTEN ARMEN

(PRO SEITE 20 SEKUNDEN HALTEN)

(Übungsausführung siehe S. 104 ff.)

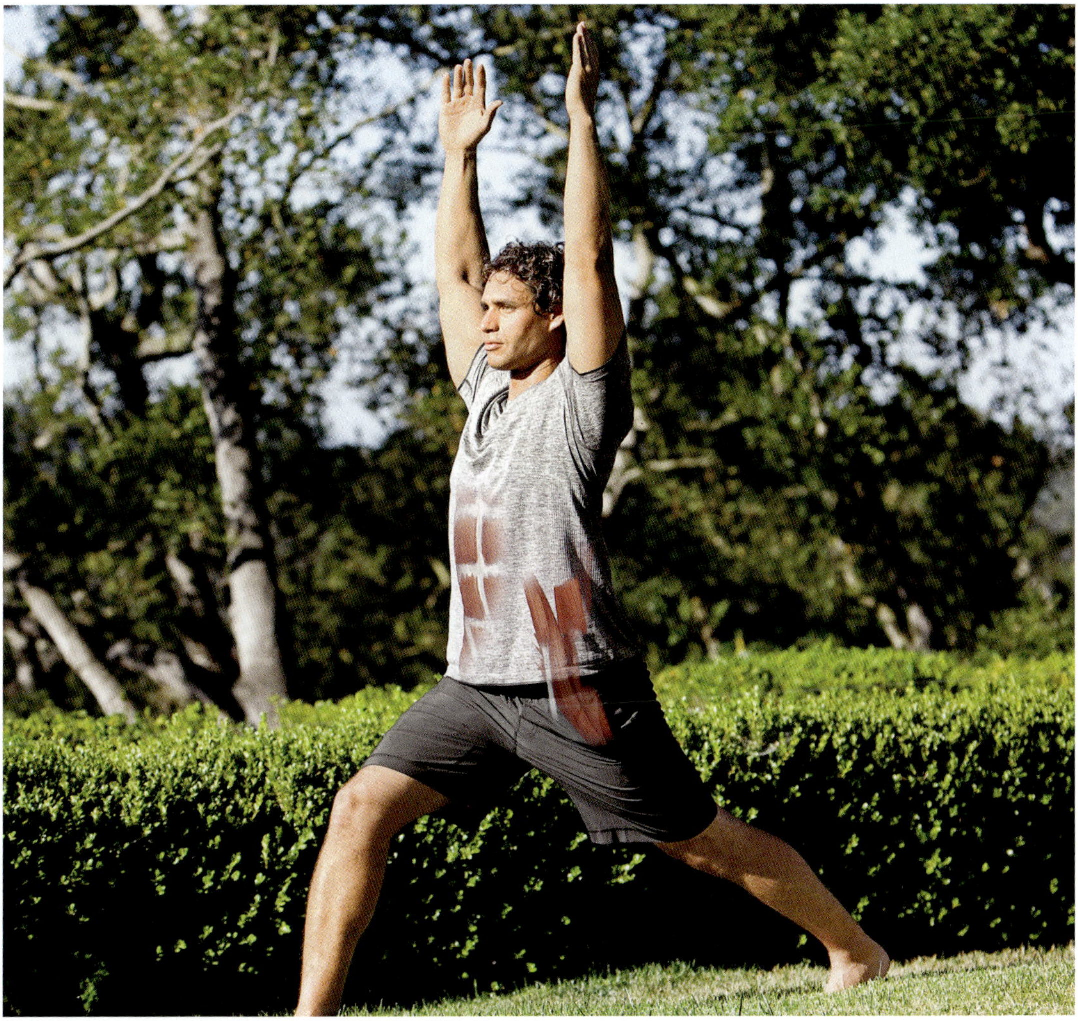

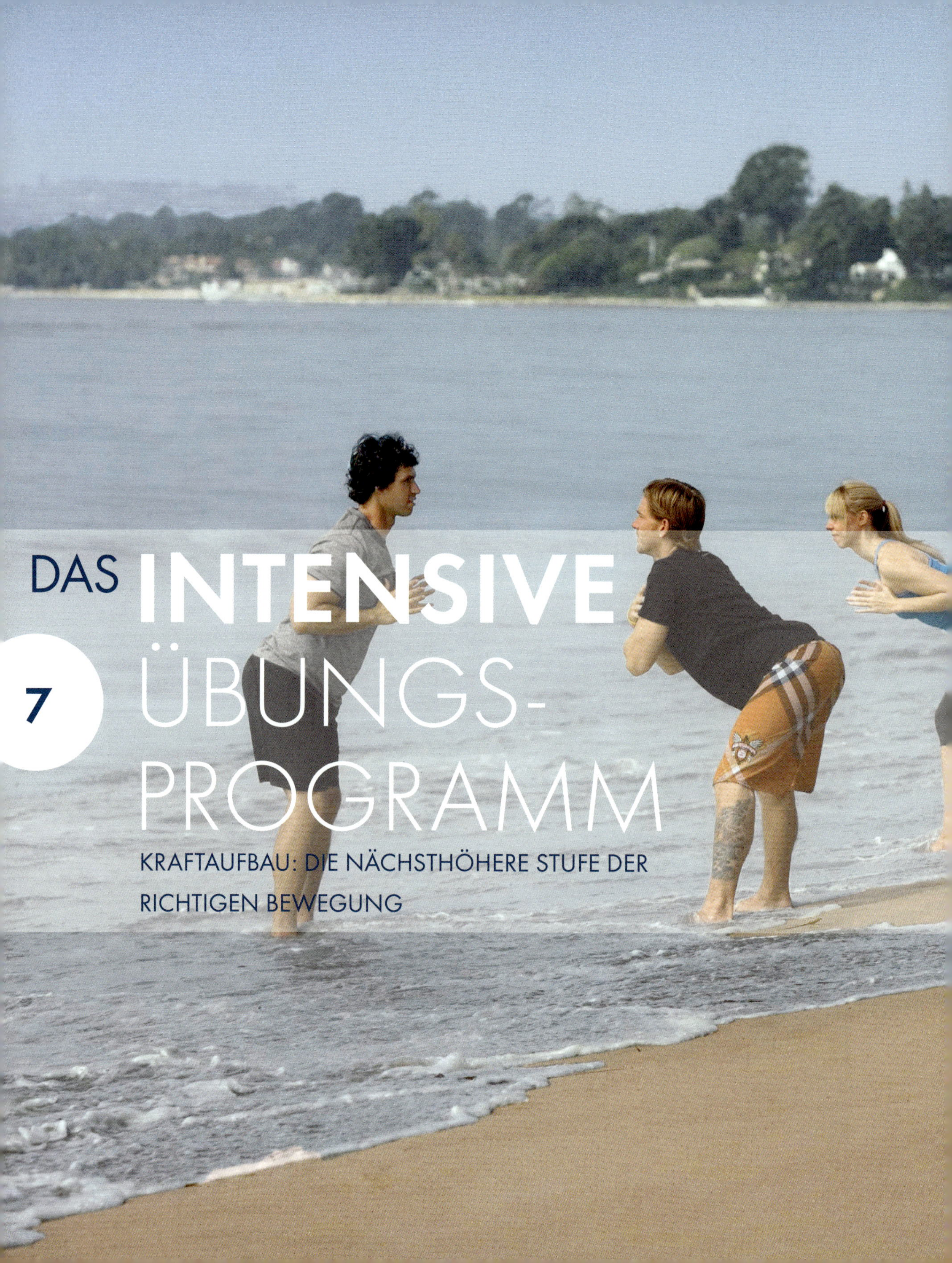

7

DAS INTENSIVE ÜBUNGS-PROGRAMM

KRAFTAUFBAU: DIE NÄCHSTHÖHERE STUFE DER RICHTIGEN BEWEGUNG

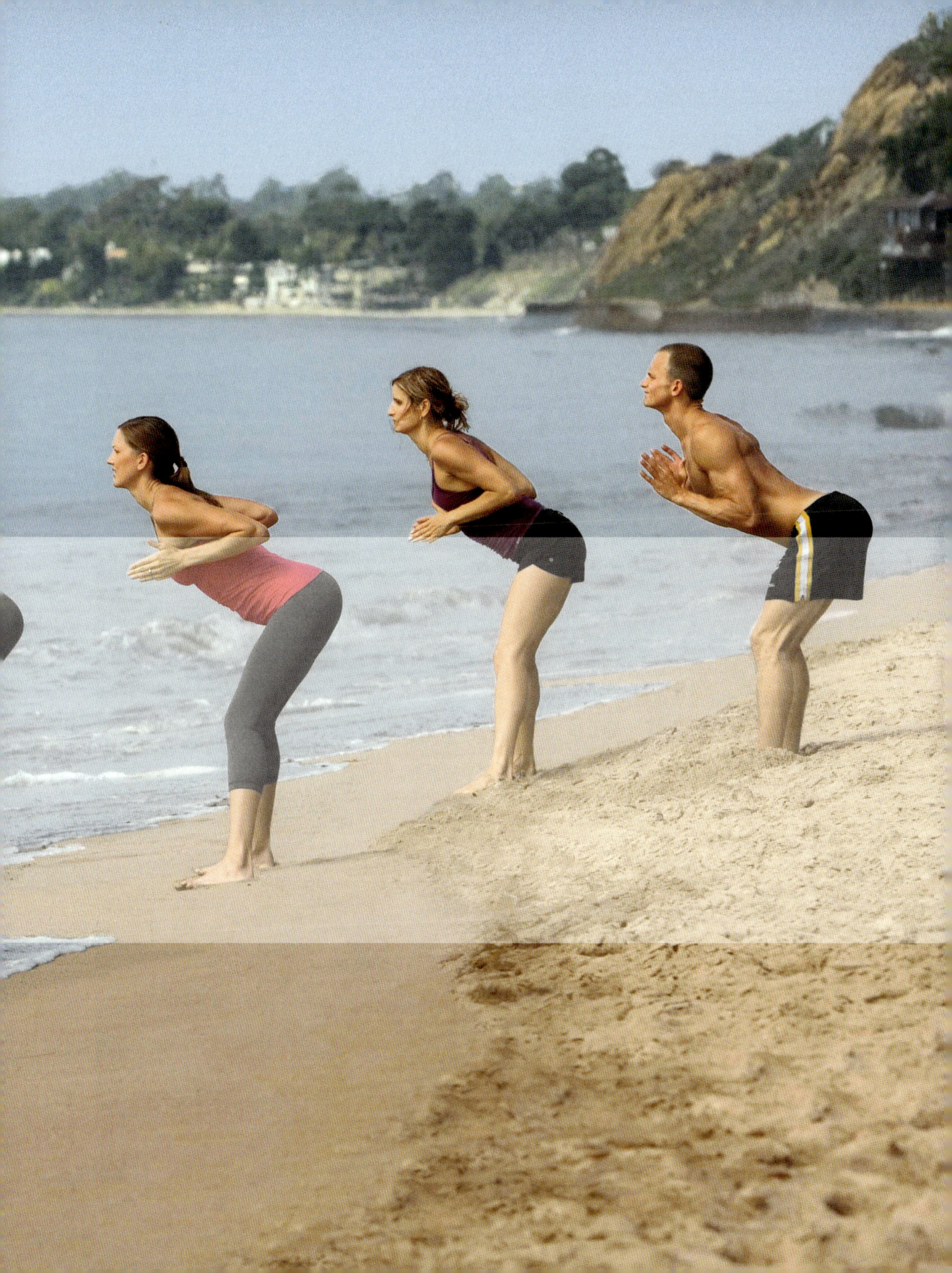

DAS INTENSIVE ÜBUNGS-PROGRAMM AUF EINEN BLICK

Für einen kompletten Workout wiederholen Sie die Übungsabfolge dreimal.

Zeit: 40 Minuten

1. ÜBUNG: GRUNDSTELLUNG

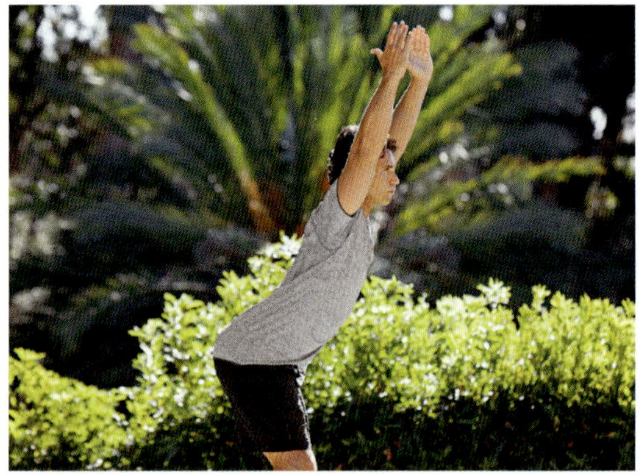

2. ÜBUNG: KNIEBEUGEN

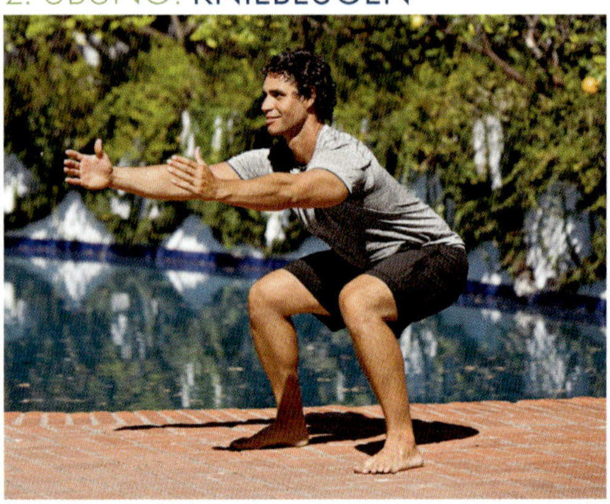

3. ÜBUNG: GUTEN MORGEN

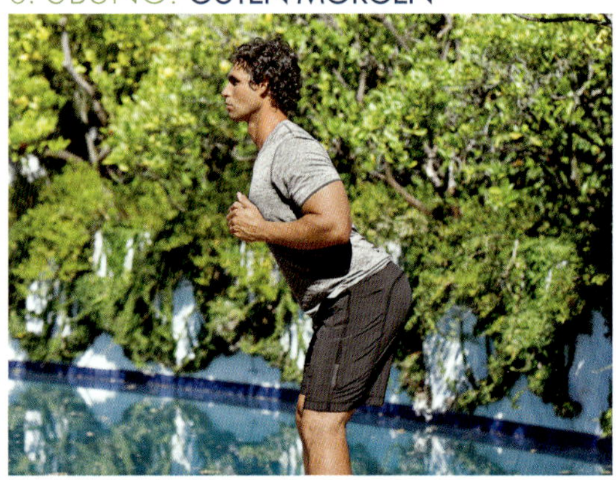

4. ÜBUNG: WINDMÜHLE

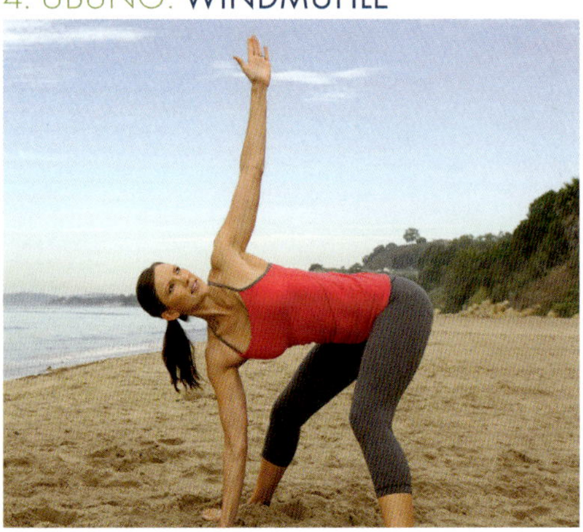

5. ÜBUNG: SPECHTSTELLUNG

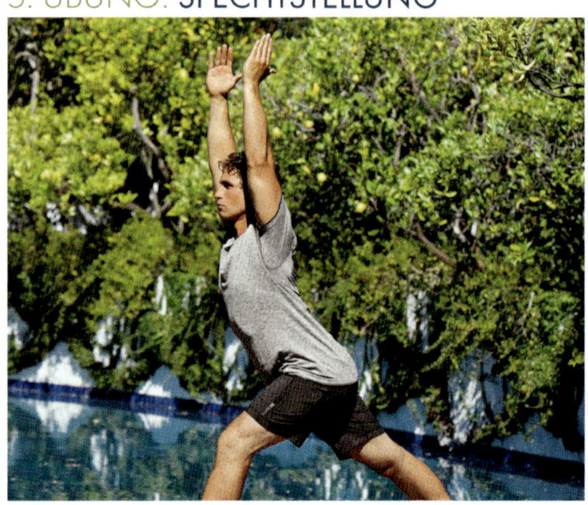

6. ÜBUNG: RÜCKENSTRECKEN IM LIEGEN

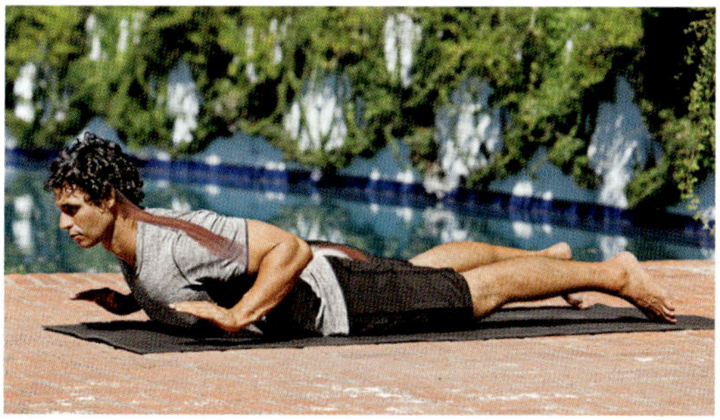

7. ÜBUNG: FOUNDATION-PLANKSTELLUNG

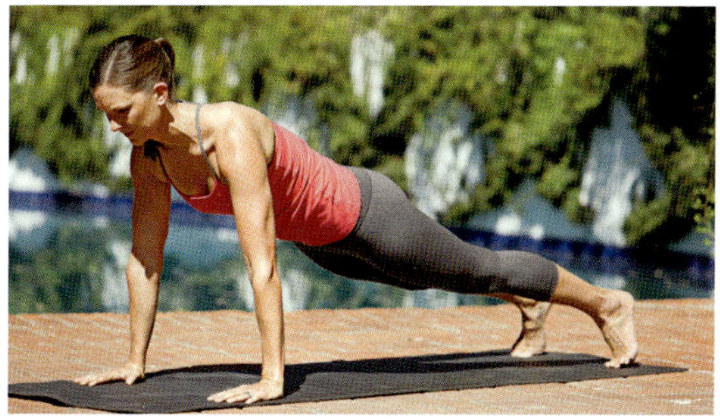

8. ÜBUNG: RÜCKENSTRECKEN MIT UNTERSTÜTZUNG DER ADDUKTOREN

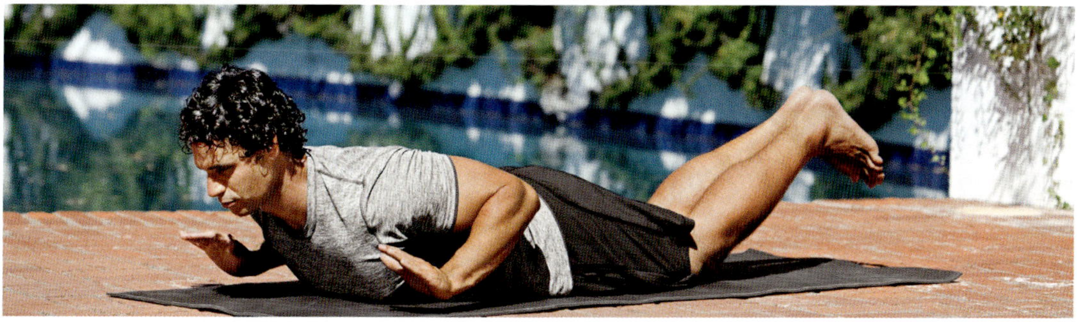

9. ÜBUNG: VON DER KINDHALTUNG IN DIE KNIENDE GRUNDSTELLUNG

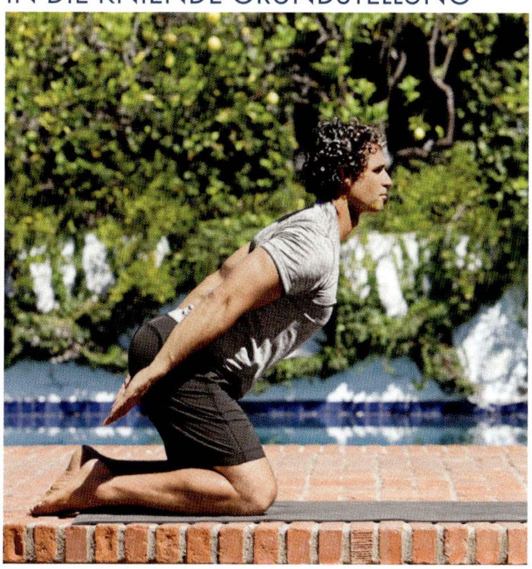

10. ÜBUNG: AUSFALLSCHRITT MIT ÜBER DEN KOPF GESTRECKTEN ARMEN

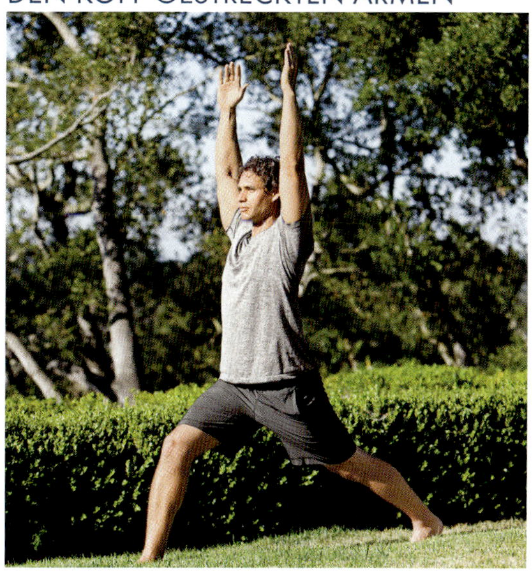

Auch wenn es vor einem Monat vielleicht noch unmöglich erschien, ist es Ihnen gelungen, den Schmerz zu überwinden oder ihn zumindest in den Griff zu bekommen. Wenn unsere Kunden dieses Stadium erreichen, sind sie echte Fans unseres Übungsansatzes und wollen wissen, was mit dem Grundlagen-Training noch möglich ist. Die meisten haben sich seit vielen Jahren nicht so gut gefühlt und möchten, dass das so bleibt. Nun, da Sie sich so stark und kräftig fühlen, ist es Zeit, diese neue Energie zu nutzen, die von der körperlichen und emotionalen Erleichterung herrührt, nicht ständig gegen Schmerzen ankämpfen zu müssen. Das folgende intensive 40-minütige Trainingsprogramm, das aus zehn Übungen besteht, führt Sie auf die nächsthöhere Stufe. Jetzt geht es um Kraftaufbau. In dieser Phase werden Sie weiterhin Ihren Rücken kräftigen, um ihn auch in Zukunft vor Verletzungen zu schützen, aber der Fokus liegt auf der wiederholten korrekten Bewegungserzeugung, damit Ihr Körper darauf trainiert wird, Ihren Rücken stets gestreckt zu halten. Für einen kompletten intensiven Workout wiederholen Sie die Übungsabfolge dreimal.

> Mit dem folgenden intensiven 40-minütigen Trainingsprogramm, das aus zehn Übungen besteht, erklimmen Sie eine neue Fitness-Stufe.

Nach sechs Wochen Übungsprogramm mit zunehmender Schwierigkeit sollte das Grundlagen-Training zu einem wichtigen Teil Ihres Lebens geworden sein. Kein einziger Kunde, mit dem wir gearbeitet haben, uns selbst eingeschlossen, hat mit dem Grundlagen-Training jemals ein Leistungsplateau erreicht. Unsere Kunden sagen uns, sie würden mit jedem Tag, den sie trainieren, kräftiger, und dasselbe gilt auch für uns beide. Zu diesen grundlegenden Übungen gibt es zahllose Variationen, mit denen Sie sie anspruchsvoller machen können. Einige finden Sie auf unserer Website; sie werden Ihnen eine Vorstellung davon geben, was Sie mit dem Grundlagen-Training erreichen können.

Möglicherweise verspüren Sie gelegentlich wiederkehrende Rückenschmerzen, aber durch das Grundlagen-Training ist Ihr Körper besser gerüstet, um eine Verletzung zu bewältigen. Wenn die Rückenschmerzen erneut auftauchen, kehren Sie einfach zum Basisprogramm oder dem moderaten Übungsprogramm zurück, je nachdem, wie intensiv Ihre Schmerzen sind.

Wenn sich Ihr Körper kraftvoll anfühlt, stehen Ihnen alle möglichen körperlichen Aktivitäten offen. Sie können diese Bewegungsprinzipien verwenden, um in anderen Trainingsmethoden und Sportarten erfolgreich zu sein, vom Gewichtheben bis zu Tennis oder Basketball. Unsere Website bietet Ihnen einige Beispiele, die Ihnen vorführen, wie sich das Grundlagen-Training anwenden lässt, um andere körperliche Aktivitäten effektiver zu gestalten. Jetzt haben Sie die Kontrolle, und nicht Ihre Schmerzen.

Sie können diese Bewegungsprinzipien verwenden, um in anderen Trainingsmethoden und Sportarten erfolgreich zu sein, vom Gewichtheben bis zu Tennis oder Basketball.

DIE GRUNDLAGEN ZUERST!

VOM VERLETZUNGSBEDINGTEN AUS ZUM COMEBACK

Noch nie wurde ich derart auf die Prüfung gestellt, wie durch meinen Unfall, bei dem ich von einem Auto angefahren wurde, während ich mit dem Rennrad mit 35 Stundenkilometern über die Straße sauste. Meine Kniescheibe wurde ungefähr in drei Teile zerschmettert, was meine professionelle Rennradkarriere ernsthaft in Frage stellte. Das ging alles so schnell, und dennoch brauchte ich Monate, um das ganze Ausmaß dieses Unfalls wirklich zu begreifen. Ich wusste, dass ich wieder würde gehen können, meine größte Sorge war jedoch, ob ich wieder an der Spitze der Radprofis mitfahren würde.

Da ich aber nicht in Selbstmitleid versinken wollte, verwandelte ich meine negative in eine positive Situation. Ich stellte ein erstklassiges Team aus den besten Physiotherapeuten, Chiropraktikern, Akupunkteuren und Gesundheitsprofis zusammen, die ich finden konnte. Sie sollten mir dabei helfen, in den Radsport zurückzukehren, und mich stärker und schneller machen als je zuvor. Sobald ich mich mit Leib und Seele diesem Ziel verschrieben hatte, begannen sich die Möglichkeiten aufzutun. Im Dezember 2009, fast sieben Monate nach meinem Unfall, lernte ich im Platinum Fitnessstudio in Santa Barbara Peter Park und Eric Goodman kennen. Diese beiden Männer legten die Grundsteine für meine Genesung. Sie machten mich mit dem Grundlagen-Training vertraut und gaben mir auf diese Weise meine Karriere zurück.

Die Übungen des Grundlagen-Trainings haben meine Kraft, meine Beweglichkeit, Koordination und mein Gleichgewicht in so kurzer Zeit verbessert, wie ich es mir nie hätte vorstellen können. Im Dezember 2009 konnte ich kaum eine Treppe hinabsteigen, und im Mai 2010 nahm ich bereits wieder an der Amgen Tour of California statt, dem größten Radturnier in Nordamerika, bei dem einige der besten Radprofis der Welt mitfahren. Nicht nur konnte ich mein Ziel erreichen, am Sieben-Tage-Rennen über 1.300 Kilometer teilzunehmen, sondern ich schaffte es zudem, mich unter den Top 20 zu platzieren, und ich war jeden Tag auf Wettkampf programmiert. Seitdem habe ich die *Foundation*-Übungen verinnerlicht und sie in mein ganzjähriges Trainingsprogramm aufgenommen. Sie haben mir nicht nur geholfen, meine Profikarriere wieder aufzunehmen, sondern auch andere Ungleichgewichte korrigiert, die ich nach Jahren des Radfahrens und der Vernachlässigung der Kräftigung meines Core-Bereichs entwickelt hatte. Folgen Sie diesem Pfad und Sie werden sehen, dass das Grundlagen-Training der direkte Weg zu einem besseren, gesünderen Leben ist.

LUCAS EUSER, PROFIRADRENNFAHRER

1. ÜBUNG

GRUNDSTELLUNG

(Übungsausführung siehe S. 85 ff.)

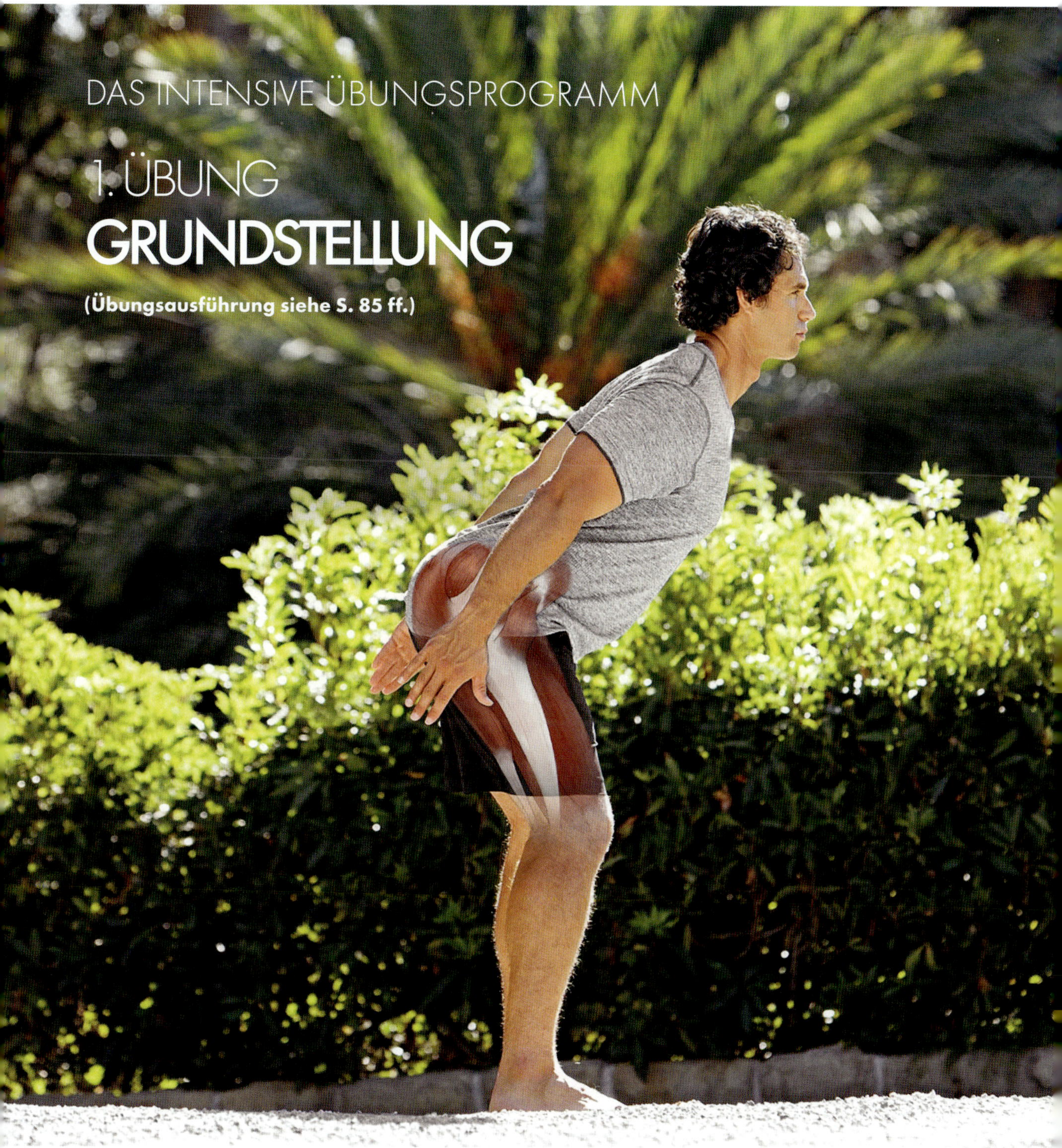

2. ÜBUNG

KNIEBEUGEN (20 WIEDERHOLUNGEN)

Erhöhen Sie die Zahl der Wiederholungen auf 20 und gehen Sie noch tiefer in die Kniebeuge. (Übungsausführung siehe S. 116 ff.)

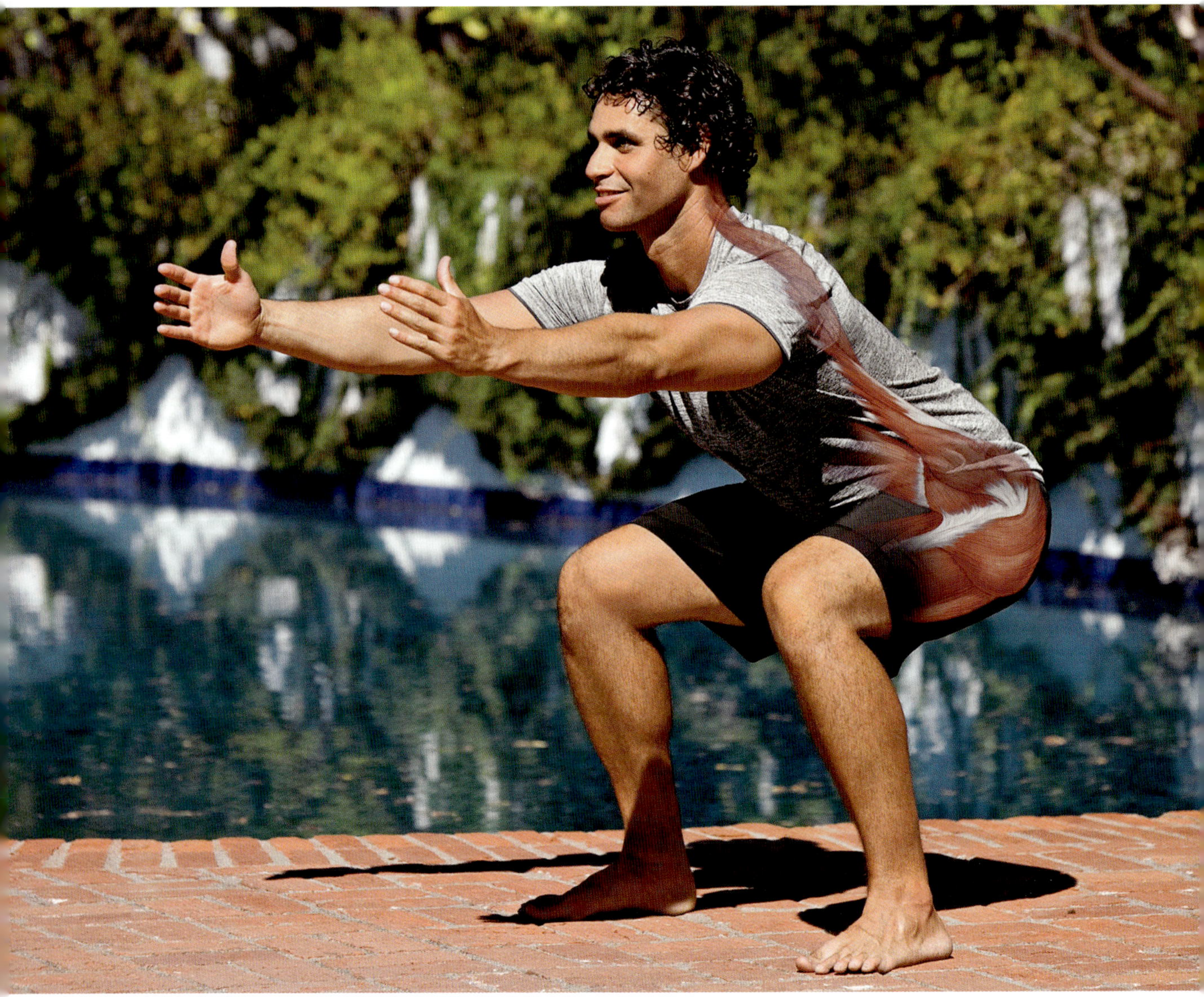

3. ÜBUNG
GUTEN-MORGEN-VERBEUGUNG
(15 WIEDERHOLUNGEN)

Diese Übung betont den überaus wichtigen Ausgangspunkt der Bewegung. Mit ihr lernen Sie, Ihren Körper anmutig und kraftvoll zugleich aus dem Hüftgelenke zu bewegen, ohne den Rücken zu belasten. Konzentrieren Sie sich auf die Dehnung und Kontraktion derselben Muskelgruppe. Wenn Sie diesen Bewegungsablauf beherrschen, wird sich Ihr Leben verändern.

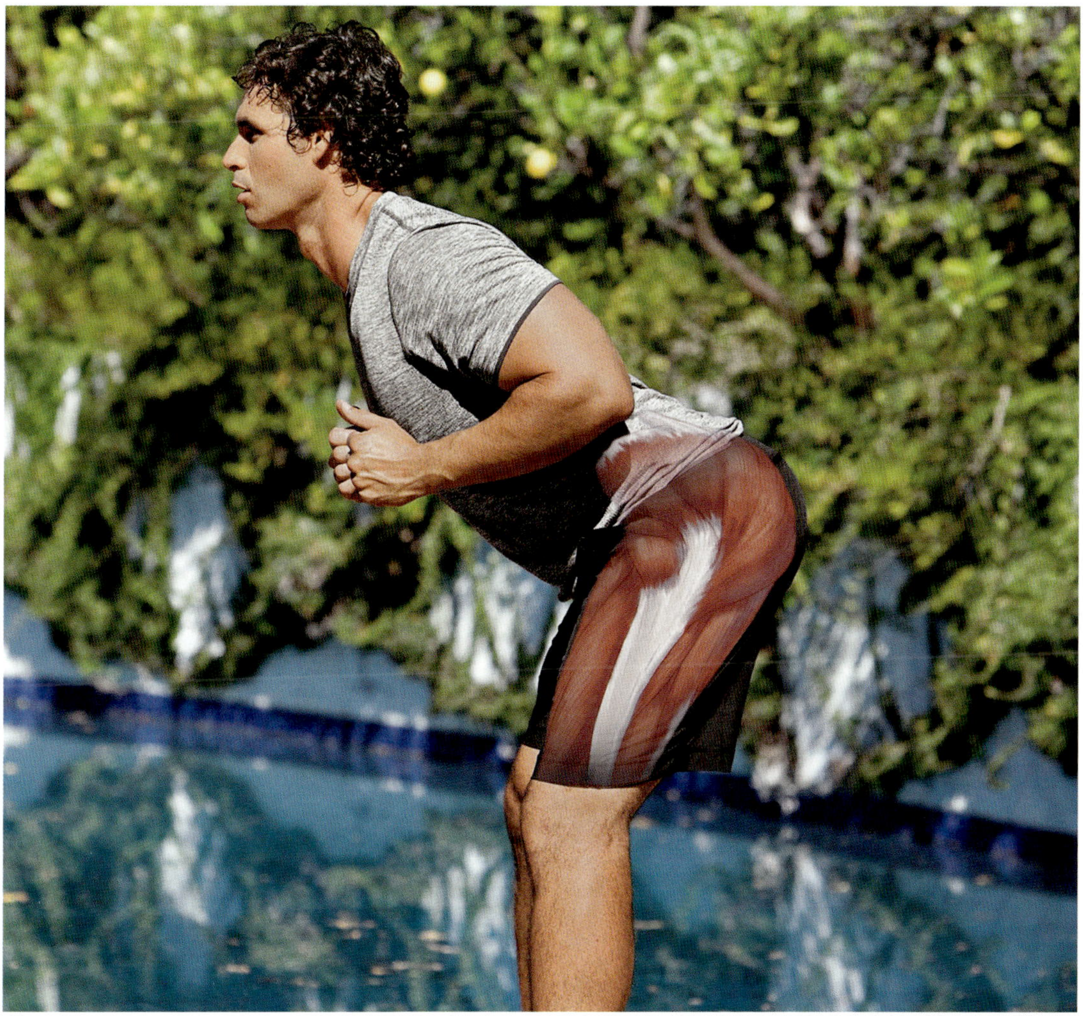

GUTEN-MORGEN-VERBEUGUNG

Bei dieser Übung, die die Gesäßmuskeln und die hinteren Oberschenkelmuskeln beansprucht, arbeiten Sie aus dem Hüftgelenk – so wie es idealerweise sein sollte.

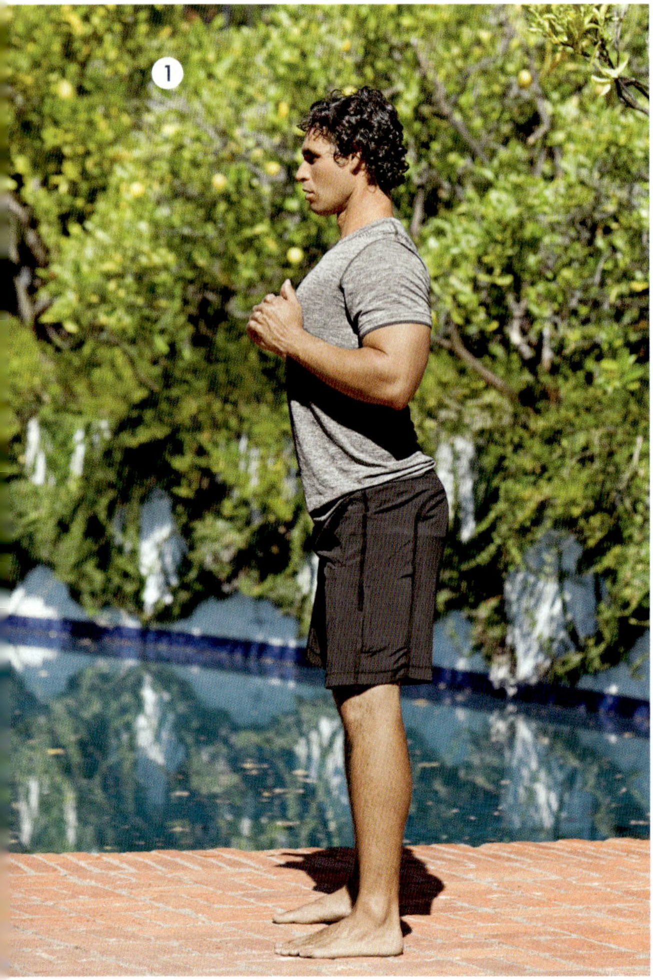

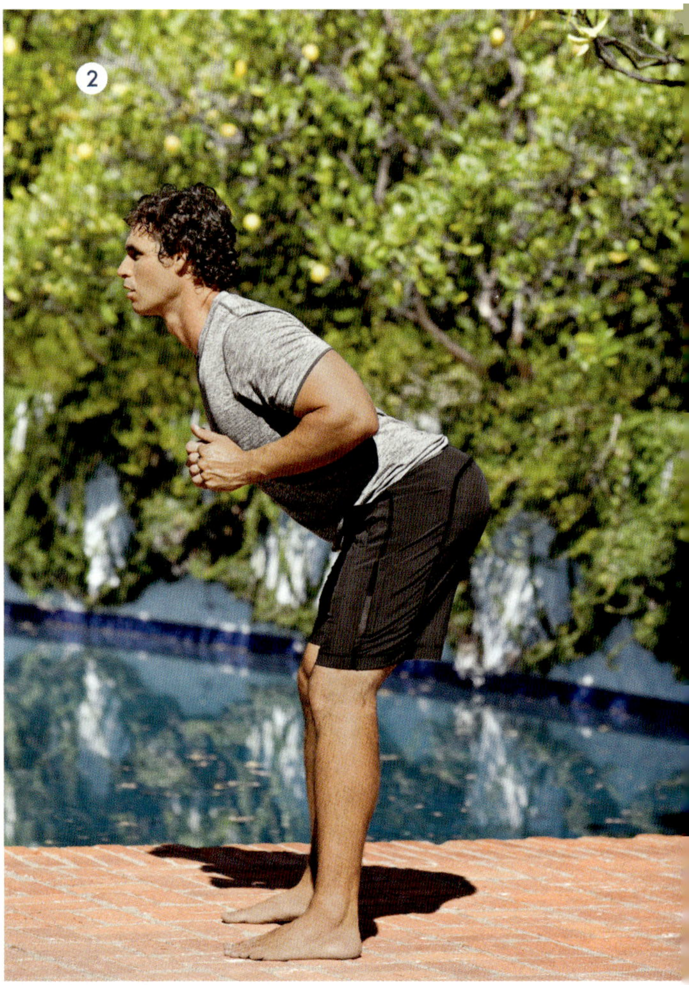

1 Stellen Sie sich aufrecht und mit schulterbreit geöffneten Beinen hin. Ballen Sie die Hände locker zu Fäusten und legen Sie beide Unterarme auf die Brust, so dass sich die Fäuste vor der Brust berühren. Die Ellenbogen liegen am Körper an. Strecken Sie das Gesäß nach hinten.

2 Beugen Sie sich aus der Hüfte mit gestrecktem Rücken und angehobenem Brustkorb nach vorne. Achten Sie darauf, dass Sie keinen runden Rücken machen. Das Körpergewicht ruht auf Ihren Fersen.

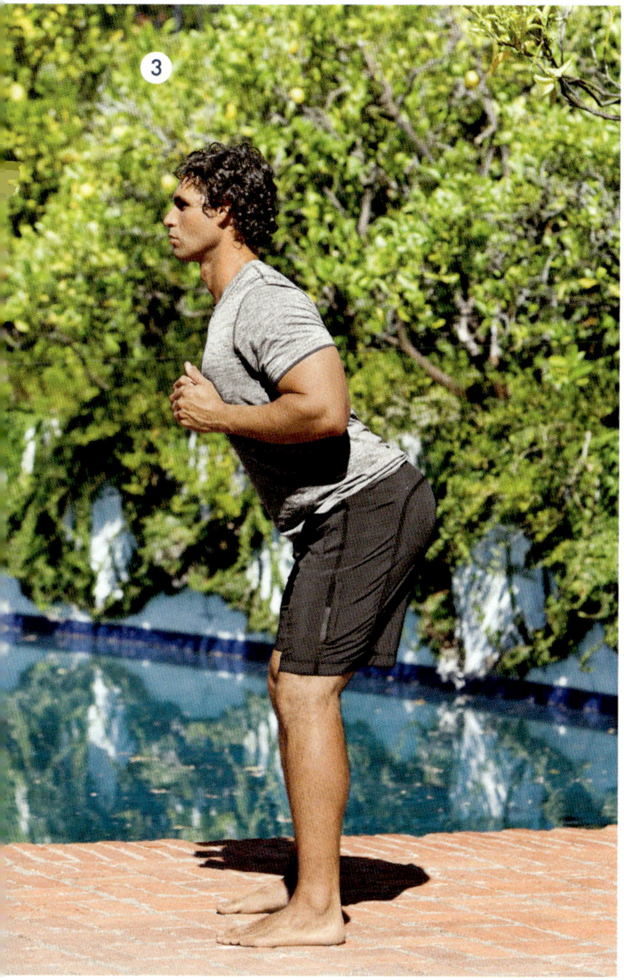

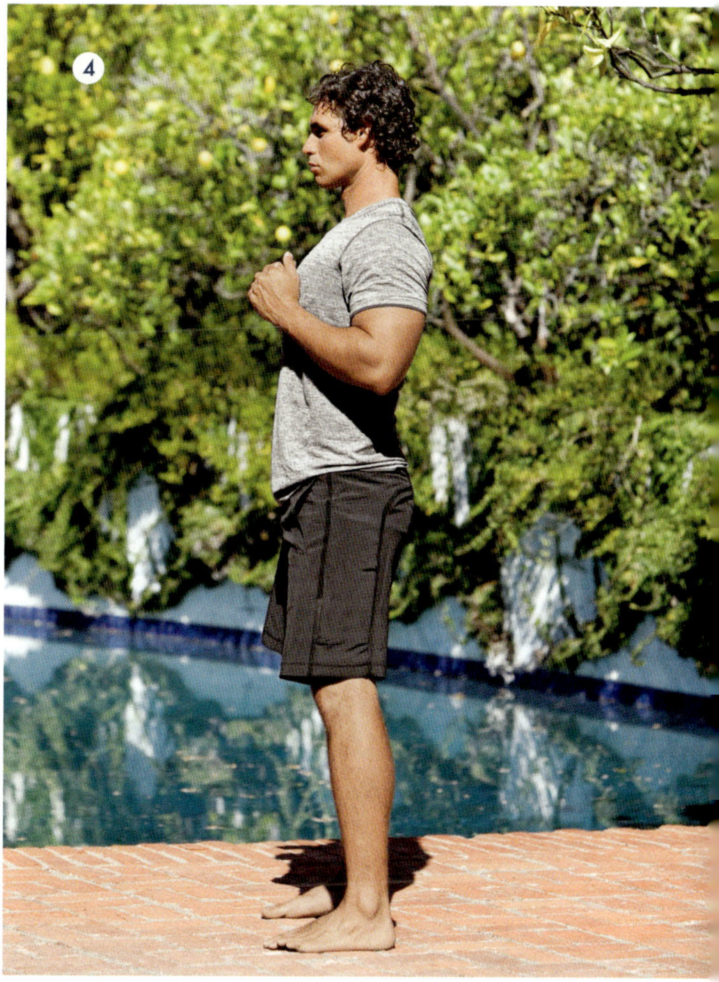

3 Richten Sie sich aus dieser vorgebeugten Haltung mit gestrecktem Rücken und angehobenem Brustkorb schnell auf, und zwar unter Einsatz der Gesäßmuskeln und der hinteren Oberschenkelmuskeln.

4 Kontrahieren Sie Ihre Gesäßmuskulatur, bis Sie wieder in die Ausgangsposition zurückgekehrt sind. Machen Sie noch 14 Wiederholungen.

WORAUF SIE BEI EINER PERFEKTEN AUSFÜHRUNG ACHTEN MÜSSEN

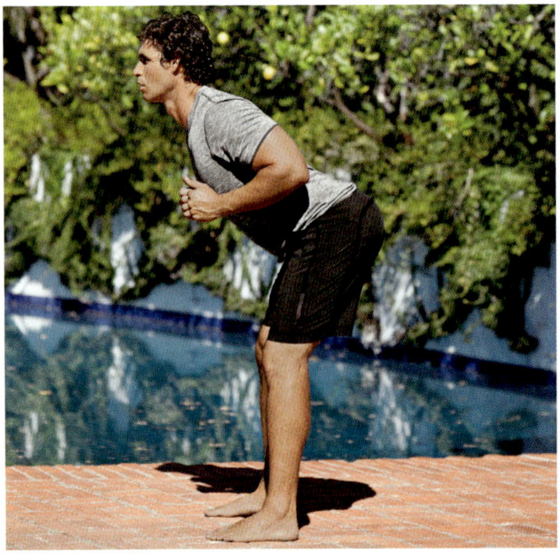

Sie machen die Übung perfekt, wenn Sie zum Aufrichten die Gesäßmuskeln und die hinteren Oberschenkelmuskeln einsetzen. Dafür muss:

- die Bewegung aus der Hüfte kommen,
- der Brustkorb angehoben und der Rücken gestreckt sein,
- das Knie leicht gebeugt sein, damit Sie das gesamte Kraftpotenzial der Oberschenkelbeuger ausnutzen können,
- das Gewicht auf den Fersen ruhen,
- die Gesäßmuskulatur angespannt werden, um den Oberkörper aufzurichten.

MÖGLICHE HALTUNGSFEHLER

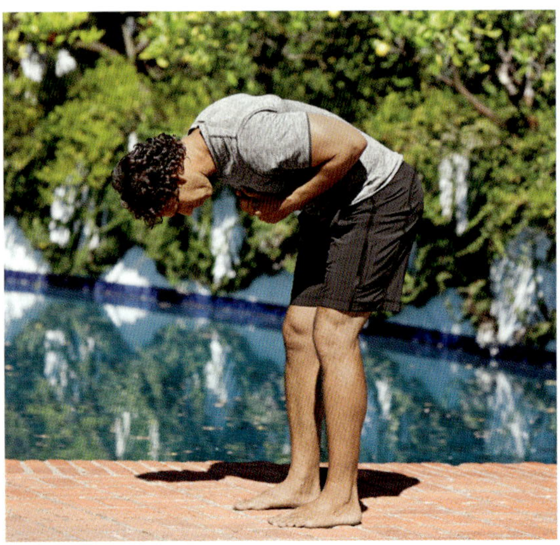

- Die Bewegung kommt aus dem Rücken.
- Die Schultern sind angehoben.
- Die Knie sind durchgedrückt.
- Das Körpergewicht ruht auf den Zehen.
- Sie richten den Oberkörper Wirbel für Wirbel aus der Lendenwirbelsäule auf.

4. ÜBUNG

WINDMÜHLE

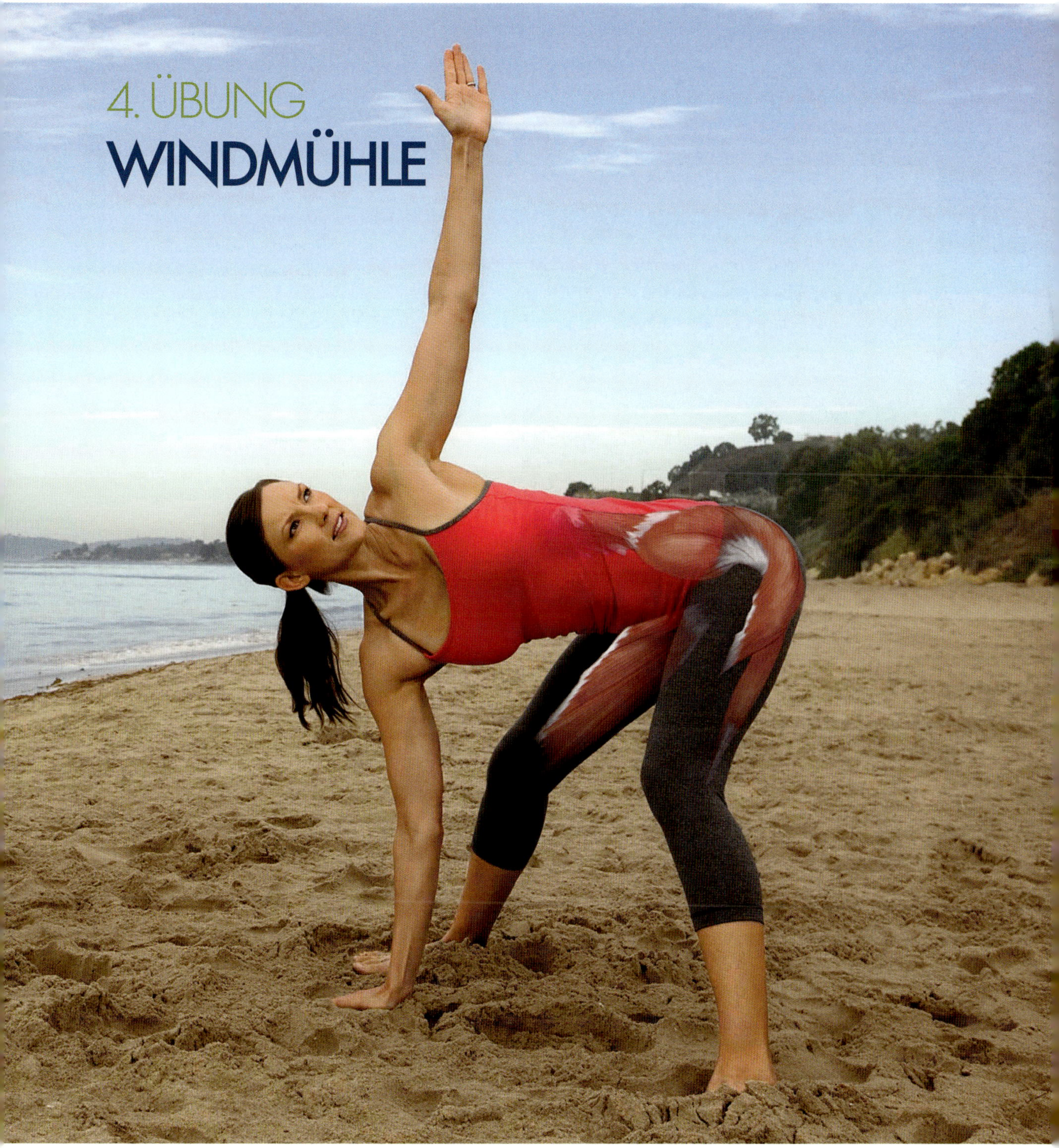

WINDMÜHLE

Diese Übung dient zur aktiven Dehnung der oberen Adduktoren an den Innenseiten der Oberschenkel. Diese Muskeln sind ein starker Anker für das Becken. Sind sie verkürzt, können sie die Bewegung des unteren Rückens erheblich einschränken. Wenn Sie viel sitzen, ist diese Übung ein perfekter Ausgleich.

Bei dieser Übung wird in erster Linie der obere Adduktor gedehnt. Wie bei allen Übungen des Grundlagen-Trainings sind daneben weitere Muskeln beteiligt, in diesem Fall sind es mehrere: der Rückenstrecker, die hinteren Oberschenkelmuskeln, die Gesäßmuskeln und der quadratische Lendenmuskel.

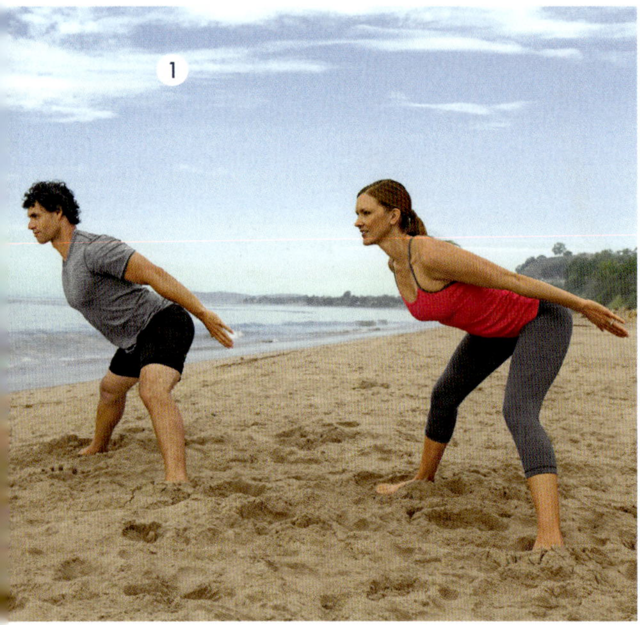

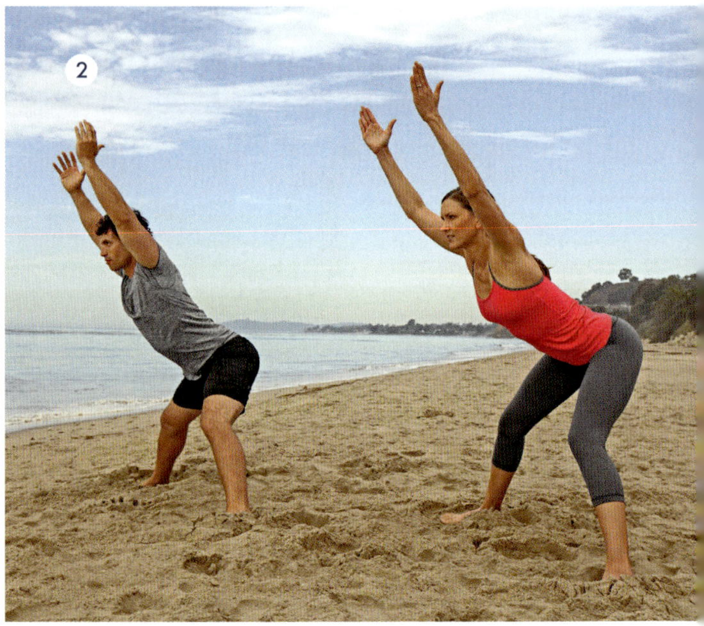

1 Beginnen Sie mit einer sehr breitbeinigen Grundstellung. Beugen Sie leicht die Knie, schieben Sie die Hüfte nach hinten und verlagern Sie das Gewicht auf die Fersen. Strecken Sie die Arme und halten Sie die Stellung 15 Sekunden.

2 Heben Sie die Arme nach oben. Das Gewicht bleibt auf den Fersen, die Schultern bleiben unten und zeigen nach hinten, der Rücken ist gestreckt.

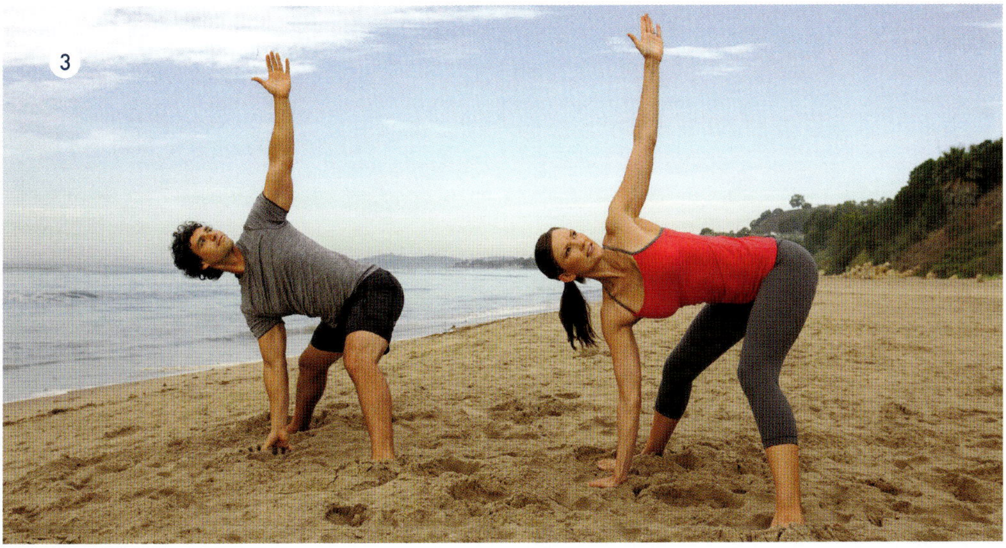
3

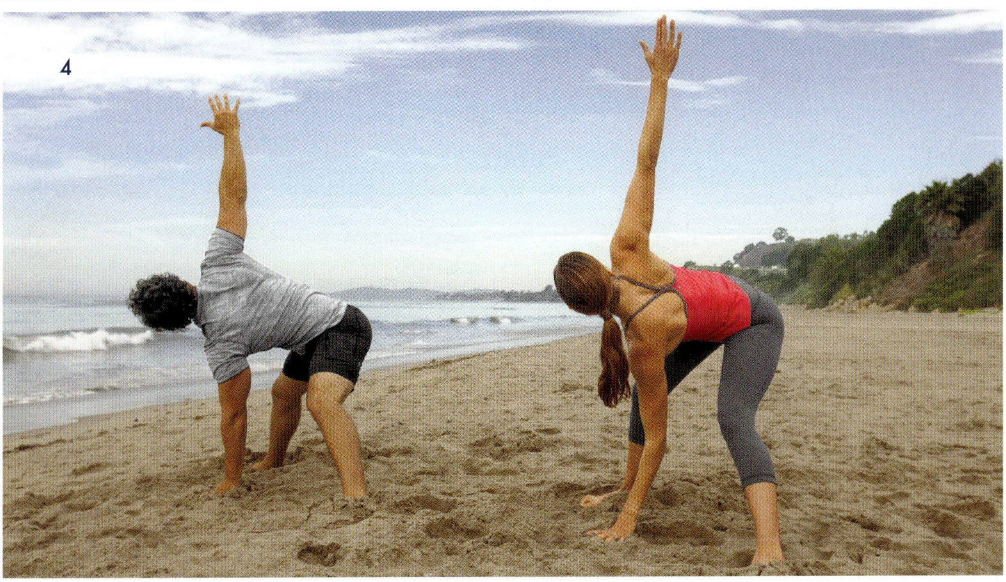
4

3 Die Schultern bleiben hinten, der Rücken bleibt flach und die Knie leicht gebeugt. Beugen Sie sich nach vorne, der rechte Arme zeigt zum Boden und bildet eine Linie mit den Schultern. Die Fingerspitzen berühren den Boden. Strecken Sie den linken Arm senkrecht in die Luft und drehen Sie den Oberkörper in Richtung des linken Arms, aber halten Sie die Hüften gerade. Das ist der schwierigste Teil der Übung. Achten Sie darauf, dass beide Knie leicht gebeugt sind und Ihr Gewicht auf den Fersen ruht. Halten Sie diese Stellung für 20 bis 30 Sekunden.

4 Wechseln Sie die Arme, indem Sie den linken Arm zum Boden führen, den Oberkörper nach rechts drehen und den rechten Arm senkrecht in die Luft strecken. Achten Sie darauf, dass der Brustkörb geöffnet und Ihr Blick stets nach oben in Richtung des ausgestreckten Arms gerichtet ist. Verharren Sie in dieser Stellung für 20 bis 30 Sekunden.

WORAUF SIE BEI EINER PERFEKTEN AUSFÜHRUNG ACHTEN MÜSSEN

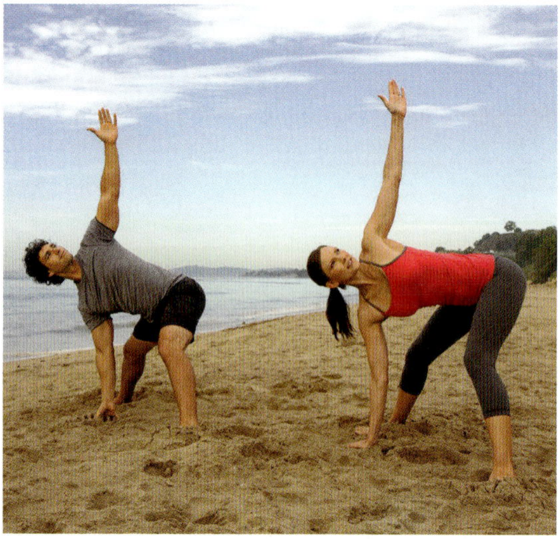

- Machen Sie die Bewegung aus der Hüfte.
- Spreizen Sie die Beine stark.
- Halten Sie die Hüften gerade.
- Beugen Sie leicht die Knie.
- Verlagern Sie das Gewicht auf die Fersen.
- Richten Sie den Blick nach oben in Richtung des gestreckten Arms.

MÖGLICHE HALTUNGSFEHLER

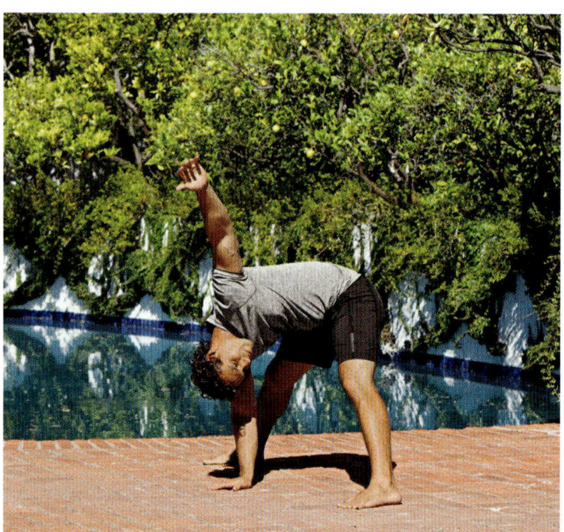

- Sie beugen sich aus dem unteren Rücken vor und machen einen Rundrücken.
- Die Beine sind nicht weit genug gespreizt, um Ihnen einen guten Halt zu geben.
- Das Becken ist vorgeschoben.
- Das Gewicht ist nach vorne verlagert.
- Der Kopf hängt nach unten.

5. ÜBUNG
SPECHTSTELLUNG

Versuchen Sie, Ihre Muskeln bei jeder Bewegung anzuspannen.
(Übungsausführung siehe S. 121 ff.)

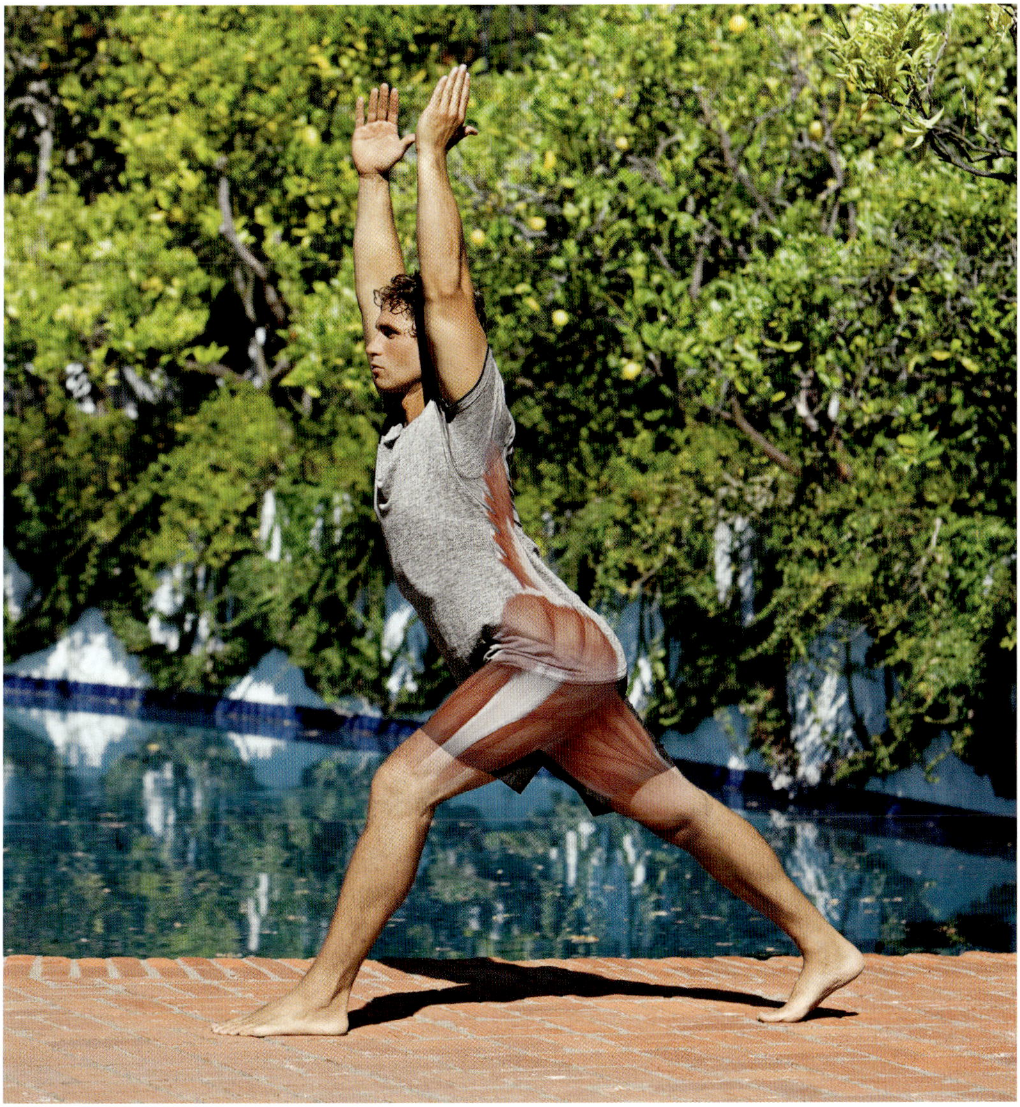

6. ÜBUNG

RÜCKENSTRECKEN IM LIEGEN

(20 WIEDERHOLUNGEN)

(Übungsausführung siehe S. 91 ff.)

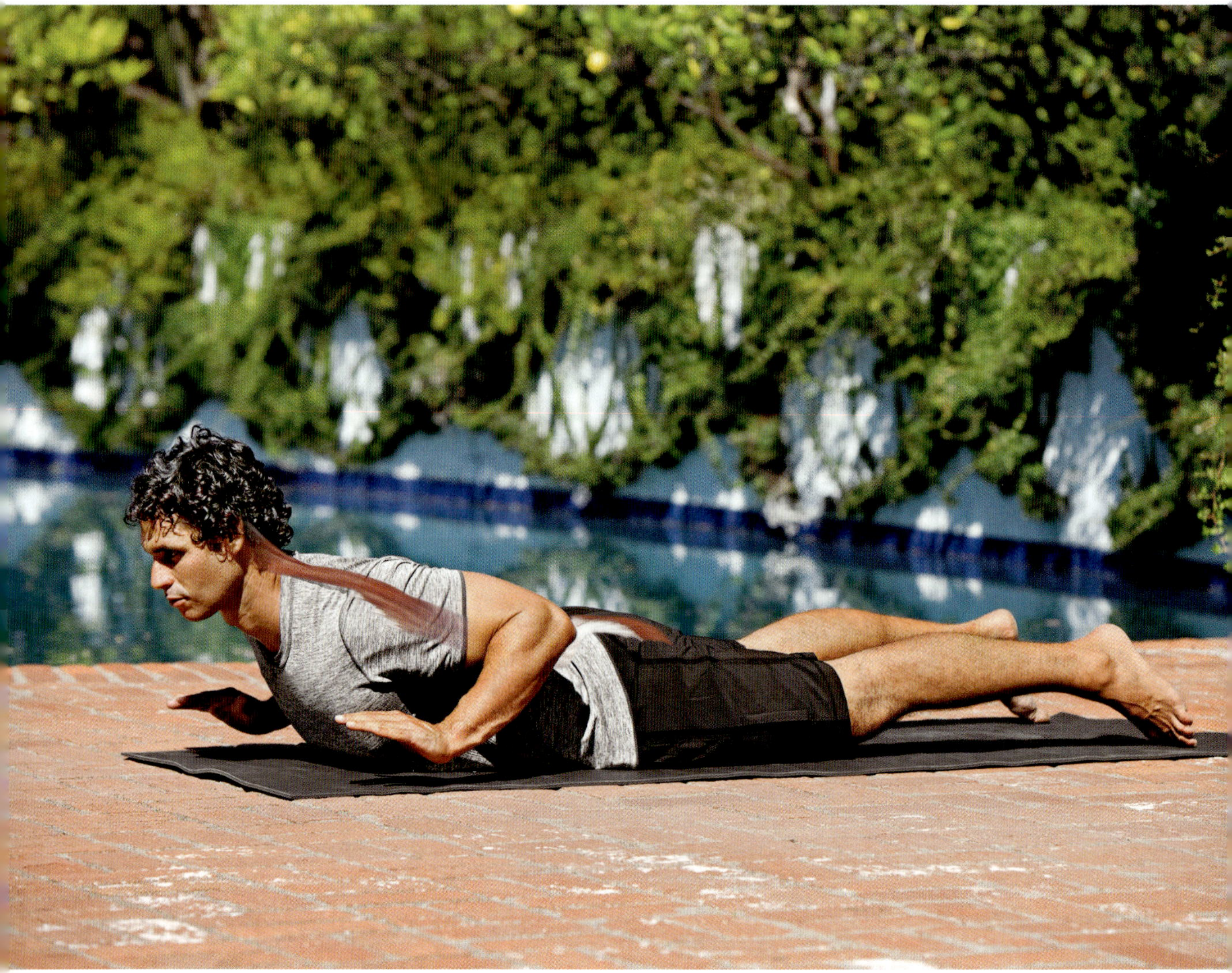

7. ÜBUNG

FOUNDATION-PLANKSTELLUNG

Unsere Version der klassischen Plankstellung arbeitet tiefer in die Muskeln und beansprucht die seitlichen und geraden Bauchmuskeln, die vielgefiederten Muskeln und den Lenden-Darmbeinmuskel.

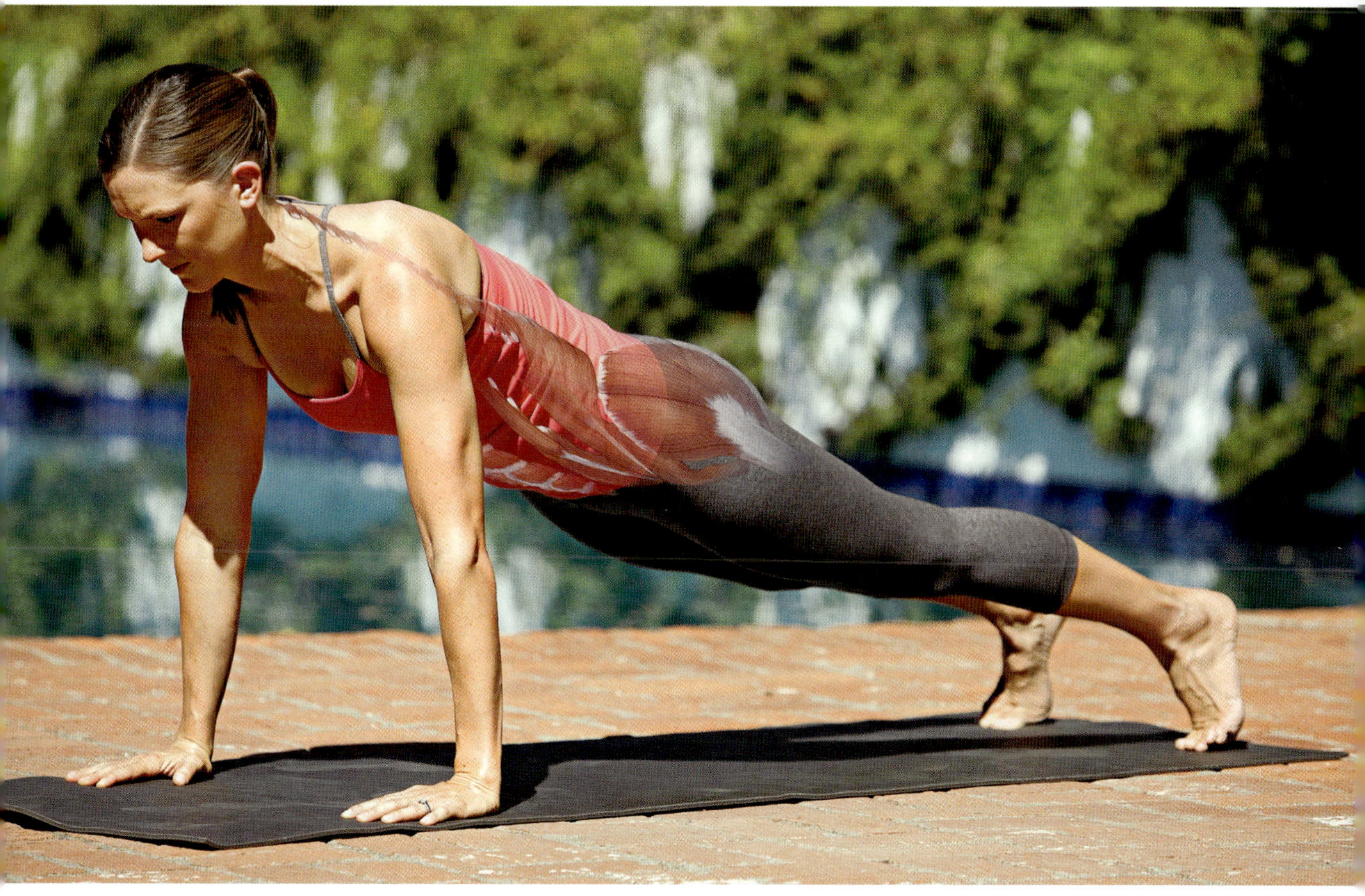

FOUNDATION-PLANKSTELLUNG

Diese Übung ist unsere Version der konventionellen Plankstellung und sie beansprucht einen wesentlich tieferen Teil der Bauchmuskulatur und der Hüften. Das geschieht, indem die Belastungswinkel und die Gewichtsverteilung im Verlauf der Bewegungen verändert werden. Wir setzen die Foundation-Plankstellung ein, um Hüftstabilität zu erzielen und die Hüften zu trainieren, sich unabhängig vom Rücken zu bewegen.

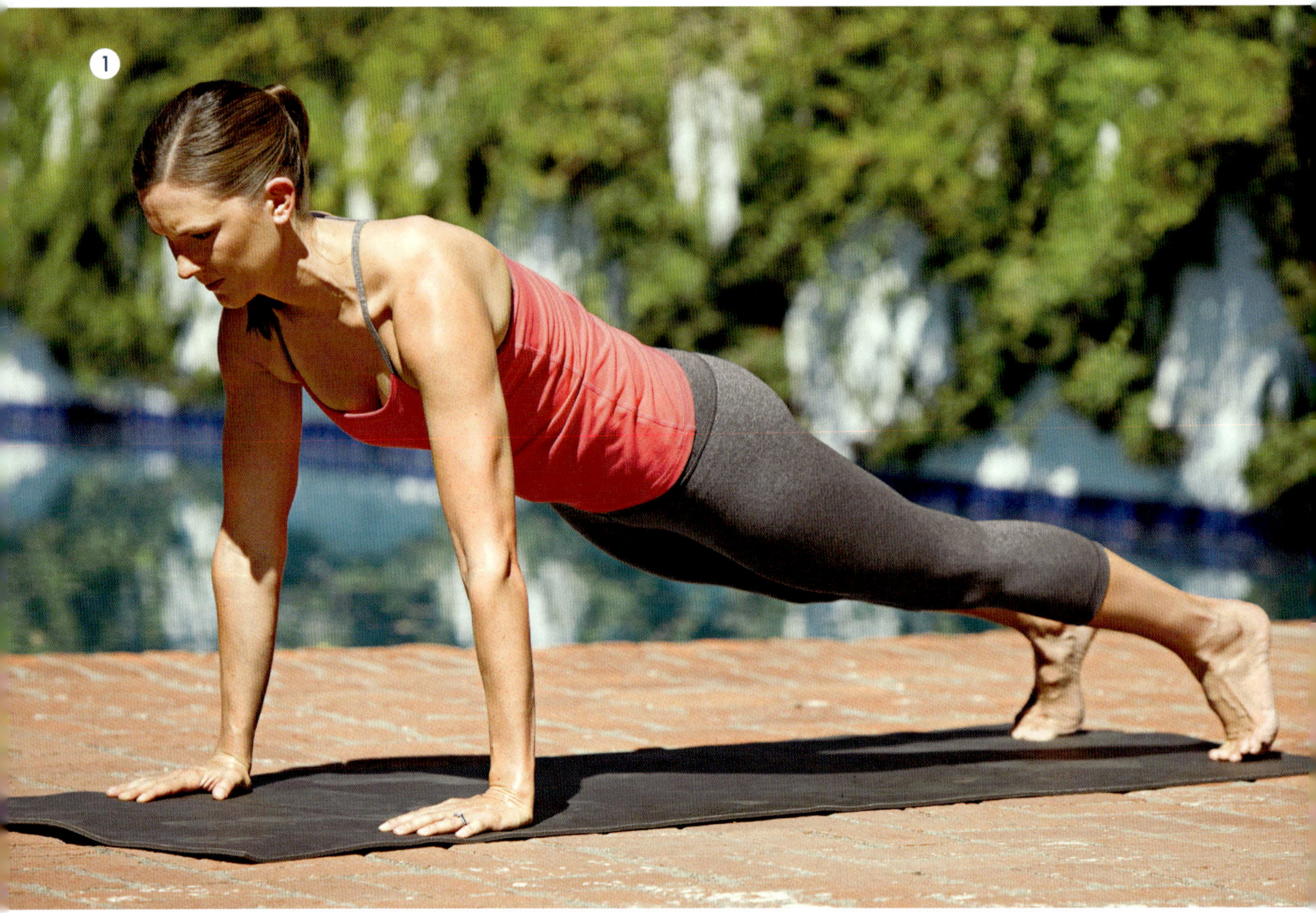

1 Nehmen Sie eine stabile Plankstellung ein. Achten Sie darauf, dass Ihr Körper vom Nacken bis zu den Fersen eine gerade Linie bildet. Lassen Sie Ihre Hüften nicht absinken. Das Gewicht ruht auf den Zehenspitzen.

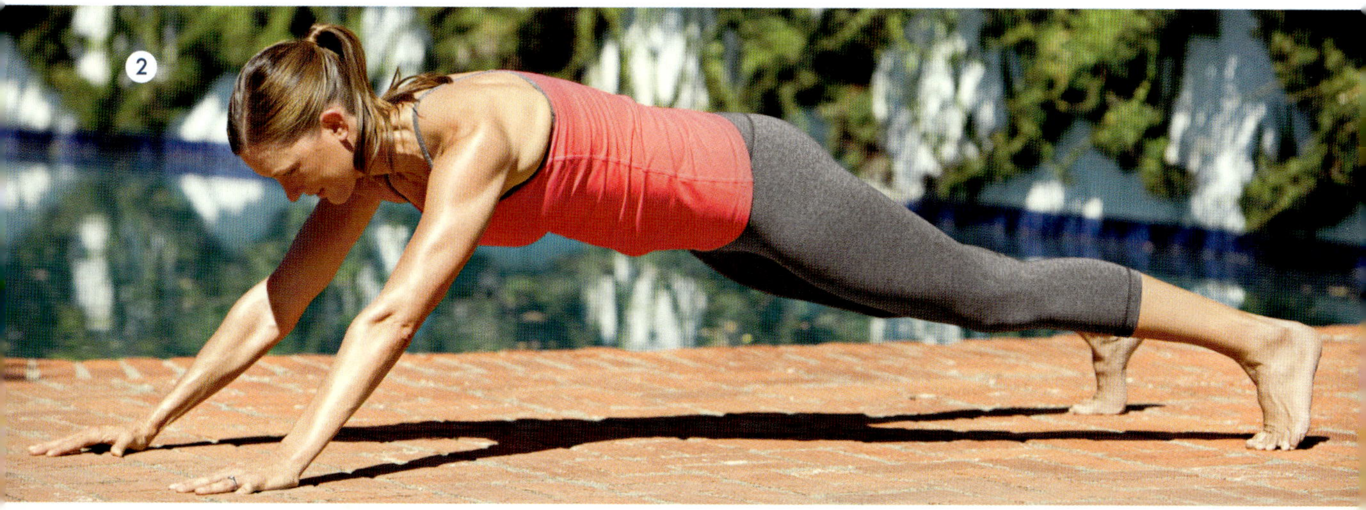

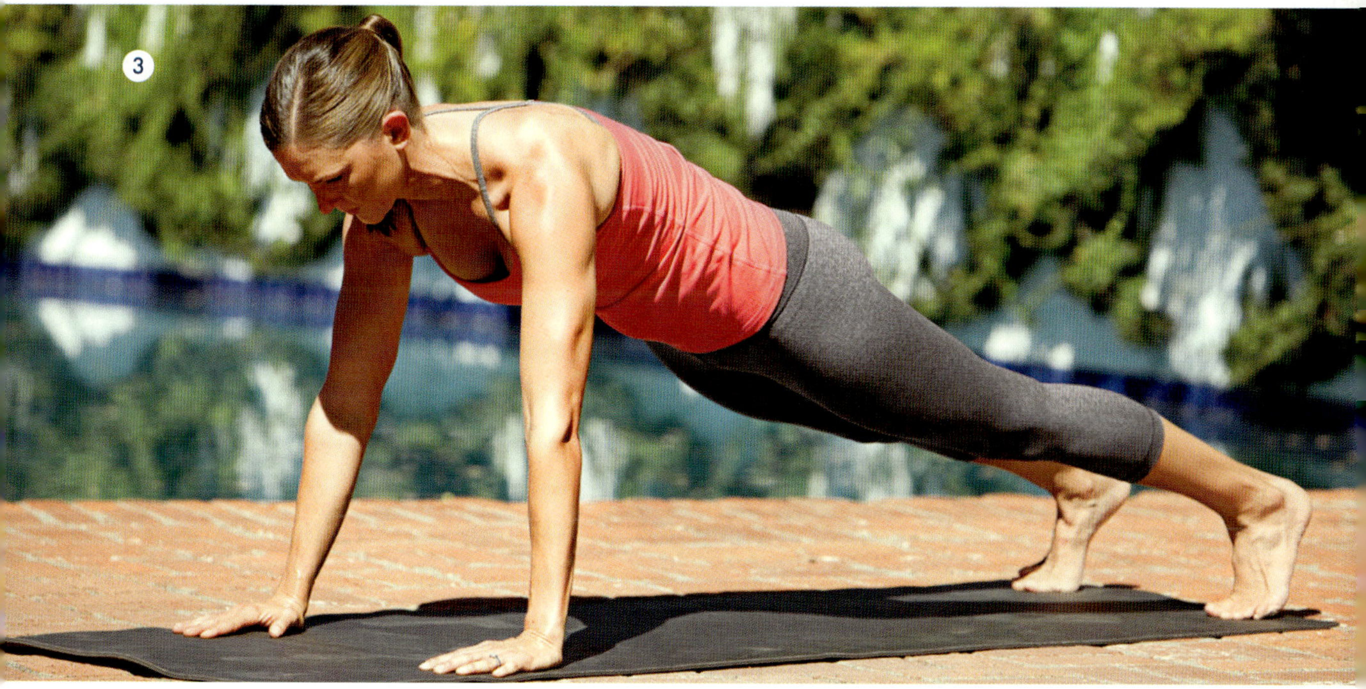

2 Bewegen Sie Ihre Arme langsam vorwärts, und zwar ungefähr 20 Zentimeter. Pressen Sie Ihre Fersen so stark wie möglich nach unten. Senken Sie Ihre Hüften ungefähr 5 Zentimer ab. Halten Sie die Stellung für 30 Sekunden.

3 Führen Sie die Arme langsam wieder zurück, bis sie sich direkt unter den Schultern befinden.

WORAUF SIE BEI EINER PERFEKTEN AUSFÜHRUNG ACHTEN MÜSSEN

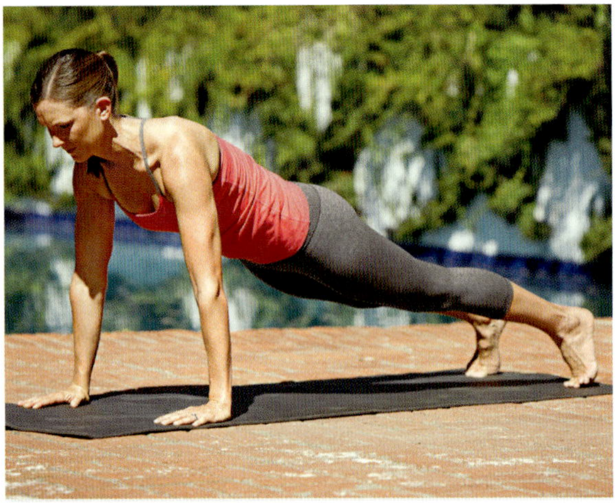

- Ihr Körper bildet eine gerade Linie vom Nacken bis zu den Fersen.
- Die Schultern sind fest, die Bauchmuskeln, die Gesäßmuskeln und die hinteren Oberschenkelmuskeln sind angespannt.
- Die Arme sind durchgedrückt und angespannt, die Finger sind geöffnet und breit in den Boden gestemmt. Die Handgelenke sind stabil.

MÖGLICHE HALTUNGSFEHLER

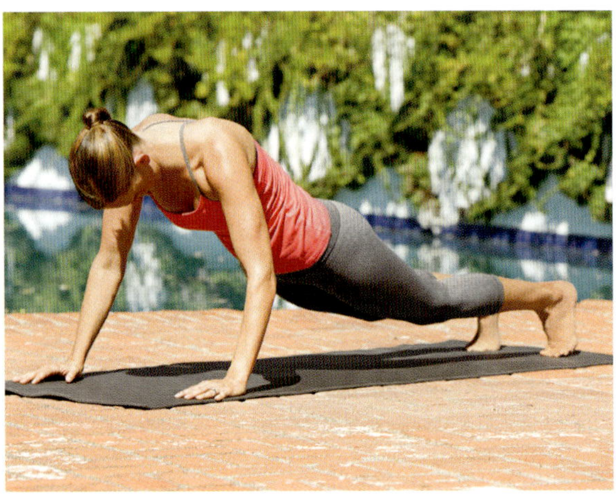

- Bauch und Knie hängen durch, die Schultern sind nicht angespannt, so dass die Schulterblätter hervorstehen.
- Die Arme sind gebeugt.

8. ÜBUNG

RÜCKENSTRECKEN MIT UNTERSTÜTZUNG DER ADDUKTOREN

(20 BIS 30 SEKUNDEN HALTEN)

(Übungsausführung siehe S. 95 ff.)

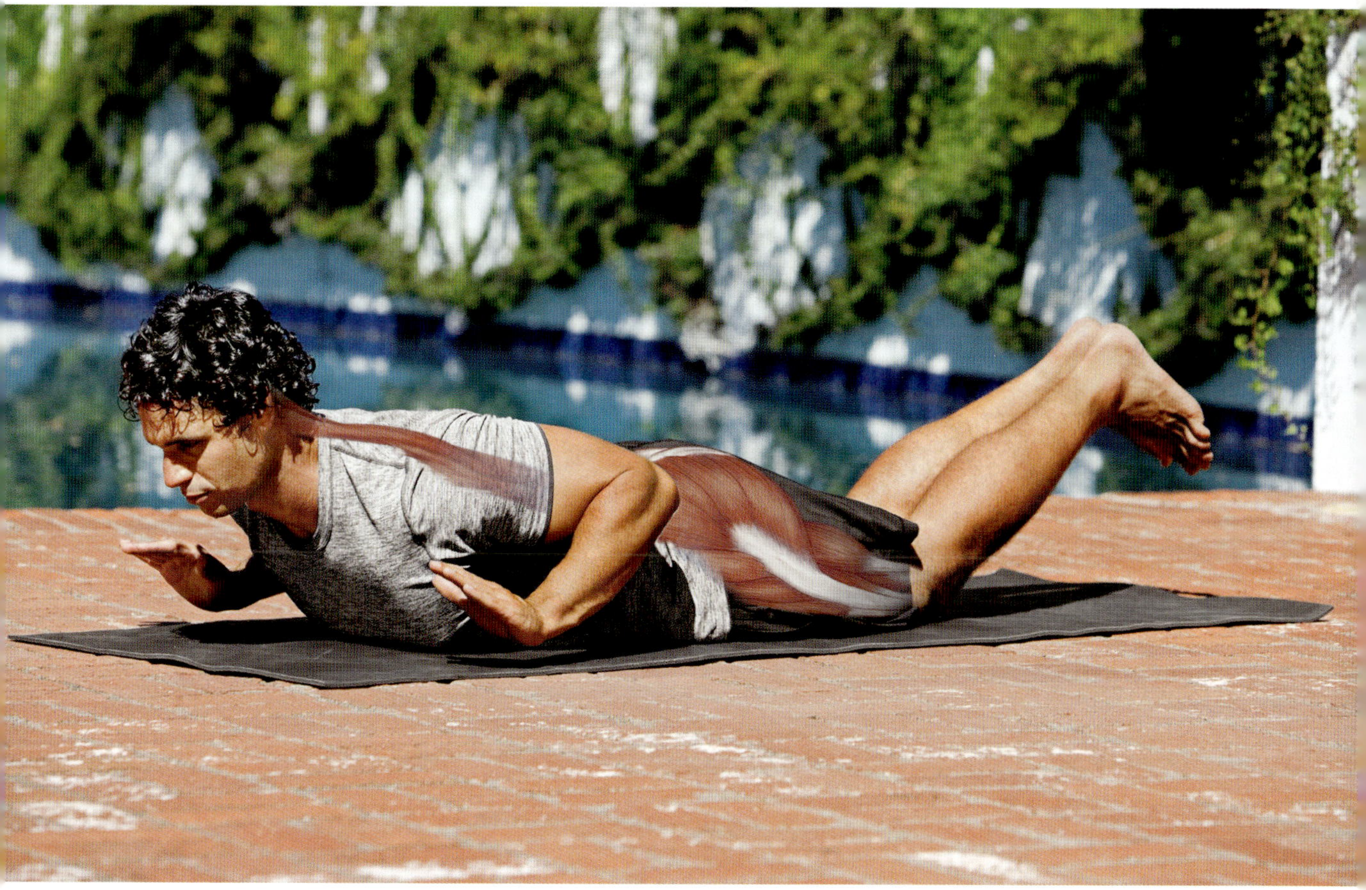

9. ÜBUNG

VON DER KINDHALTUNG IN DIE KNIENDE GRUNDSTELLUNG

(Übungsausführung siehe S. 99 ff.)

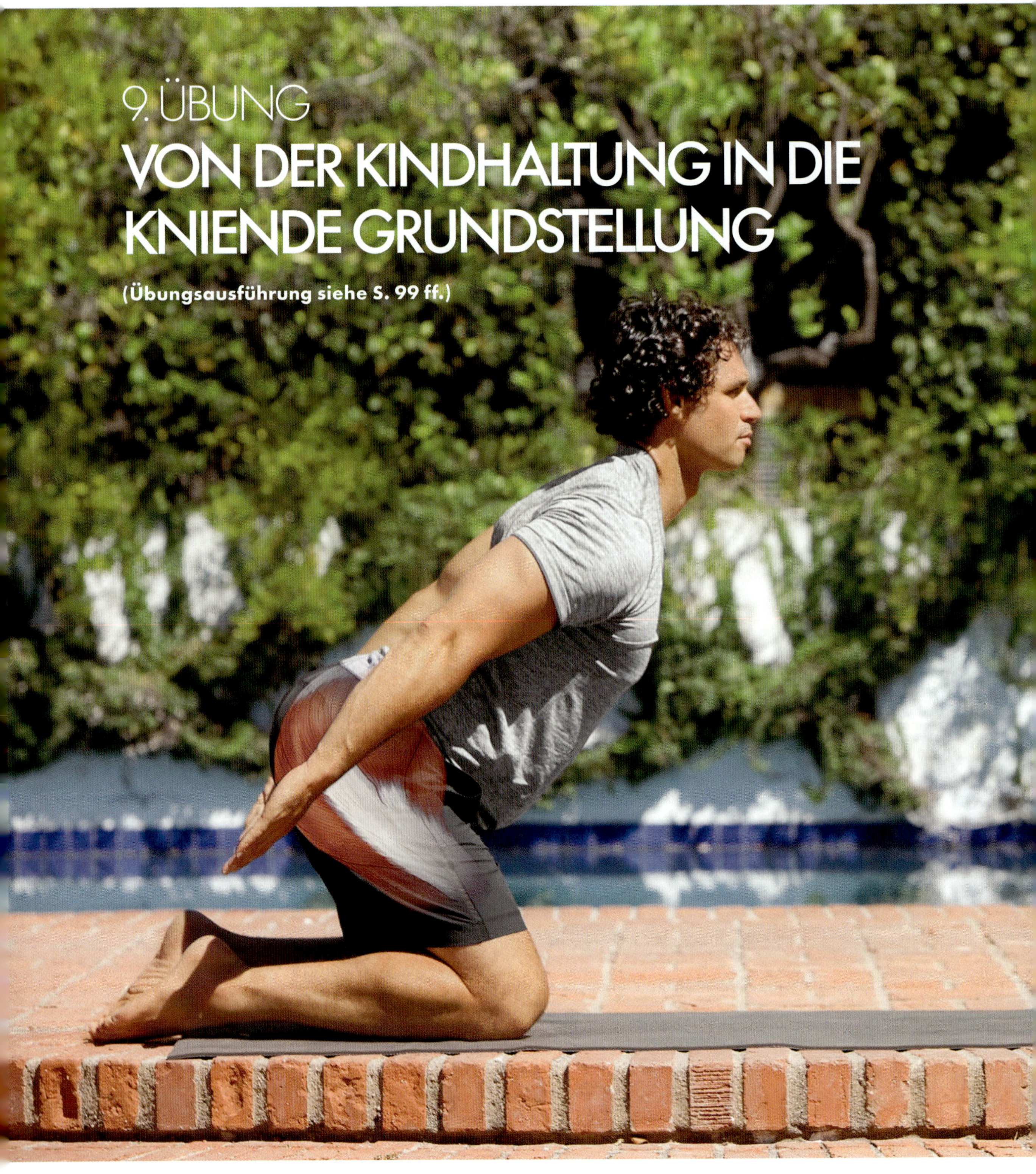

10. ÜBUNG

AUSFALLSCHRITTE MIT ÜBER DEN KOPF GESTRECKTEN ARMEN

(PRO SEITE 30 SEKUNDEN HALTEN)

(Übungsausführung siehe S. 104 ff.)

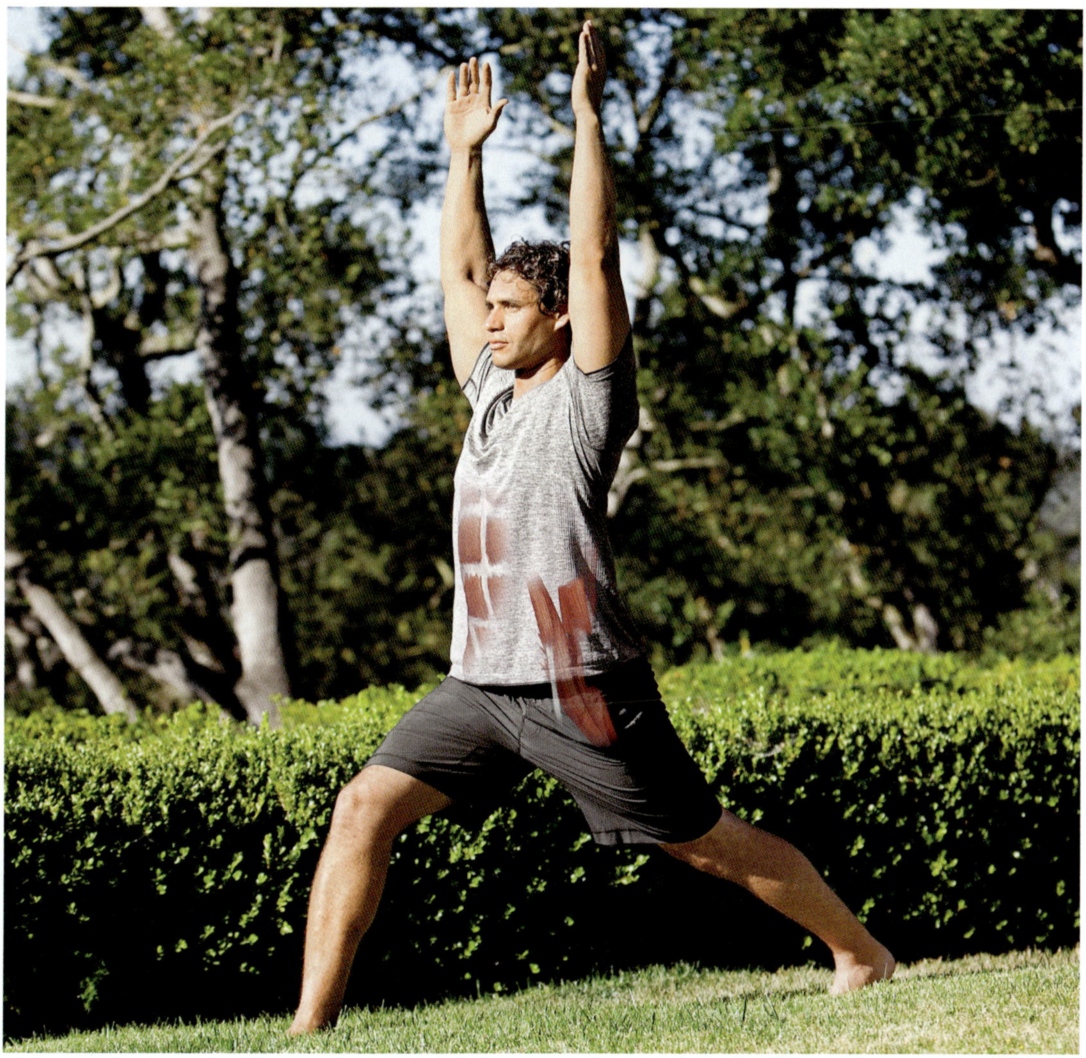

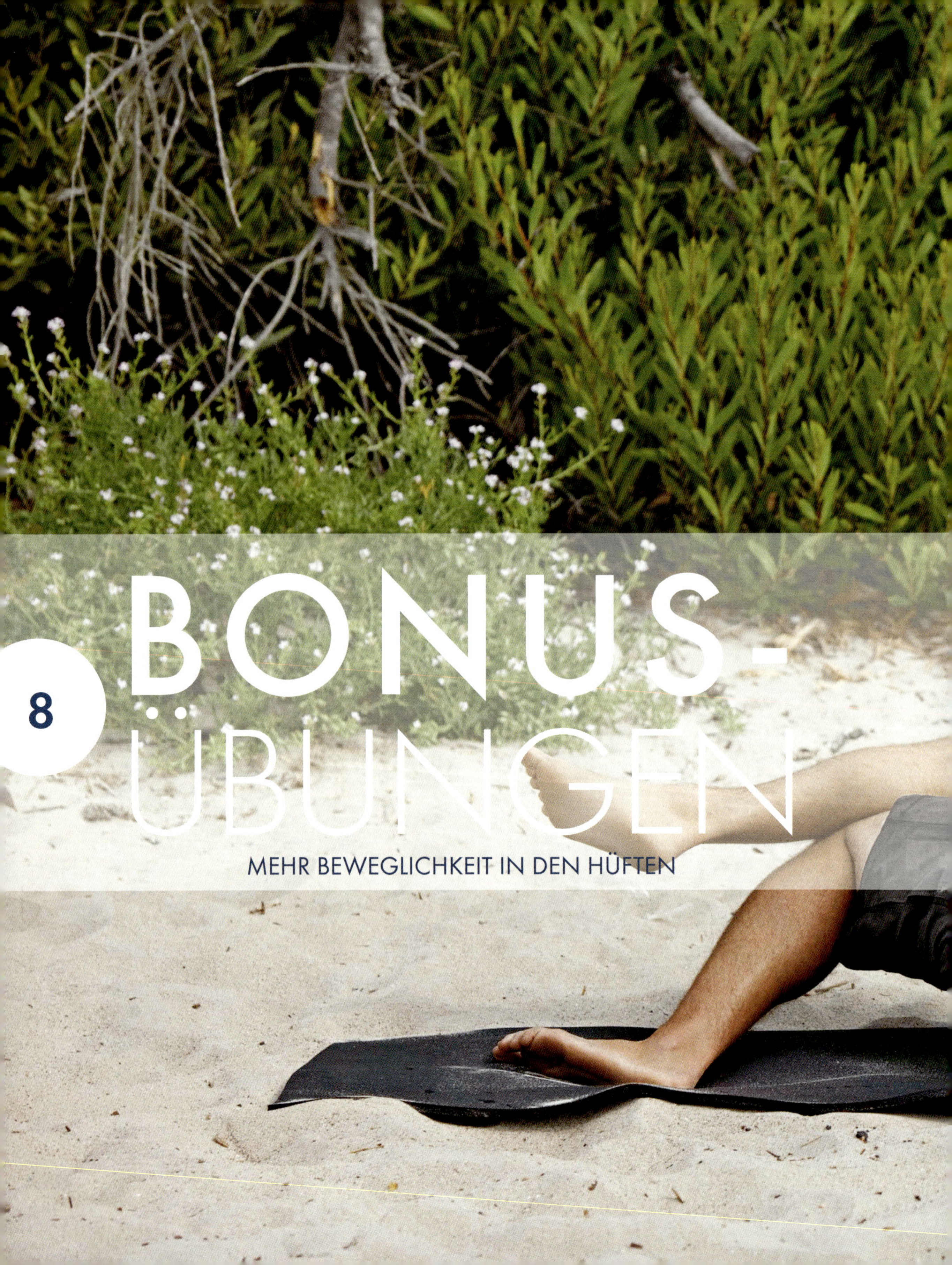

8

BONUS-ÜBUNGEN

MEHR BEWEGLICHKEIT IN DEN HÜFTEN

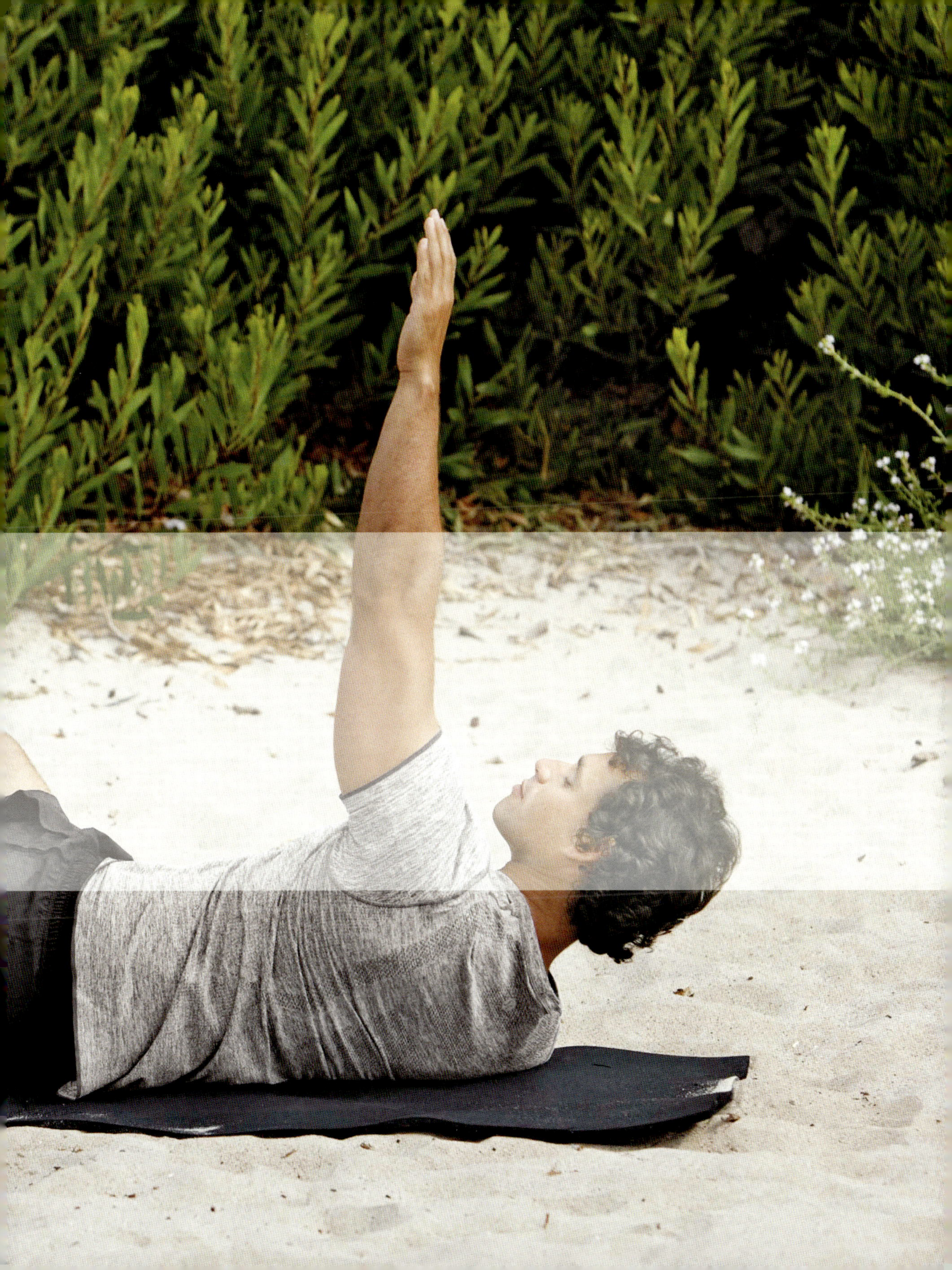

DAS HÜFTTRAINING AUF EINEN BLICK

BONUS-ÜBUNG 1: CROSSOVER

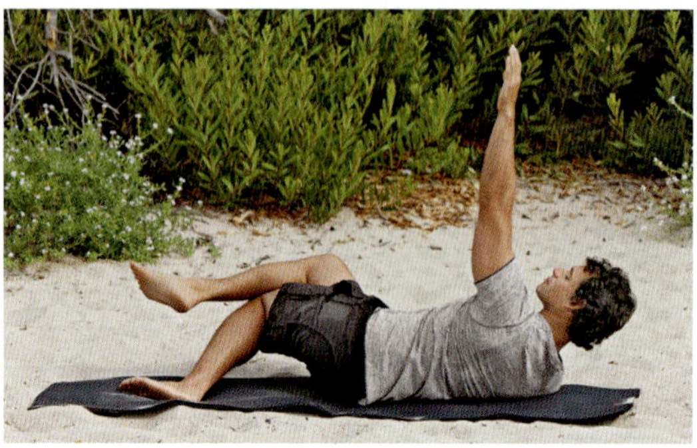

BONUS-ÜBUNG 2: CROSSUNDER

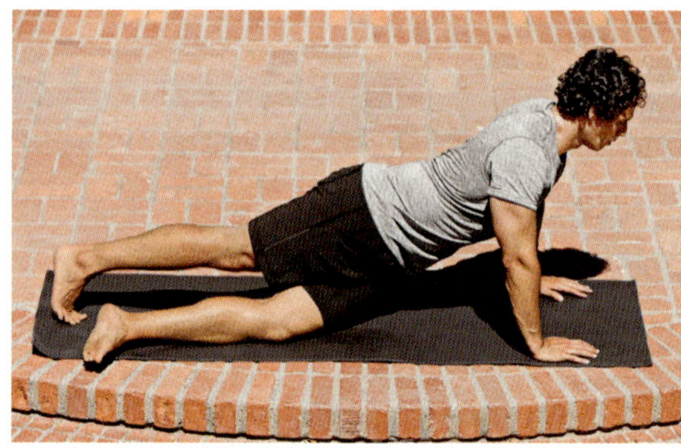

Hüftschmerzen sind so verbreitet, weil wir so viel Zeit sitzend verbringen. Sitzen führt dazu, dass die Hüftmuskeln kontrahieren. Dabei müssen sie gedehnt sein, damit Sie sich problemlos bewegen können. Die Anforderungen des modernen Lebens führen dazu, dass unsere Hüftbeuger zumeist nicht lang und gedehnt sind, und dieses Problem nimmt mit dem Alter weiter zu. Denn wenn wir älter werden, versteifen sich unsere Muskeln. Denken Sie daran, wie Kinder stundenlang mit übereinandergeschlagenen Beinen auf dem Boden sitzen können, wie leicht sie sie in alle Richtungen abwinkeln und wie beweglich sie sind. Wie lange ist es her, dass Sie in der Lage waren, im Lotussitz zu sitzen? Oder sich mühelos vornübergebeugt haben? Oder Kniebeugen gemacht haben, ohne dass es in den Scharnieren geknackt hat?

Wenn Sie unter Hüftschmerzen leiden, ist Ihnen das Problem wahrscheinlich bewusst. Eine Möglichkeit zu testen, wie verkürzt und steif Ihre Hüftmuskeln und Gelenke sind, besteht darin, sich mit geradem Rücken auf eine Stuhlkante zu setzen und ein Bein über das andere zu legen. Wenn sich das Knie des gekreuzten Beins ungefähr auf der Höhe des unteren Beins befindet, wenn Sie entspannt sitzen, sind Ihre Hüftmuskeln in guter Verfassung. Je höher das Knie des gekreuzten Beins, desto steifer und verkürzter sind Ihre Hüftmuskeln. Machen Sie diesen Test mit beiden Beinen, um herauszufinden, welche Seite steifer ist.

Hüftschmerzen sind ein komplexes Thema und können viele Ursachen haben. Sie können Hüftschmerzen empfinden, wenn Sie ruhen, wenn Sie sich bewegen oder wenn Sie stehen, und die Gründe dafür können ganz unterschiedlich sein. Wenn die Hüftschmerzen anhalten, sollten Sie einen Arzt aufsuchen.

Zu viel Sitzen und eine schlechte Körperhaltung sind für Ihre Hüftschmerzen verantwortlich. Die folgenden Bonus-Übungen werden Ihnen helfen, Verspannungen und Steifheit zu beseitigen, indem Sie Ihre Beckenmuskeln entspannen. Das ermöglicht Ihrem Becken, sich bei Kniebeugen und beim Vornüberbeugen natürlich zu bewegen, indem es den größten Teil der Spannung von den äußeren Hüften nimmt.

DIE GRUNDLAGEN ZUERST!

Die Grundlagen-Arbeit, die ich mit Peter Park gemacht habe, ist eine perfekte Ergänzung zu meinem Krafttraining für den Core-Bereich. Als Ergebnis habe ich mehr Kraft, eine bessere Koordination und ein verbessertes Gleichgewichtsgefühl entwickelt. Als Radsportler bin ich auf dem Rad beweglicher und entspannter, habe meine Kurbellänge vergrößert und kann viele Kilometer tief über den Lenker gebeugt fahren ohne Schmerzen im Nacken oder Rückenbereich. Nach meiner Meinung ist das Grundlagen-Training ein unverzichtbarer Bestandteil eines jeden Fitness- oder Krafttrainingsprogramms.

JIM THOMAS

HÜFTTRAINING

BONUS-ÜBUNG 1
CROSSOVER

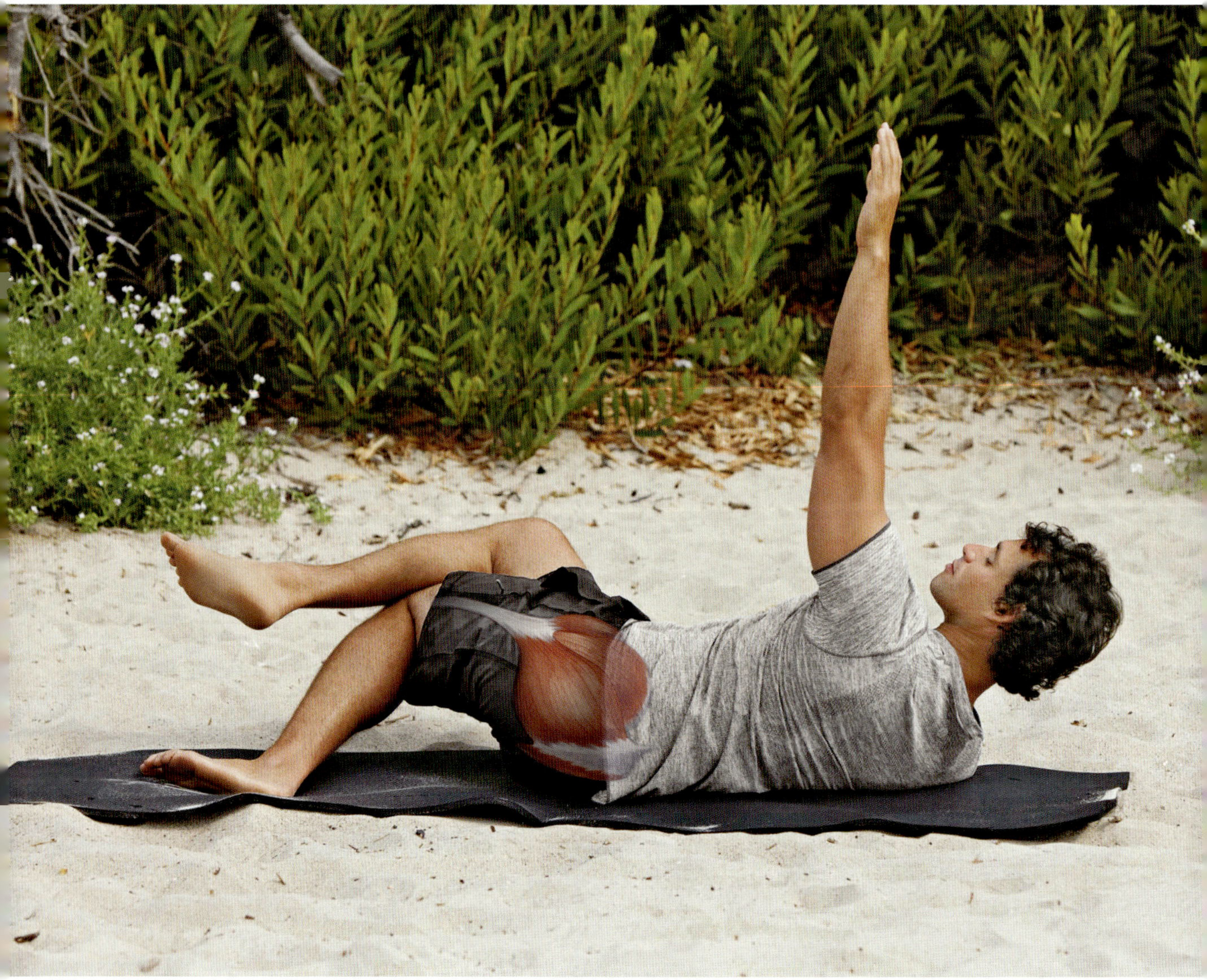

CROSSOVER

Der wichtigste Muskel des Beckens ist der Darmbeinmuskel, der sich am inneren Beckenrand entlangzieht und für die Kontraktion und Entspannung des Beckens verantwortlich ist. Je mehr sich das Becken beim Vornüberbeugen und den Kniebeugen bewegt, desto leichter wird die Bewegung insgesamt. Diese Übung dehnt den Darmbeinmuskel, um die Bewegung des Beckens zu steuern.

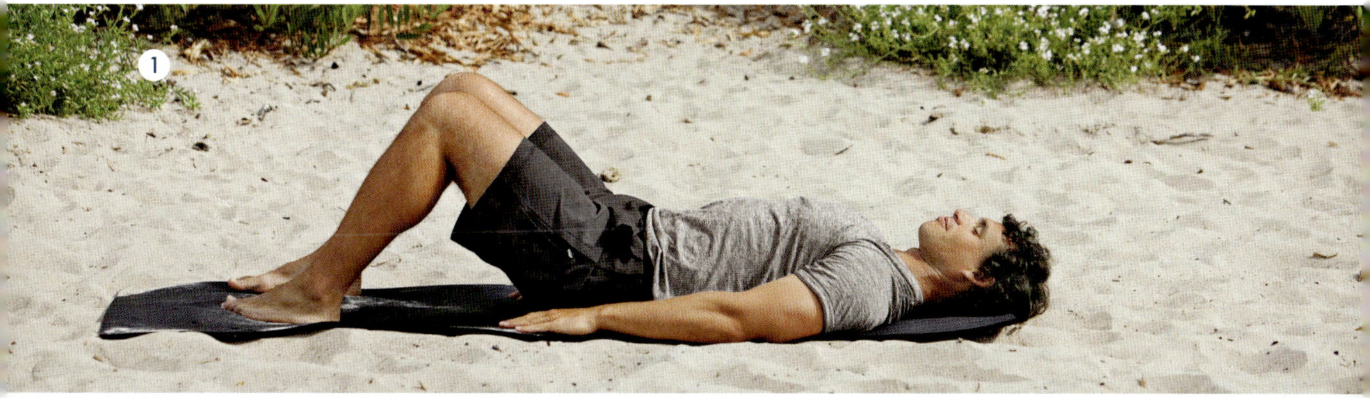

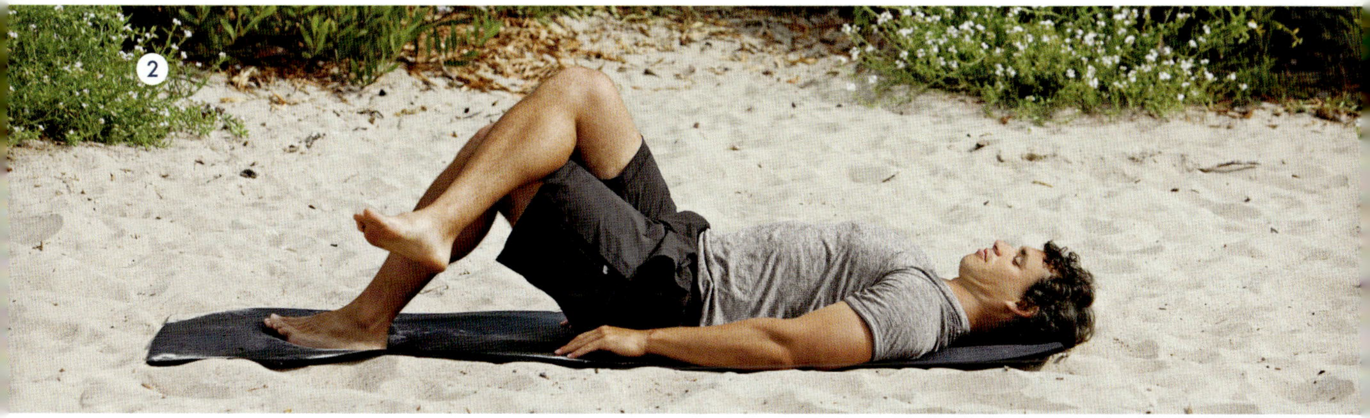

1 Legen Sie sich auf den Rücken, winkeln Sie die Beine an und stellen Sie die Füße flach auf den Boden. Der Abstand zwischen Ihrem Gesäß und den Füßen sollte ungefähr 50 bis 60 Zentimeter betragen. Die Arme liegen ausgestreckt neben dem Körper.

2 Legen Sie das rechte Bein über das linke Bein, und zwar knapp oberhalb des Knies. Achten Sie darauf, dass sich beide Knie nahe beieinander befinden

Wenn Sie bei dieser Übung Schmerzen verspüren, empfehlen wir Ihnen, sie auszulassen.

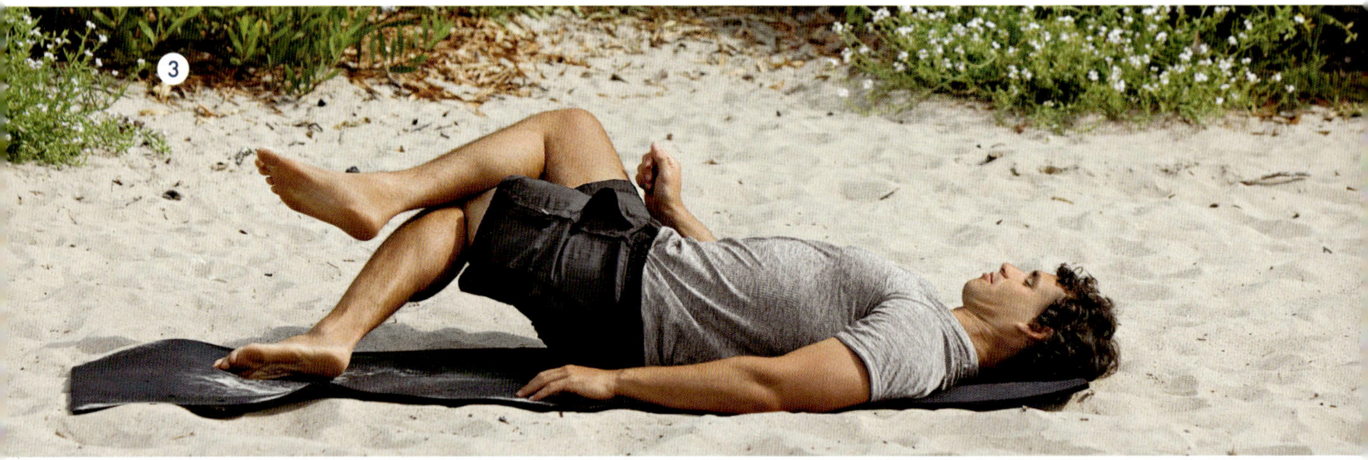

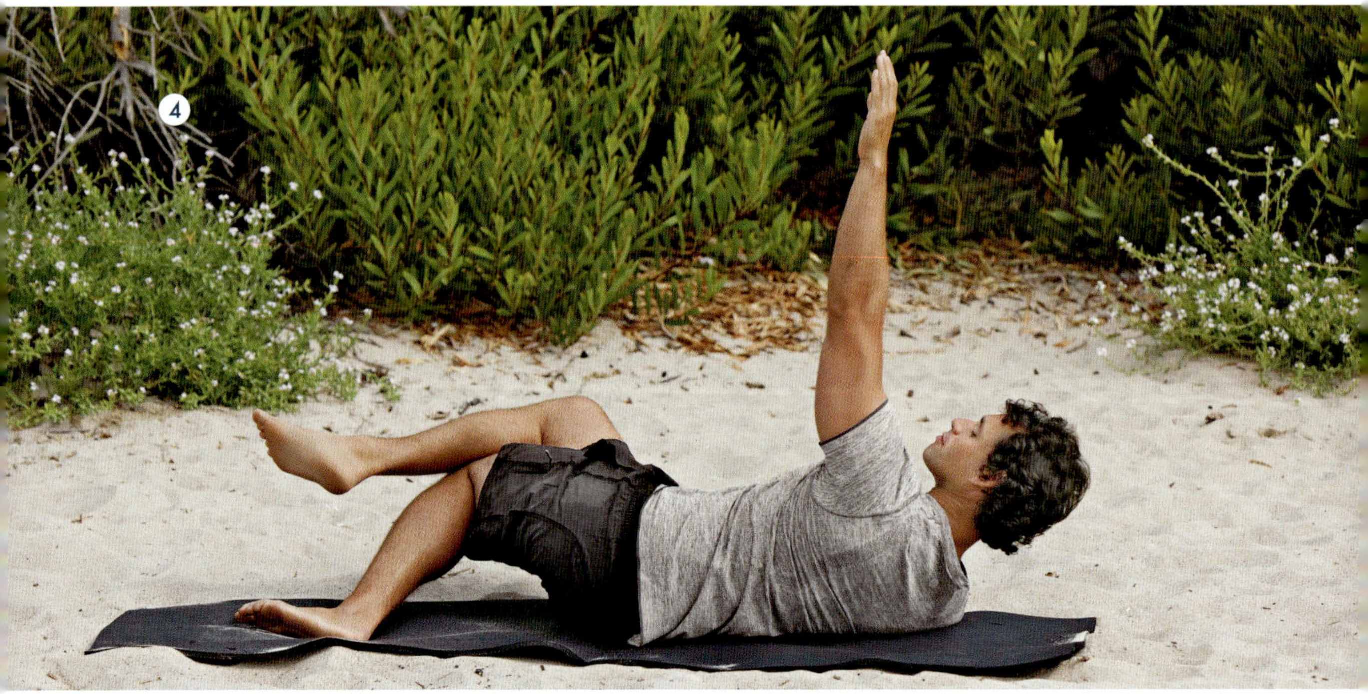

3 Indem Sie das rechte Bein als Hebel benutzen, ziehen Sie das linke Knie auf die rechte Seite Richtung Boden. Atmen Sie so tief, wie Sie können. Spüren Sie die Dehnung in Ihrer oberen linken Hüfte.

4 Strecken Sie nun den linken Arm senkrecht in die Luft und kontrahieren Sie (seitlicher Crunch) die linke Seite Ihres Oberkörpers fünf- bis zehnmal.

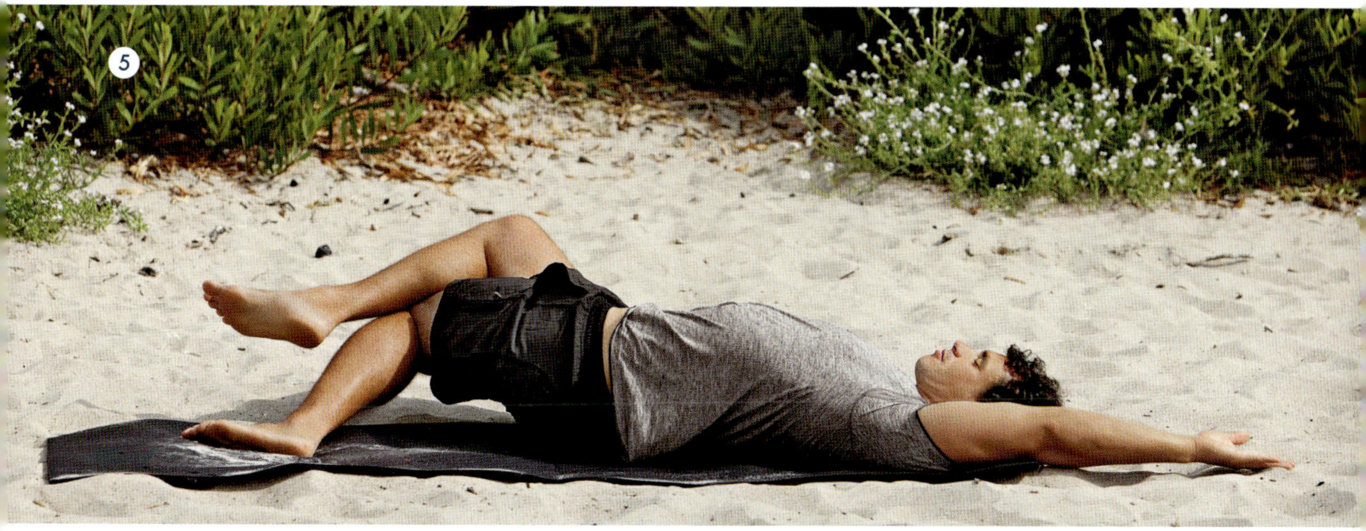

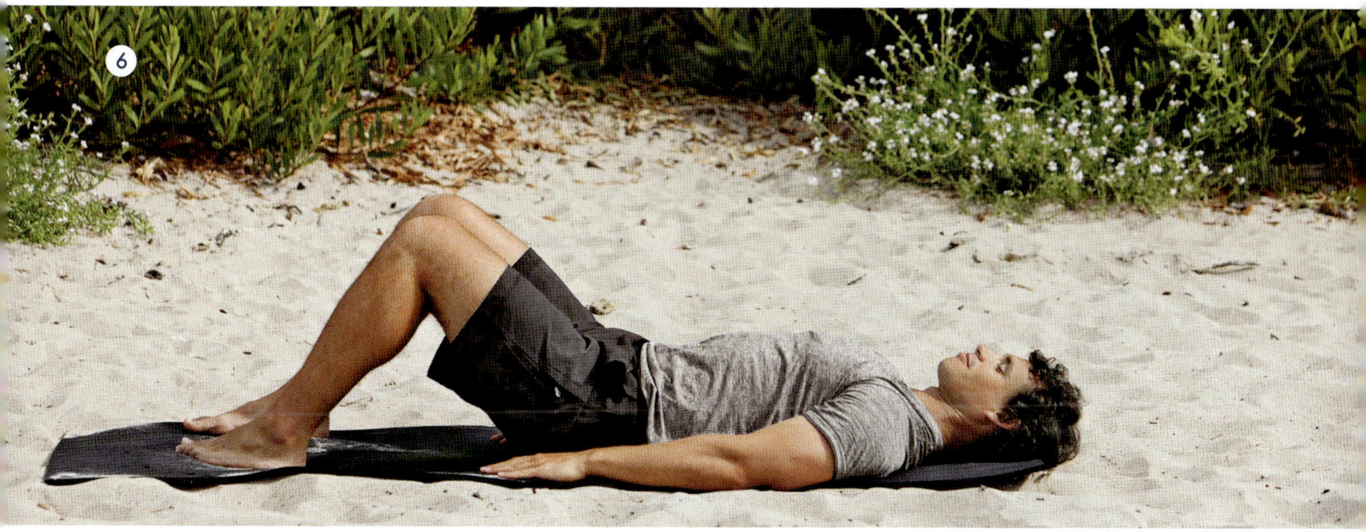

5 Strecken Sie den linken Arm über den Kopf und dehnen Sie die linke Körperseite für 15 Sekunden.

6 Kehren Sie in die Ausgangsposition zurück und wiederholen Sie den Bewegungsablauf mit der rechten Seite.

WORAUF SIE BEI EINER PERFEKTEN AUSFÜHRUNG ACHTEN MÜSSEN

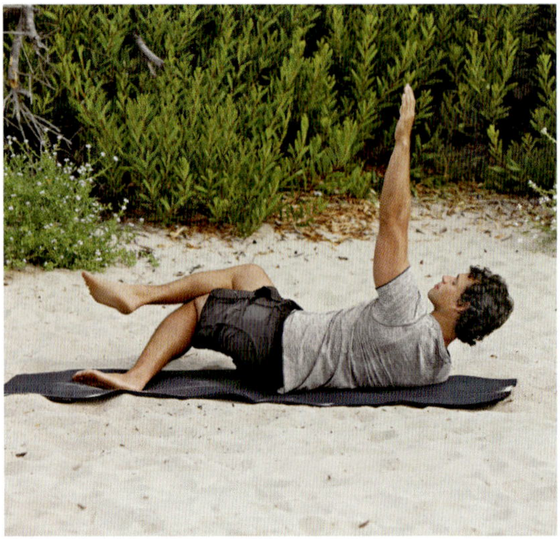

- Ihre Knie sind eng übereinandergeschlagen. Beide Beine sind etwas mehr als 90 Grad abgewinkelt.
- Sie sollten eine Dehnung verspüren, die sich in die Hüfte und das linke Bein erstreckt.
- Wenn Sie den linken Arm in die Luft strecken und anschließend hinter den Kopf führen, sollten Sie im linken Bein eine intensive Dehnung verspüren.

MÖGLICHE HALTUNGSFEHLER

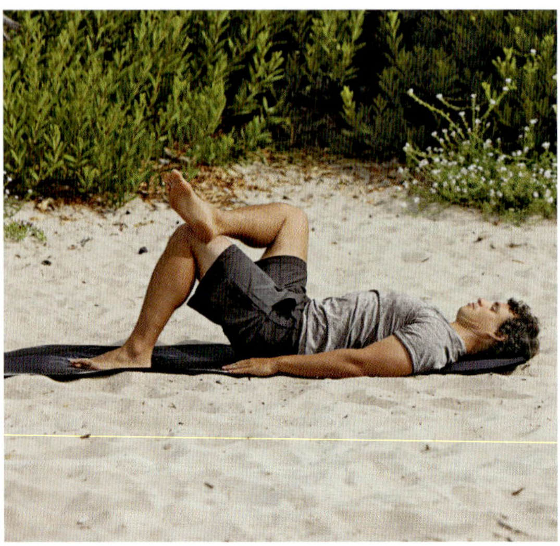

- Die Knie sind viel zu weit auseinander.
- Dadurch erfolgt keine Dehnung in der linken Körperseite.

BONUS-ÜBUNG 2
CROSSUNDER

Diese Übung beansprucht den Tractus iliotibialis, ein Faserzug vom vorderen oberen Darmbeinstachel über Hüft- und Kniegelenk bis zum Schienbein. Sie sollten die Dehnung im gesamten unteren Bein unterhalb der Hüfte, dem Tractus iliotibialis und oberhalb der Hüfte in den schrägen Muskeln spüren.

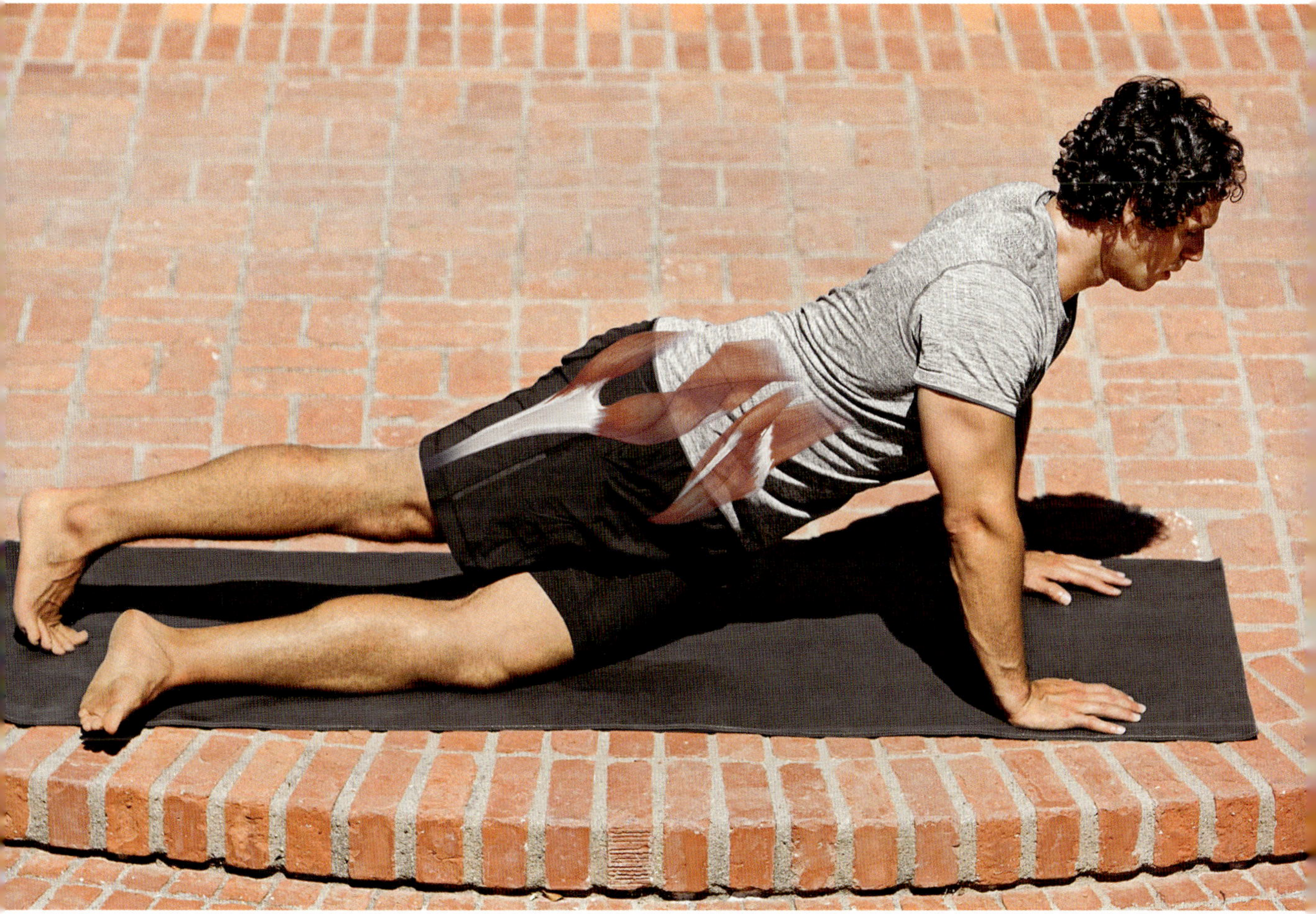

CROSSUNDER

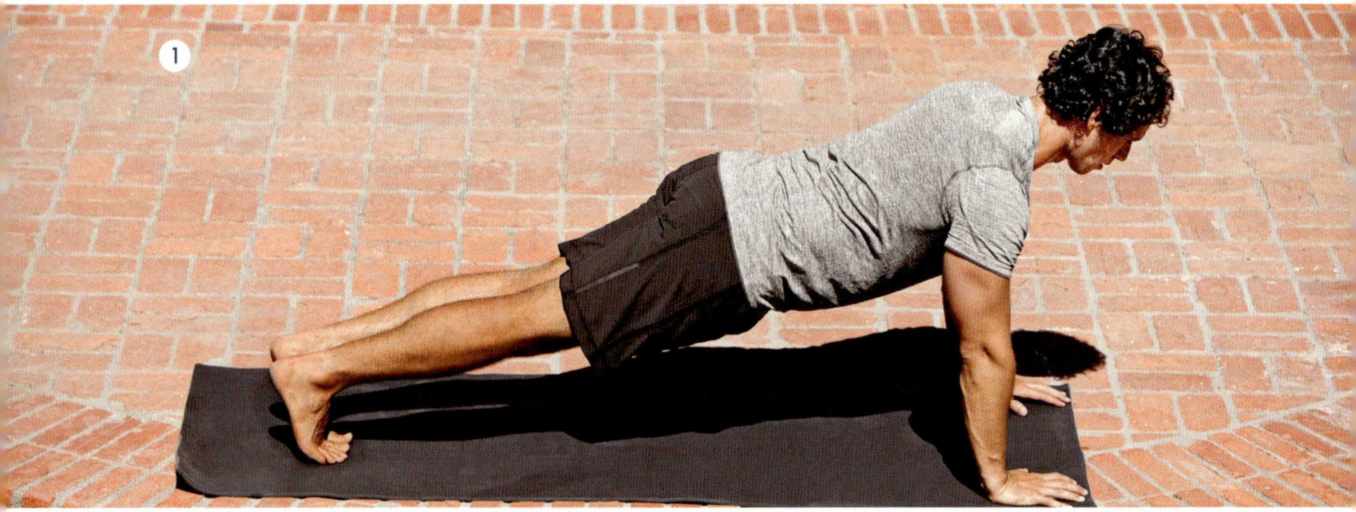

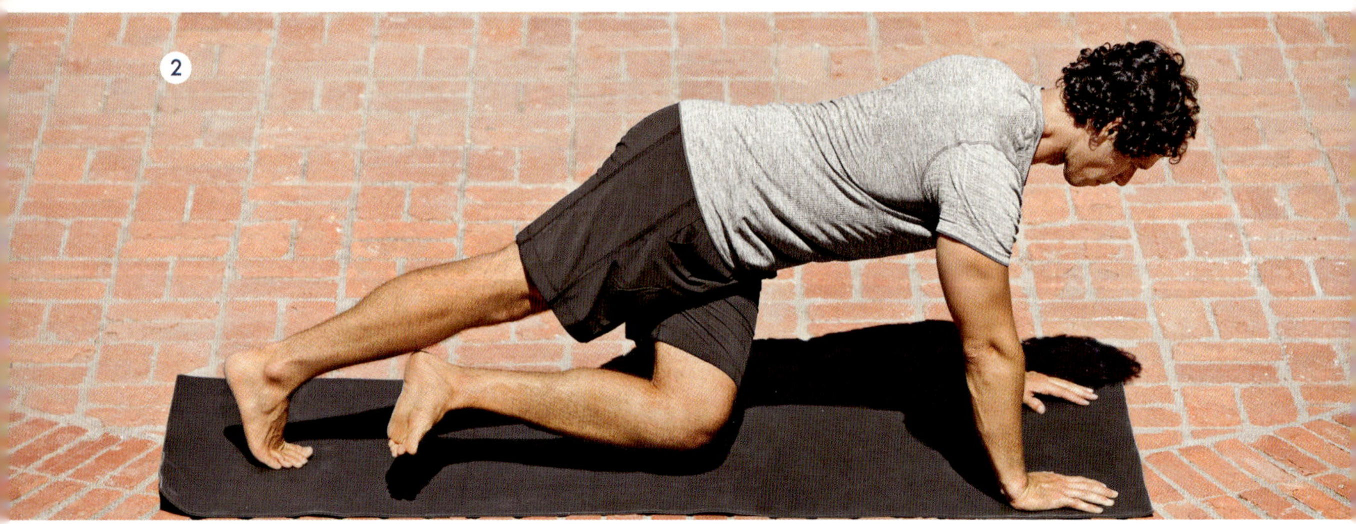

Wenn sich diese Dehnübung anfühlt, als steche Ihnen jemand auf der Körperseite mit dem ausgestreckten Bein Nadeln in den unteren Rücken, sollten Sie auf sie verzichten.

1. Begeben Sie sich in eine stabile Plankstellung beziehungsweise die Ausgangsstellung für Liegestützen.

2. Führen Sie das linke Bein leicht angewinkelt unter das rechte Bein.

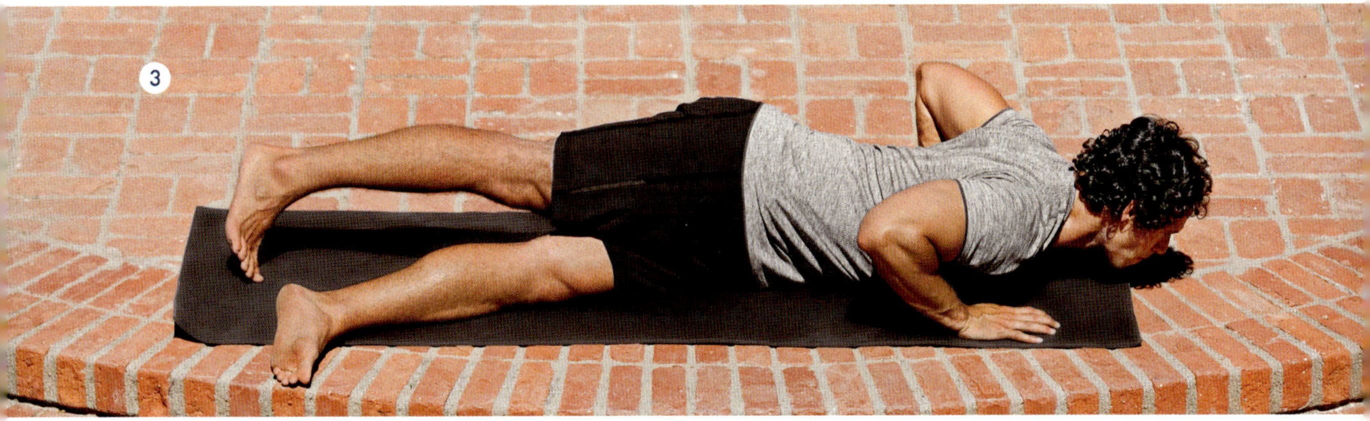

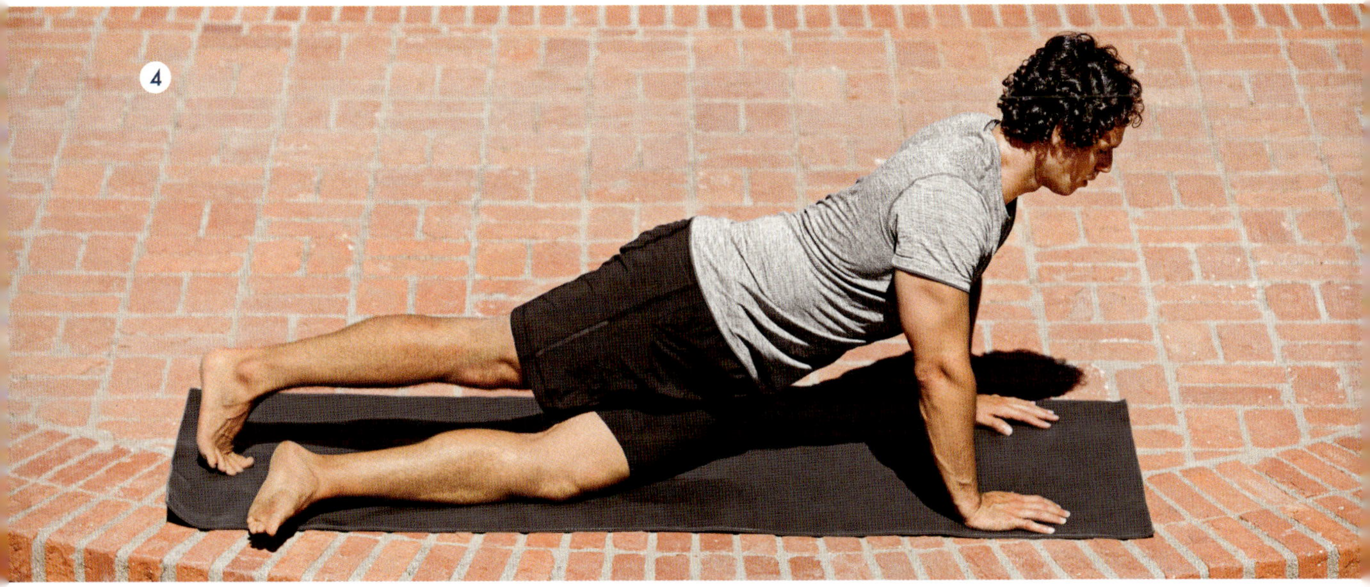

3 Senken Sie langsam den gestreckten Körper ab, bis Sie auf der linken Hüfte liegen. Bringen Sie Ihre Hände etwas weiter nach vorne und spannen Sie die Schultern an.

4 Richten Sie Ihren Brustkorb auf und drücken Sie ihn nach vorne. Halten Sie den Kopf aufrecht und die Schultern unten. Drehen Sie die rechte Ferse nach oben; das trägt dazu bei, die Hüften gerade zu halten. Sie sollten diese Dehnung entlang der gesamten linken Körperseite spüren, im linken Bein und der linken Hüfte sowie im Tractus iliotibialis und oberhalb der Hüfte in den schrägen Bauchmuskeln. Halten Sie die Stellung für 20 Sekunden.

Wiederholen Sie den gesamten Bewegungsablauf mit der anderen Seite.

WORAUF SIE BEI EINER PERFEKTEN AUSFÜHRUNG ACHTEN MÜSSEN

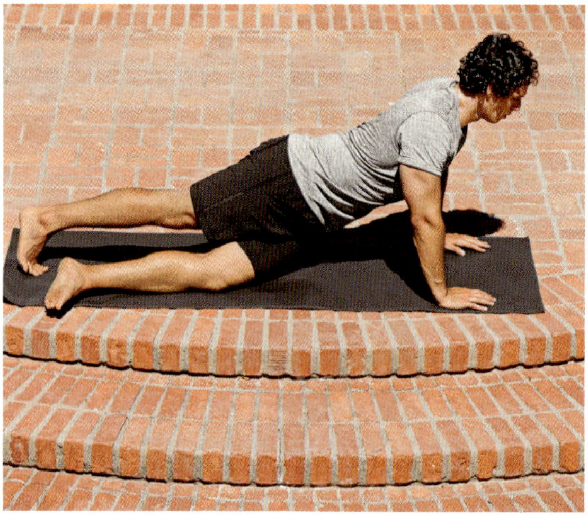

- Der Crossunder ist eine anspruchsvolle Übung. Wenn er korrekt ausgeführt wird, sind Ihre Füße nur ungefähr 20 Zentimeter voneinander entfernt.
- Ihre Schultern sollten gerade sein und nicht zu einer Seite verdreht, und Ihre Arme sollten ein wenig zittern, während Sie Ihren Brustkorb nach oben stemmen und nach vorne schieben.

MÖGLICHE HALTUNGSFEHLER

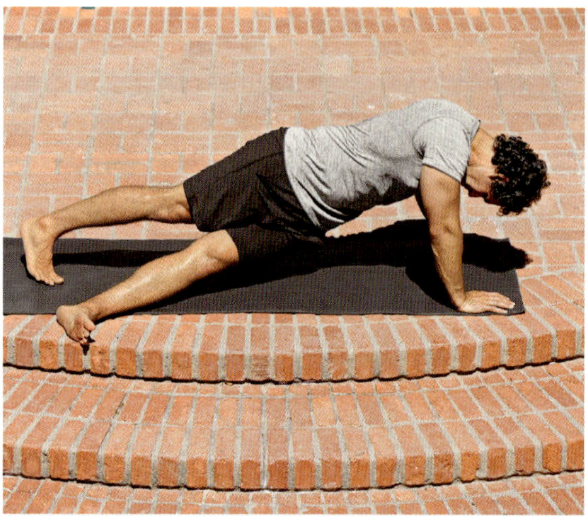

- Die Füße sind zu weit voneinander entfernt, weil das untere Bein nicht abgewinkelt, sondern ausgestreckt ist.
- Der Oberkörper ist rund.
- Der Brustkorb ist nicht aufgerichtet und der Kopf hängt herunter.

Die Übungen, die Sie in diesen Kapiteln gelernt haben, werden Ihre Beweglichkeit, Kraft und Ausdauer deutlich verbessern. Das Grundlagen-Training muss zu einem natürlichen Bestandteil Ihres Lebensstils werden, wenn Sie die korrekten Bewegungsabläufe auf jede Alltagsbewegung übertragen wollen. Hören Sie nicht auf, diese Übungen zu machen, sobald Sie sich besser fühlen. Das wäre eine Aufforderung an Ihre Rückenschmerzen, sich zurückzumelden. Die Übungen können wesentlich mehr bewirken als die »Reparatur« eines Rückenproblems. Da Sie sich jetzt so gut fühlen, empfehlen wir Ihnen, der Ernährung und Pflege Ihres Körpers mehr Aufmerksamkeit zu schenken. Unsere Kunden haben das getan. Sie haben ihre neue Fitness auf alle anderen Lebensbereiche übertragen. Lesen Sie weiter, denn wir werden Ihnen folgend zeigen, wie Sie Ihre Fortschritte mit der richtigen Ernährung, gesundem Schlaf, Entspannung und ausgewogenen körperlichen Aktivitäten unterstützen können.

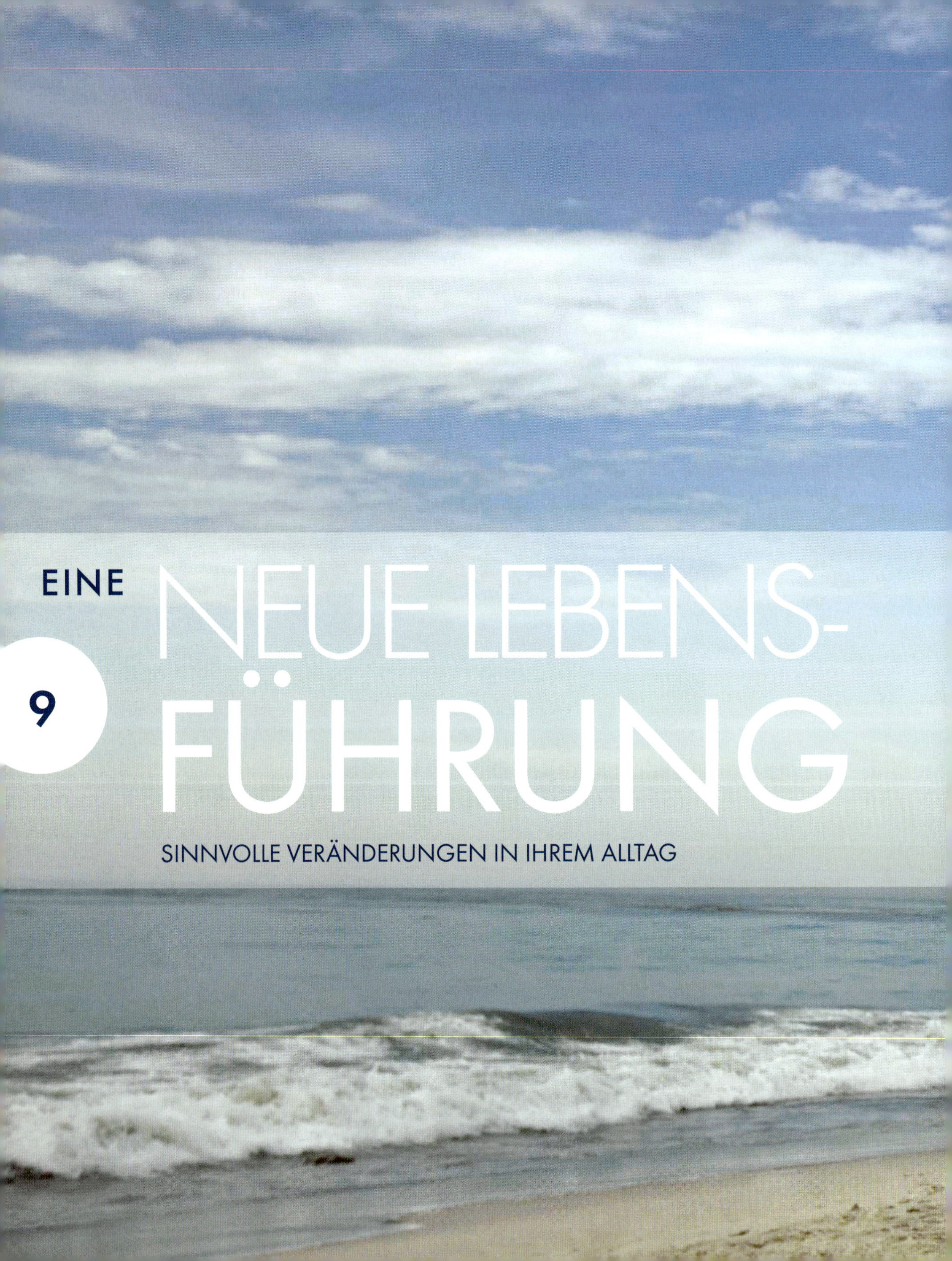

9

EINE NEUE LEBENSFÜHRUNG

SINNVOLLE VERÄNDERUNGEN IN IHREM ALLTAG

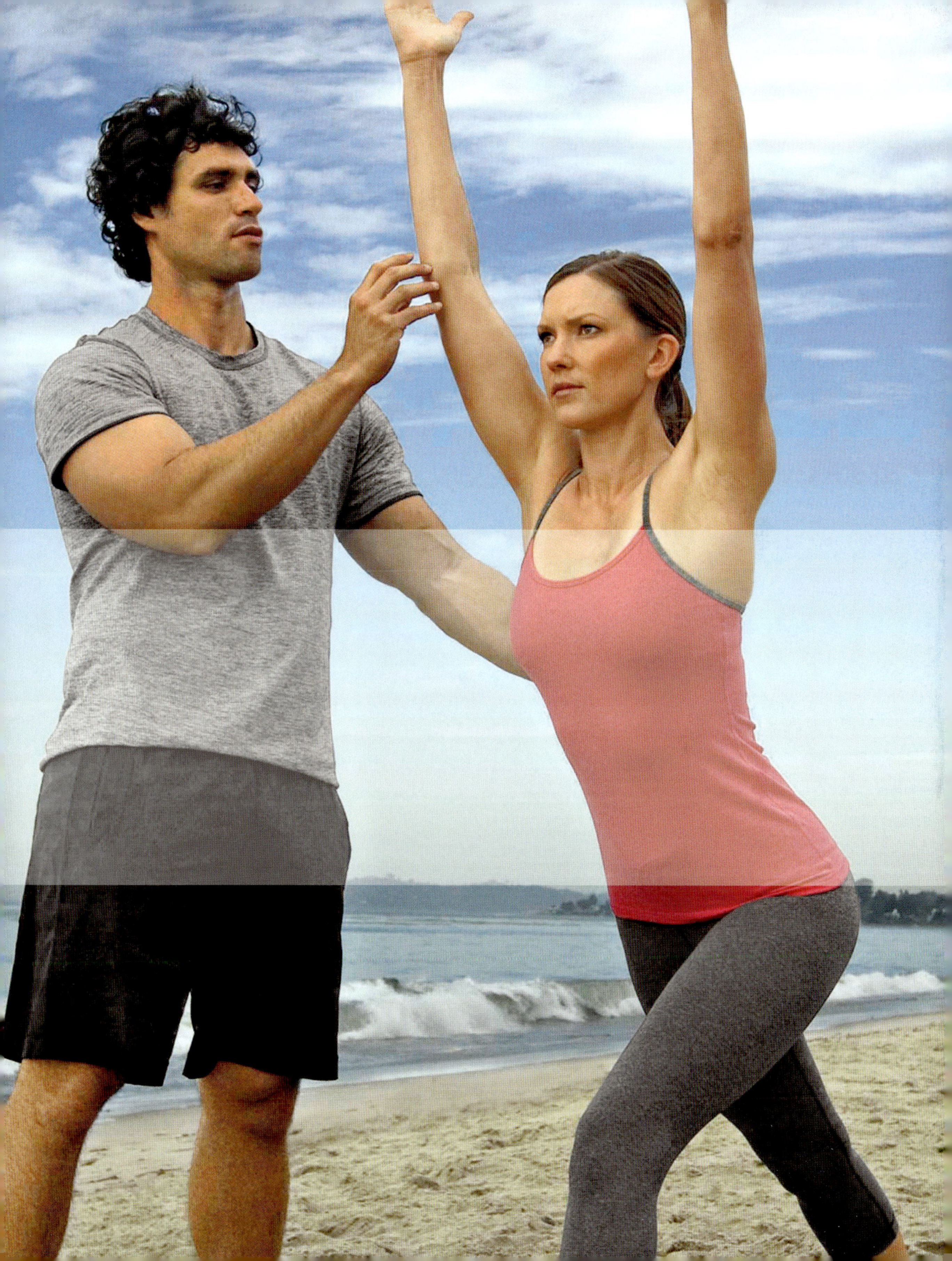

Ständige Schmerzen sind Energiefresser. Jede noch so kleine Alltagsbewegung, zum Beispiel morgens aus dem Bett aufzustehen, die Schnürsenkel zu binden, sich ins Auto zu zwängen, sich vom Schreibtisch zu erheben, eine Einkaufstüte zu tragen oder Ihr zweijähriges Kind auf den Arm zu nehmen, kostet große Anstrengung. Rückenschmerzen rauben Ihnen jede Energie und führen dazu, dass Sie sich ständig erschöpft und gereizt fühlen. Wenn Sie die Schmerzbarrieren überwinden, verspüren Sie neue Kraft und Energie. Wenn Ihr Wohlbefinden steigt und Sie sich wieder frei bewegen können, wird die aus dem Grundlagen-Training gewonnene Perspektive auch alle anderen Dinge in Ihrem Leben verbessern. Sie haben nur einen Körper, und wenn Sie sehen, welche große Wirkung schon kleine Veränderungen haben können, werden Sie eher bereit sein, ihn gut zu behandeln.

> Wenn Sie die Schmerzbarrieren überwinden, verspüren Sie neue Kraft und Energie.

Als Sie noch jung waren, haben Sie die Folgen Ihre Haltungs- und Bewegungsfehler noch nicht gespürt, aber mit zunehmendem Alter fordern sie ihren Tribut von Ihrem Körper. Schlechte Ernährungsgewohnheiten, zu viel Alkohol und zu wenig Schlaf machen sich ab vierzig oder fünfzig langsam, aber sicher bemerkbar. Wir denken an die extrem erfolgreichen Geschäftsleute, die wir kennengelernt haben: Wenn sie nicht den ganzen Tag am Schreibtisch sitzen, fliegen sie um die Welt zu Konferenzen und Meetings, schlafen wenig und unregelmäßig und leiden unter Jetlags. Geschäftsessen sind ein wichtiger Aspekt ihres Berufslebens, was bedeutet, dass kalorienreiches Essen und Alkohol beinahe zu einem Teil der Arbeitsplatzbeschreibung werden. Wenn sie dann in den Vierzigern oder Fünfzigern sind, sind sie steif und unbeweglich, und ihre Haut spiegelt ihren Lebensstil und den hohen Arbeitsdruck wider. Wir haben solche Leute trainiert. Ihre neue Lebensführung gibt ihnen ein völlig anderes Gefühl, und das kann man schon von außen sehen.

Abgesehen davon, dass wir alle dazu ermuntern, die Übungen zu beherrschen, die den Kern des Grundlagen-Trainings ausmachen, empfehlen wir auch eine Lebensführung, die Entzündungen hemmt oder ihnen vorbeugt und zu der Entspannung, erholsamer Schlaf, die Beschleunigung des Stoffwechsels, reine, natürliche Nahrungsmittel und sportliche Betätigung gehören. Übergewicht oder Fettleibigkeit sowie eine schlechte Kondition fördern Rückenschmerzen. Das liegt allein in Ihrer Hand. Sie treffen Ihre eigenen Lebensentscheidungen, und wenn Sie sich gut fühlen, versprechen wir Ihnen, dass es leichter wird, gesunde Alternativen auszuwählen. In diesem Kapitel werden Sie erfahren, wie Sie die richtigen Entscheidungen treffen. Dazu stellen wir Ihnen einen realistischen Plan zur Veränderung eines ungesunden Lebensstils vor.

NAHRUNGSERGÄNZUNGEN ZUR LINDERUNG VON RÜCKENSCHMERZEN

Mehrere Vitamine, Mineralien und andere natürliche Substanzen tragen nachweislich zur Vorbeugung und Linderung von Rückenschmerzen bei. Prüfen Sie die auf der Verpackung angegebene Dosierung, bevor Sie eines dieser Präparate einnehmen.

Vitamin B_{12} ist wichtig für das Funktionieren des Nervensystems.

Vitamin D_3 ist unverzichtbar für starke Knochen.

Magnesium ist ein Muskelrelaxans.

Omega-3-Fettsäuren, die in Fischöl vorkommen, wirken entzündungshemmend.

Glucosamine und Chondroitin können zur Verhinderung beziehungsweise Bremsung von Knorpelschäden beitragen, die Ihre Rückengelenke beeinträchtigen können.

ALS GÄBE ES NICHT SCHON GENUG GRÜNDE, NICHT ZU RAUCHEN ...

Studien haben ergeben, dass Zigarettenrauchen das Risiko schwerer Rückenschmerzen verdoppelt, weil das Nikotin die Blutzirkulation beeinträchtigt und die Blutversorgung der Muskeln und Knochen hemmt. Rauchen ist einer der führenden Risikofaktoren für degenerative Bandscheibenerkrankungen. Wenn Sie rauchen, steigt die Wahrscheinlichkeit eines Bandscheibenvorfalls um das Drei- bis Vierfache. Zudem übt der typische Raucherhusten großen Druck und Belastung auf den Rücken aus.

STRESS, SCHLAF UND IHR RÜCKEN

Zwischen mentalen und körperlichen Schmerzen besteht ein sehr enger Zusammenhang. Emotionaler Stress hat eine schwelende Wirkung auf Ihren Körper. Ihr Körper fängt emotionalen Stress in den Muskeln auf. Diese erhöhte Anspannung der Muskeln kann die Blutgefäße verengen und somit den Blutfluss in das Gewebe beeinträchtigen. Ihr Blut transportiert Sauerstoff und Nährstoffe zu den Muskeln, Knochen und Gelenken. Ohne ausreichende Sauerstoffzufuhr beginnen Ihre Muskeln zu krampfen. Wenn Sie sie nicht mit Nährstoffen versorgen, werden sie schwächer.

Der gleiche Zusammenhang, der zwischen einem bewegungsarmen Lebensstil und Rückenschmerzen besteht, besteht auch zwischen Stress und Rückenschmerzen. Insbesondere Stresshormone und Cortisol wirken entzündungsfördernd. Ständiger Stress kann zu einem chronisch erhöhten Cortisolspiegel und einem hyperaktiven Nervensystem führen. Neben einem möglichen adrenalinbedingten Erschöpfungszustand kann eine langfristige Überproduktion von Cortisol Schlafstörungen sowie die Ansammlung von Bauchfett verursachen, das garantiert dazu führt, dass Ihre Rückenmuskeln überlastet werden. Cortisol ist der Erzfeind des Stoffwechsels, weil es die Umwandlung und Speicherung von Nahrung in Fett begünstigt.

L-THEANIN FÜR NATÜRLICHEN STRESSABBAU

Wir empfehlen Ihnen, sparsam mit Nahrungsergänzungsmitteln umzugehen, weil sie teuer und oft vollkommen wirkungslos sind. Aber wir haben gesehen, was L-Theanin leisten kann, eine natürliche Substanz, die Anspannung abbaut und die Stimmung hebt. Die Aminosäure L-Theanin ist in grünem Tee enthalten und verbessert die Reaktion des Gehirns auf Stress. Es wurde nachgewiesen, dass L-Theanin geistigen und körperlichen Stress abbaut, das Denken schärft und die Stimmung hebt. Es stimuliert im Gehirn die Produktion von Alpha-Wellen und erzeugt – ähnlich wie Meditation – einen Zustand der Tiefenentspannung bei gleichzeitiger mentaler Wachheit. L-Theanin beeinflusst zudem das Gleichgewicht zwischen den Hormonen Dopamin und Serotonin im Gehirn und erzeugt auf diese Weise einen Entspannungseffekt. Sie können L-Theanin-Präparate in jedem Reformhaus finden. Außerdem ist es keine schlechte Idee, wenn Sie grünen Tee in Ihren Ernährungsplan aufnehmen.

Stress kann viele unterschiedliche ungesunde Verhaltensweisen fördern: Rauchen, exzessiver Kaffee- oder Alkoholkonsum, schlechte Ernährungsgewohnheiten und Schlafstörungen sind nur einige davon. Für eine neue Lebensführung beginnen Sie damit, jeden Tag Zeit für Entspannung einzuplanen. Wenn Sie sich dabei ertappen, dass Sie mit den Zähnen knirschen oder Ihre Schultern ständig hochziehen, dann nehmen Sie sich eine Minute, um tief durchzuatmen – atmen Sie ganz langsam und tief in den Bauch und genauso langsam und tief wieder aus. Nach einigen tiefen Atemzügen wird die Anspannung aus Ihrem Körper weichen und Ihr Geist sich beruhigen. Wie Sie gesehen haben, verwenden wir beim Grundlagen-Training eine tiefe Atmung, um zu gewährleisten dass die Muskeln mit der richtigen Menge Sauerstoff und genügend Nährstoffen versorgt werden, damit sie mit maximaler Kraft und Effizienz arbeiten.

Meditation hat sich als ein effektives Mittel für die geistige und körperliche Entspannung erwiesen. Wir sprachen mit einigen Menschen, die regelmäßig meditieren, und alle von ihnen erzählten uns von den großen positiven Wirkungen dieser Praxis. Bei der Meditation geht es darum, seinen Kopf von dem ständigen Herumschwirren von Gedanken freizumachen. Die konzentrierte Durchführung Ihres Grundlagen-Trainings, das heißt ohne Hektik und voller Achtsamkeit, kann selbst eine Form der Meditation sein, und diese bewusste Herangehensweise wird den Nutzen der Übungen für Körper und Geist noch erhöhen.

ACHTEN SIE AUF EINEN GESUNDEN SCHLAF

Das moderne Lebenstempo ist geradezu halsbrecherisch und führt dazu, dass viele Menschen versuchen, mit immer weniger Schlaf auszukommen. Einige unsere Kunden sagen: »Oh, mir reichen viereinhalb bis fünf Stunden Schlaf.« Vielleicht glauben sie das wirklich, aber sie erkennen nicht, wie zombiehaft sie sich verhalten, bis sie irgendwann einmal richtig ausschlafen können.

Der Mensch braucht sieben bis acht Stunden Schlaf pro Nacht, damit sich der Körper entspannen und regenerieren kann. Die genaue Menge hängt von Ihrem Alter ab (je jünger Sie sind, desto mehr Schlaf benötigen Sie – denken Sie daran, wie viele Stunden pro Tag ein Baby schläft), was Sie in Ihrer Wachzeit tun und natürlich von Ihren Genen. Trainieren Sie für einen Triathlon, so brauchen Sie mehr Schlaf als wenn Sie acht Stunden am Schreibtisch und anschließend den ganzen Abend vor dem Fernseher sitzen.

Wenn Sie versuchen, mit weniger als sieben bis acht Stunden Schlaf auszukommen, werden Sie dafür auf vielfältige Weise bezahlen, auch wenn Ihnen das nicht bewusst ist. Schlaf ist kein passiver Zustand. Während Sie schlafen, passieren viele Dinge in Ihrem Körper. Ihr Gehirn organisiert und festigt Erlerntes und vertieft das Gedächtnis, was Ihre Konzentration verbessert und innovatives, flexibles Denken fördert. Schlaf stärkt Ihr Immunsystem und ermöglicht Reparaturen an Ihrem Nervensystem. Während des Schlafs werden Wachstumshormone ausgeschüttet, die Muskelgewebe reparieren. Tiefschlaf baut Stress ab, indem er Ihr gereiztes Nervensystem beruhigt. Während Sie schlafen, ist die Cortisolproduktion auf ihrem Tiefststand. Ein erholsamer Nachtschlaf reguliert außerdem Ihre Stimmung.

Schlafmangel führt zu Gewichtszunahme. Zwischen Fettleibigkeit, der Zunahme von Schlafstörungen und dem Trend zu einem verkürzten Nachtschlaf besteht ein direkter Zusammenhang. Und dieser Zusammenhang sieht folgendermaßen aus: Während Sie schlafen, produziert der Körper appetitzügelnde Hormone. Wenn Sie nicht genug oder schlecht schlafen, gerät das fragile Gleichgewicht Ihres Hormonhaushaltes durcheinander und die appetitanregenden Hormone dominieren, so dass Sie den ganzen Tag mehr Hunger verspüren.

Schlafmangel ist ein ernstes Problem, das weit über das leichte Benebeltsein hinausgeht, das Sie vielleicht nach einer schlaflosen Nacht verspüren. Es gibt eine Reihe von Anzeichen, die darauf hinweisen, dass Sie unter Schlafentzug leiden. Sie müssen Ihre Gewohnheiten verändern und sich mehr Schlaf gönnen, wenn:

- Sie oft ein Nickerchen brauchen,
- tagsüber für ganze kurze Zeit wegnicken,
- in der Minute einschlafen, in der Sie den Kopf aufs Kissen legen,
- einen Wecker brauchen, um aufzuwachen.

Die Uhrzeit, zu der Sie schlafen, ist genauso wichtig wie die Uhrzeit, zu der Sie wach sind. Schlaf bietet eine hohe Dividende. Verzichten Sie nicht darauf!

BESCHLEUNIGUNG DES STOFFWECHSELS

Nachdem Sie Ihre Rückenschmerzen besiegt haben, sind Sie wahrscheinlich bereit für eine Beschleunigung Ihres Stoffwechsels, um Ihren Körper in Schwung und

Form zu bringen. Ob wir unter chronischen Schmerzen leiden oder nicht, die meisten von uns können es sich leisten, einige Pfunde abzubauen. Ein bewegungsarmer Lebensstil und schlechte Ernährungsgewohnheiten haben zu einem weltweiten Gewichtsproblem geführt. Wenn Sie von Ihren Schmerzen an körperlichen Aktivitäten gehindert wurden, ist die Wahrscheinlichkeit, dass Sie einige überschüssige Pfunde angesammelt haben, wahrscheinlich noch höher.

Das Ziel der Beschleunigung des Stoffwechsels ist, so viele Kalorien wie möglich zu verbrennen und gleichzeitig Muskelkraft zu entwickeln. Für einen langfristig höheren Grundumsatz brauchen Sie weder Pillen noch Energydrinks.

Und so funktioniert es: Zuallererst müssen Sie realistisch sein und anerkennen, dass Sie wie jeder andere einen individuellen Grundumsatz haben, der Ihre Ausgangsbasis bestimmt. Sie werden mit einem genetischen Code geboren, der Ihren Körper so steuert, dass er nach einem ihm angemessenen Rhythmus funktioniert – das bezeichnet man als Sollwert. Wenn Sie als Lastwagen geboren wurden, können Sie tun, was Sie wollen, aber Sie werden nie die Effizienz eines Toyota Prius erreichen, weil das außerhalb Ihrer genetischen Möglichkeiten liegt. Wenn Sie allerdings intelligente Entscheidungen treffen, können Sie einer dieser Lastwagen mit Hybridantrieb werden, die um einiges effizienter sind als herkömmliche Lastwagen.

Über natürliche Mittel haben Sie die Kontrolle über 10 bis 15 Prozent Ihres Stoffwechsels. Das mag nicht besonders beeindruckend klingen, aber lassen Sie uns die Zahlen näher betrachten. Wenn Sie natürlicherweise pro Tag 3.000 Kalorien verbrennen, bedeutet ein Anstieg um täglich 10 Prozent 300 Kalorien zusätzlich, die sich im Verlauf eines Jahres auf 109.500 zusätzlich verbrannte Kalorien addieren. Wenn keine weiteren Faktoren hinzukommen, kann sich diese Steigerung auf mehr als 15 Kilogramm Gewichtsreduktion in einem Jahr belaufen. Wenn Sie außerdem die Körperübungen machen, die wir Ihnen empfehlen werden, dann können Sie noch weitaus mehr toxisches Fett verbrennen, Ihre Muskeln kräftigen und Ihren Rücken entlasten.

ESSEN, UM ZU LEBEN – UND NICHT LEBEN, UM ZU ESSEN

Zu verändern, was man isst und wie viel man isst, ist eine große Veränderung des Lebensstils, und darüber hinaus eine, die für Ihre Gesundheit und Ihr Wohlbefinden von maßgeblicher Bedeutung ist. Ein Weg besteht darin, aufzuhören,

ACHTEN SIE DARAUF, WAS SIE ZU SICH NEHMEN

Wenn Sie ein Ernährungstagebuch führen, erhalten Sie ein präzises Bild über alles, was Sie essen. Sie können nicht in großartiger Form sein, wenn Ihr Körper nicht genügend Nährstoffe zur Erzeugung von Energie und zur optimalen Funktionsweise seiner ineinandergreifenden System erhält.

Hier die wichtigste Regel für Ihr Ernährungstagebuch: Belügen Sie sich nicht selbst. Wenn Sie Ihre Essgewohnheiten ändern wollen, müssen Sie realistisch sein, was den Umfang und die Reichweite der Veränderungen betrifft, die Sie vornehmen müssen.

Sie können ein Notizbuch verwenden oder Karteikarten, auf denen Sie immer gleich notieren, was Sie essen. Auf diese Weise müssen Sie nicht im Nachhinein mühselig rekonstruieren, was Sie auf dem Weg zu Ihrem morgendlichen Meeting schnell in sich hineingestopft haben. Sie können eine Smartphone-App oder eine der vielen kostenlosen Kalorienzähler-Websites benutzen. Die meisten dieser Anwendungen zeigen Ihnen nicht nur den Kalorienkonsum an, sondern analysieren auch die Zusammensetzung der Dinge, die Sie essen, das heißt Proteine, Kohlenhydrate, Fette und Zucker. Sie werden Ihnen anzeigen, wie viele Kalorien Ihres angestrebten Kalorienziels Sie bereits konsumiert haben und ob Sie den Nährstoffbedarf Ihres Körpers decken. Sie können die Einstellungen an Ihren individuellen Aktivitätslevel und Kalorienbedarf anpassen.

Wir schätzen das Ernährungstagebuch der Live Strong Website (auch als App verfügbar). Es heißt My Plate und kann über zweierlei Wege aufgerufen werden:

www.livestrong.com (loggen Sie sich von der Homepage aus bei My Plate ein) oder www.thedailyplate.com (über diese Adresse erhalten Sie direkten Zugang zum Ernährungstagebuch von Live Strong)

Essen als Belohnung anzusehen. Nahrung ist in erster Linie Treibstoff für den Körper. Je besser Sie sich ernähren, desto besser wird Ihr Körper funktionieren. Oder würden Sie das billigste verbleite Benzin tanken, wenn Sie einen Ferrari hätten? Wenn Sie das täten, würde der ausgefeilte, sensible Motor Ihres leistungsstarken Sportwagens sehr schnell mechanische Probleme bekommen, und das Auto müsste ständig in die Werkstatt. Das Gleiche gilt für Ihren Körper. Wenn Sie ihn mit Zucker und Lebensmitteln voller chemischer Zusatzstoffe füttern, bricht er zusammen.

Immer wenn ein neuer Kunde zu uns kommt, bitten wir ihn, ein Ernährungstagebuch zu führen, damit er sich darüber bewusst wird, was er wirklich am Tag alles isst. Die Reaktion nach einer Woche ist immer die gleiche: »Ich kann nicht glauben, dass ich viele tausend zusätzliche Kalorien zu mir genommen habe, ohne es zu merken!« Der Happen vom Frühstück Ihrer Kinder, der eine Keks, die Handvoll Cashewnüsse, die Sie ohne nachzudenken verschlingen – das alles addiert sich. Sie müssen sich darüber bewusst werden, was Sie im Verlauf des Tages alles essen, und Sie müssen sich selbst versprechen, Ihr Verhalten zu ändern.

SCHLUSS MIT MONSTERPORTIONEN

Als er für eine Teilnahme an einem Rennen nach Europa reiste, wurde Peter unsanft aufgerüttelt. Ob Mittag- oder Abendessen, er betrachtete die Portion auf seinem Teller und dachte: »Soll das ein Scherz sein? Das nennen die eine Mahlzeit?« Seine Erwartungen waren von den amerikanischen Essgewohnheiten geprägt, wo der Leitsatz gilt: »Je mehr, desto besser.« In den USA gibt es Restaurants, von deren Portionen drei Menschen sattwerden können. Peter erkannte, dass die europäischen Portionen richtig bemessen waren. Es war Zeit, dass er die Größe seiner Mahlzeiten überdachte.

Wenn wir mehr essen, als unser Körper braucht, werden die überschüssigen Kalorien, die nicht verbrannt werden, in Fett umgewandelt und gespeichert. Sie sollten sich darauf trainieren, auf Ihren Körper zu hören und sich zu fragen: »Habe ich jetzt genug gegessen?« Sie sollten auch über die Motive nachdenken, aus denen Sie essen. Kontrollieren Sie die Portionen der Mahlzeiten, essen Sie langsam und genießen Sie jeden Bissen. Und vor allem müssen Sie wissen, wann Sie genug gegessen haben.

Machen Sie die Größe der Portionen von Ihrer körperlichen Aktivität abhängig. Wenn Sie den ganzen Tag am Schreibtisch sitzen und sich pro Woche nur 20 bis 30 Minuten bewegen oder wenn Sie reisen, brauchen Sie nicht so viel – vielleicht 1.500 bis 1.800 Kalorien pro Tag. Sie müssen leicht essen und auf kurzkettige (schnell verdauliche) Kohlenhydrate wie Brot und Nudeln verzichten. Wenn Sie eine vierstündige Wanderung machen, werden Sie mehr essen müssen, weil sie mehr Energie brauchen. Ihre Kohlenhydratezufuhr und die Größe der Mahlzeiten sind abhängig von Ihrem Energieverbrauch, sprich Ihren körperlichen Aktivitäten.

Es gibt einige Tricks, mit denen Sie die Größe der Portionen steuern können:

- Denken Sie an einen vollen Teller. Nehmen Sie nun ein Viertel davon weg. Was übrig bleibt, ist die Portion an Nahrung, die Sie bei jeder Mahlzeit zu sich nehmen sollten. Schon eine kleine Veränderung kann Ihnen dabei helfen, innerhalb einer Woche ein halbes Kilo abzunehmen.

- Studien haben ergeben, dass Sie Ihr Gehirn überlisten können, wenn Sie von einem kleinen Teller essen, weil die Portionen optisch größer wirken, als sie tatsächlich sind. Sie werden satt, obwohl Sie weniger essen. Wählen Sie also einen Frühstücksteller, nicht einen großen Essteller. Ihre kleineren Portionen würden auf einem großen, fast leeren Teller verloren wirken.

- Wenn Sie essen gehen, sind Sie nicht verpflichtet, den Teller bis zum letzten Krümel leerzuessen. Bitten Sie darum, dass man Ihnen den Rest einpackt. Es ist toll, wenn man im Kühlschrank noch Reste hat, die für eine weitere Mahlzeit reichen.

- Wenn Sie hungrig sind, bevor Sie ausgehen oder eine Party besuchen, essen Sie vorher einige Mandeln oder einen Apfel. Ein gesunder Snack wird Ihren Appetit zügeln.

- Wenn Sie es sehr schwierig finden, im Restaurant auf das knusprige französische Baguette zu verzichten, während Sie auf das Essen warten, bitten Sie den Kellner, kein Brot zu bringen. Streichen Sie diese Option einfach.
- Bitten Sie immer darum, dass man Ihnen das Salatdressing separat serviert und gehen Sie damit sparsam um.
- Zu lernen, sich beim Essen zu bremsen, ist ein wichtiger Schritt bei der Verankerung einer neuen Lebensführung.

DIE 90-PROZENT-LÖSUNG

Diese Richtlinien für gesunde Ernährung ergänzen das Grundlagen-Training, das Sie machen, um beweglich, kräftig und schmerzfrei zu sein. Für einige von Ihnen werden die Ernährungsgewohnheiten ein radikaler Schritt sein, für andere sind sie einfach eine Frage der Optimierung und der bewussten Aufmerksamkeit für das, was sie sowieso schon tun. Unabhängig von Ihren derzeitigen Ernährungsgewohnheiten: Vergessen Sie nicht, dass niemand perfekt ist. Betrachten Sie Ihre Essgewohnheiten möglichst objektiv und realistisch. Das Ernährungstagebuch wird Ihnen dabei helfen.

Sie müssen aber nicht übertrieben rigoros sein. Natürlich werden Sie nicht bei dem Geburtstag Ihres Kindes das Stück Geburtstagstorte ablehnen oder auf das Stück Pizza verzichten, wenn Sie mit Ihren Freunden ein Footballspiel ansehen, oder ein Stück des legendären Brathähnchens Ihrer Tante ablehnen. Wir sprechen über reine, gesunde Ernährung, nicht über preußische Disziplin.

Einige Ernährungspläne erlauben jede Woche einen »Schlemmertag.« Wir raten allerdings davon ab, weil Sie vielleicht die ganze Woche nur auf diesen einen Tag warten, um dann lauter ungesunde Dinge in sich hineinzustopfen. Dann werden Sie nie die Sucht nach all den Süßigkeiten oder salzigen Snacks los, die nicht gut für Ihren Körper sind. Wir ziehen die 90-Prozent-Regel vor. Wenn Sie sich 90 Prozent der Zeit so ernähren, wie wir es Ihnen empfehlen, ist das in Ordnung.

Damit bieten Sie Ihrem Körper mehr als genug Nahrung und Nährstoffe, damit es ihm gut geht.

Wenn Sie auf einer Dinnerparty sind und als Dessert Erdbeer-Rhabarbertorte serviert wird, dann greifen Sie zu. Wenn Sie in einem italienischen Restaurant sind, das für seine Lasagne berühmt ist, dann bestellen Sie sie. Natürlich müssen Sie nicht alles aufessen, aber wenn Sie wollen, tun Sie es – solange Sie sich zu 90 Prozent der Zeit gut ernähren.

Wenn Sie sich ungefähr einen Monat lang gesund ernährt haben, werden die ungesunden Dickmacher, nach denen es Sie immer gelüstet hat, ihre Attraktivität verlieren. Sie werden Ihnen nicht mehr schmecken, weil Sie sich an den feinen Geschmack und die Textur einfacher, naturbelassener Nahrungsmittel gewöhnt haben, ohne Zusätze, schlechte Fette, Glukosesirup und zu viel Salz.

REINE, UNVERARBEITETE NAHRUNGSMITTEL

Ihr Aussehen wird zu 70 bis 80 Prozent davon bestimmt, was Sie essen. Sie können zwar fit sein, aber Sie werden sich weder gut fühlen noch wirklich gut aussehen, solange Sie sich nicht gut ernähren. Amerikaner essen viel zu viel verarbeitete, raffinierte Lebensmittel. Je stärker Nahrungsmittel verarbeitet sind, desto weniger nahrhaft sind sie. Unsere Nahrung gleicht inzwischen eher der Astronautenkost, mit dem Unterschied, dass diese extra nährstoffreich ist, während verarbeitete und in Dosen, Tüten und Schachteln verpackte Lebensmittel all ihrer natürlichen Nährstoffe beraubt wurden, um sie durch synthetische Ersatzstoffe und Glukosesirup zu ersetzen.

Wir können die Bedeutung von frischem Obst und Gemüse, Vollkorn und hormon- und antibiotikafreiem Fleisch gar nicht genug betonen. Da die in der kommerziellen Landwirtschaft verwendeten Pestizide und Düngemittel den Pflanzen nicht nur Nährstoffe entziehen, sondern auch schädlich für den Körper sind, sollten Sie möglichst versuchen, Bio-Nahrungsmittel zu kaufen. Diese können zwar etwas teurer sein, aber es lohnt sich, etwas mehr auszugeben für eine vernünftige Ernährung Ihres Körpers mit den besten Lebensmitteln, die Sie finden können.

GUTE KOHLENHYDRATE, SCHLECHTE KOHLENHYDRATE

Wenn Sie Kohlenhydrate zu sich nehmen, steigt Ihr Blutzuckerspiegel – doch um wie viel hängt von der Art der Kohlenhydrate ab. Der Verzehr von Vollkorngetreide, der meisten Obst- und Gemüsesorten und Bohnen führt zu einem geringen und langsamen Anstieg des Blutzuckerspiegels, da sie reich an Ballaststoffen sind, die die Verdauung verlangsamen. Wenn ein Nahrungsmittel langsam verdaut wird, wird die Energie schrittweise freigesetzt; auf diese Weise erhält der Körper nachhaltige Energie bei einem gleichmäßigen Blutzuckerspiegel. Doch raffinierte oder verarbeitete Kohlenhydrate wie weißer Reis oder Nahrungsmittel, die aus Weißmehl hergestellt werden, führen zu einem plötzlichen Anstieg des Blutzuckerspiegels, denn der Raffinierungsprozess entzieht den Nahrungsmitteln einen Großteil ihrer Ballaststoffe. Leicht verdauliche Produkte sorgen für Blutzuckerschübe. Ihr Körper produziert Insulin, um den Blutzuckerspiegel zu senken, indem er die Zellen dazu anregt, die Glukose (Zucker) ins Blut aufzunehmen und sie als Fett zu speichern.

Diese Dynamik, das heißt die Geschwindigkeit, mit der Kohlenhydrate in Glukose aufgespalten und ins Blut geleitet werden, misst der sogenannte glykämische Index. Je schneller ein Nahrungsmittel verdaut wird, desto höher sein glykämischer Index. Darum können Sie hochglykämische Pfannkuchen mit 3.000 Kalorien essen und sich eine Stunde später schon wieder hungrig fühlen. Wird ein Nahrungsmittel langsamer verdaut, ist der glykämische Index geringer und Sie fühlen sich länger satt.

Wir empfehlen hier keine Modediät, die auf Fett oder Kohlenhydrate verzichtet. Gesundheit bedeutet Ausgewogenheit – in der Ernährung und der Körperbewegung. Wir raten Ihnen zu einer »Paläo-Ernährung«, das heißt, sich so zu ernähren wie unsere altsteinzeitlichen Vorfahren: Fleisch, Fisch, Gemüse, Obst und Nüsse. Vermeiden Sie verarbeitete, raffinierte Lebensmittel und »weiße« Nahrungsmittel. Wenn Sie intensiv Sport treiben, müssen Sie Kohlenhydrate essen, um neue Energie zu sammeln. Wählen Sie gesunde Nahrungsmittel wie Yams, Vollkornreis und Vollkorngetreide.

Allgemein gesagt, greifen Sie bevorzugt zu Lebensmitteln mit einem glykämischen Wert unter 40. Die hier aufgeführten Beispiele geben Ihnen eine erste Vorstellung:

Nahrungsmittel	glykämischer Index
Cornflakes	92
Scone	92
gebackene Kartoffel	85
Brezel	83
Gatorade (isotonisches Getränk)	78
weißer Reis	72
Croissant	67
Oreo (Kekse)	64
Tortillachips	63
frischer Mais	60
Cola	58
Weißmehlnudeln	50
Karotten	49
Apfel	38
Yams	37
Brokkoli	15
Spargel	15
rote Paprika	10

Wenn Sie Nahrungsmittel mit einem niedrigen glykämischen Index essen, fühlen Sie sich länger satt, verfügen länger über einen gleichbleibenden Energiepegel und können starke Blutzuckerschwankungen vermeiden, die im Verlauf des Tages eine Unterzuckerung oder Heißhungerattacken auslösen können.

DIE GRUNDLAGEN DER ERNÄHRUNG: VOLLWERTIGE NAHRUNGSMITTEL

Unsere Ernährungsstrategie ist ganz einfach: am besten frische, vollwertige Bio-Nahrungsmittel. Die nachfolgende Liste enthält einen Überblick über vollwertige Nahrungsmittel, die Ihren Körper mit allen Nährstoffen versorgen, die er für eine uneingeschränkte Leistungsfähigkeit braucht.

Alle Gemüsesorten: Müssen wir Ihnen wirklich sagen, dass Sie möglichst viel Gemüse essen sollten? Pommes frites gehören nicht dazu. Obwohl den meisten von uns diese schlichte Wahrheit von Kindesbeinen an eingehämmert wurde, sind Essiggurken das einzig Grüne, das viele Menschen essen. Biogemüse ist am gesündesten, wobei im Allgemeinen gilt: je kürzer gekocht, desto besser. Essen Sie häufig Gemüse. Gemüsesorten mit einem hohen glykämischen Index wie Mais, Rote Bete und Karotten sollten Sie eher selten essen.

Blattgemüse: Unsere steinzeitlichen Vorfahren aßen pro Tag bis zu 3 Kilogramm Blattgemüse. Grünkohl, Mangold, Senfkohl und Spinat sind reich an Ballaststoffen, Mineralien, Vitaminen und pflanzlichen Nährstoffen. Dunkelgrünes Blattgemüse ist die konzentrierteste Nährstoffquelle aller Nahrungsmittel. Blattgemüse verschaffen Ihnen einfach Wohlbefinden.

Obst: Zwar ist Obst besser als raffinierter Zucker, aber viele Obstsorten haben einen hohen glykämischen Index und einen hohen Anteil an natürlichem Fruchtzucker, der schnell in Energie umgewandelt wird. Wählen Sie die richtigen Sorten:

Beeren sind eine gute Wahl, weil sie ballaststoffreich sind und wirksame Antioxidantien enthalten.

Avocados sind eine hervorragende Hirnnahrung, enthalten 10 bis 15 Gramm Ballaststoffe und einen hohen Anteil an gesunden Fetten, Lutein, Vitamin K, Folsäure und eine Reihe weiterer Nährstoffe. Außerdem fördern sie ein gesundes Herz.

Äpfel enthalten zahlreiche wichtige Nährstoffe, darunter Quercetin, ein hocheffektives Antioxidans, das bei Hochleistungssportlern die Ermüdungsgrenze hinauszögert, Kreatin für die Muskeln, Ballaststoffe und Fruktose. Essen Sie täglich ein oder zwei Äpfel. Wer braucht schon Ärzte? Sorgen Sie selber für Ihre Gesundheit!

Bananen sind reich an Ballaststoffen, Vitamin B6 und C, Kalium und Magnesium. Sie enthalten zwar viel Zucker, aber sie geben Ihnen ein Sättigungsgefühl und Energie. Das Kalium sorgt für die Wahrung eines ausgeglichenen Flüssigkeitshaushaltes im Körper. Wenn Sie hart trainieren und viel schwitzen, müssen Sie Kalium zu sich nehmen.

Vollwert-Bio-Eier: Essen Sie Eigelb und Eiweiß. Das Eigelb enthält viele Nährstoffe und gesunde Fette. Wenn Sie einfach nur Proteine zu sich nehmen wollen, dann sind Sie mit einem Hanfprotein besser bedient. »Bio« macht hier einen großen Unterschied. Kaufen Sie nur Eier von freilaufenden Hühnern.

Frischer Fisch: Als Regel gilt: Je näher an seinem natürlichen Lebensraum der Fisch gefangen wurde, desto besser. Zuchtfische bieten nicht annähernd so viele gesunde Nährstoffe wie Wildfische, aber dennoch sind sie ein wichtiger Nährstofflieferant. Wenn Sie können, kaufen Sie Wildfisch. Wenn das nicht möglich ist, entscheiden Sie sich für Fisch so frisch wie möglich. Sprechen Sie auch mit dem Fischhändler. Er sollte Ihnen sagen können, welches der frischeste Fisch ist.

Lachs erhält viel positive Presse, aber auch andere Meeres- und Süßwasserfische haben Vorteile. Die meisten Fischsorten enthalten eine Menge mageres Eiweiß und gesunde Fette. Aufgrund ihres hohen Quecksilber- und Bleigehalts sollten Haifisch, Schwertfisch, Königsmakrele, Torpedobarsch und Thunfisch vermieden oder nur sehr selten verzehrt werden. Generell sollten Sie nicht mehr als zwei bis drei Portionen Fisch pro Woche essen.

Mageres Fleisch: Wir Menschen sind von Natur aus Fleischesser. Fleisch – und damit meinen wir alles, von rotem Fleisch bis zu Huhn, Truthahn, Wild und so weiter – enthält zahlreihe muskel- und gewebebildende Proteine. Die im Fleisch enthaltenen B-Vitamine sind wichtig für unser Nervensystem. Zwar haben sich unser Lebensstil und die funktionellen Anforderungen im Verlauf der Jahrtausende verändert, aber Fleisch spielt in unseren Ernährungsbedürfnissen immer noch eine große Rolle. Ein sparsamer Fleischkonsum kann uns immer noch viel Energie liefern.

Getreide: Vollkornreis und Wildreis sind die stärkehaltigen Kohlenhydrate der ersten Wahl. Sie enthalten viele Ballaststoffe und werden langsam verdaut. Quinoa ist eine weitere gute Option. Dieses Pseudogetreide enthält für eine Pflanze ungewöhnlich viel Eiweiß, nämlich aufgrund seines ausgewogenen Anteils an Aminosäuren rund 12 bis 18 Prozent.

Brot aus gekeimtem Getreide: Brot aus gekeimtem Getreide wird langsamer verdaut als Vollkornbrot oder Weißmehlbrot und ist ein nachhaltiger Energielieferant.

Joghurt: Verzichten Sie auf verarbeitete, zuckerhaltige Sorten und essen Sie lieber naturbelassenen Joghurt oder griechischen Joghurt mit aktiven Lebendkulturen. Wenn die aktiven Kulturen vor der Pasteurisierung hinzugefügt wurden, sind sie tot und als

LEIDEN SIE UNTER EINER GLUTENUNVERTRÄGLICHKEIT?

In letzter Zeit fällt uns in Restaurants und auf Verpackungen immer öfter der Hinweis »glutenfrei« auf. Das ist das neue Schlagwort im Marketing. Der Absatz glutenfreier Produkte ist in den letzten Jahren rasant gestiegen. Noch kann man nicht sagen, ob es sich hier einfach um eine vorübergehende Modeerscheinung handelt, bis wieder etwas Neues auftaucht. Allerdings ist Glutenallergie heute viermal so häufig wie vor 50 Jahren. Niemand weiß genau warum, aber es besteht der Verdacht, dass Ärzte heute mehr auf Allergien und Unverträglichkeiten achten und öfter entsprechende Tests durchführen als früher.

Weizen, Gerste, Roggen und Hafer enthalten Gluten oder Klebereiweiß. Einige Menschen reagieren darauf mit entzündlichen Darmsymptomen. Unverdautes Gluten wird vom Darm als feindlicher Eindringling betrachtet. Der Körper wendet sich gegen sich selber, um die vermeintlichen Feinde zu vertreiben. Das führt zu einer Darmreizung und schädigt die Darmzotten. Die Folge ist, dass sich die Oberfläche des Dünndarms reduziert, über die der Körper die Nährstoffe aus der verdauten Nahrung aufnimmt.

Die Nebeneffekte der Glutenunverträglichkeit sind Magen-Darm-Reizungen, Durchfall, Blähungen, Verstopfung, Kopfschmerzen, Gelenkschmerzen und Erschöpfung. Zöliakie ist eine extreme Form der Glutenunverträglichkeit. Die Folgen der Zöliakie können schwerwiegend sein: zum Beispiel chronische Erschöpfungszustände, schwerer Nährstoffmangel, Anämie, Übelkeit, Hautausschlag und Depression.

Die gute Nachricht ist, dass diese Symptome nachlassen, sobald Sie sich glutenfrei ernähren. Der Test auf Glutenunverträglichkeit ist einfach. Studieren Sie Ihr Ernährungstagebuch, um zu sehen, wie viel Gluten Sie zu sich nehmen. Wenn Sie regelmäßig leichte Magen-Darm-Beschwerde haben, versuchen Sie, auf Produkte aus Weizen-, Gerste-, Roggen- und Hafermehl zu verzichten. Wenn die Symptome nachlassen, haben Sie die Antwort.

Falls es bei Ihnen zu schweren Reaktionen kommt, suchen Sie einen Arzt auf. Es gibt einen einfachen Test, mit dem Sie feststellen können, ob Sie auf Gluten allergisch sind.

Verdauungsförderer nutzlos. Wenn Sie die Liste mit den Inhaltsstoffen durchlesen, achten Sie darauf, dass die Lebendkulturen nach der Pasteurisierung hinzugefügt wurden. Es gibt eine ganze Reihe von gesunden Joghurtsorten zu vertretbaren Preisen.

Kerne und Nüsse: Essen Sie rohe Nüsse und Kerne, um maximal von ihren Vorteilen zu profitieren. Sie gehören zu den gesündesten Snacks, die es gibt.

ENTZÜNDUNGSHEMMENDE NAHRUNGSMITTEL

Entzündungen sind eine der Hauptursachen von Schmerzen. Sie werden auf unserer Liste von reinen, vollwertigen Nahrungsmitteln keine entzündungsfördernden Nahrungsmittel finden. Fastfood, alle Varianten von Junkfood, Zucker, fettes Fleisch, gesättigte Fette und Transfette, die in zubereiteten und industriell verarbeiteten Nahrungsmitteln enthalten sind, sowie Nitrate tragen allesamt zu Entzündungen im Körper bei.

Hier ein kurzer Hinweis auf Nahrungsmittel, die viele Antioxidantien enthalten und entzündungshemmend wirken:

Gemüse: Blattkohl, Blumenkohl, Bohnensprossen, Brokkoli, Endivien, Frühlingszwiebeln, grüne Bohnen, Grünkohl, Gurken, Knoblauch, Lauch, Mangold, Oliven, Pak Choi, Palmkohl, Paprika, Pilze, Romanasalat, Rosenkohl, Rübstiel, Rucola, Schalotten, Spargel, Spinat, Süßkartoffeln, Zucchini, Zwiebeln.

Obst: Äpfel, Avocados, Birnen, Cantaloupe-Melone, Clementinen, Erdbeeren, Guaven, Heidelbeeren, Himbeeren, Honigmelone, Kirschen, Kiwis, Kumquats, Limetten, Mandarinen, Orangen, Papaya, Pfirsiche, Pflaumen, Rhabarber, Tomaten, Zitronen.

Tierische Eiweiße (vorzugsweise von Wildtieren oder Tieren, die mit Gras gefüttert wurden): Hühnerbrust ohne Haut und Knochen, Truthahnbrust, Austern, Heilbutt, Hering, Kabeljau, Makrele, Lachs, Regenbogenforelle, Renke, Roter Schnapper, Sardellen, Sardinen, Streifenbarsch, Thunfisch.

Nüsse und Kerne: Flachssamen, Haselnüsse, Mandeln, Sonnenblumenkerne, Walnüsse.

Öle: Kokosnussöl (kaltgepresst), natives Olivenöl extra (extra vergine).

Gewürze und Kräuter: Ingwer, Kakao (70 Prozent), Kurkuma, Oregano.

Getränke: Grüner Tee, Ingwertee, Rotwein (ein Glas pro Tag).

FRÜHSTÜCKEN WIE EIN KÖNIG, MITTAGESSEN WIE EIN EDELMANN, ABENDESSEN WIE EIN BETTLER

Eine »abnehmende Ernährung« ist die ideale Ernährungsform. Im Verlauf des Tages sollten die Portionen zunehmend kleiner werden, damit Ihr Körper und Ihr Verdauungssystem nachts ausruhen können. Wir empfehlen, sechsmal am Tag zu essen: drei große Mahlzeiten und drei kleine Zwischenmahlzeiten. Idealerweise sollten kurzkettige Kohlenhydrate nur nach anstrengenden Trainingseinheiten für eine optimale Erholung verzehrt werden, und das bedeutet mindestens 45 Minuten Training bei 65- bis 95-prozentiger Anstrengung, nach der Sie außer Atem und erschöpft sind. Im Anschluss an ein hartes Training verbrennt Ihr Körper noch 30 bis 60 weitere Minuten lang besonders viele Kalorien. Das bedeutet aber natürlich nicht, nach einem 40-minütigen Spaziergang guten Gewissens über eine Tüte Kartoffelchips herzufallen.

Ihre Mahlzeiten sollten eiweißreich sein, eine moderate Menge an gesunden Fetten und komplexen Kohlenhydraten enthalten. Wenn Sie der Versuchung nicht widerstehen können, kurzkettige Kohlenhydrate zu verzehren, dann tun Sie das ausschließlich morgens und nach einem harten Training. Ab 17 oder 18 Uhr sollte Sie Ihren Kohlenhydratekonsum herunterfahren, es sei denn, Sie benötigen einige zusätzliche Kohlenhydrate, um Ihre Energiespeicher wieder aufzufüllen.

Wir raten von fettreduzierten Diäten ab. Essenzielle Fettsäuren helfen Ihnen sogar beim Abnehmen. Das richtige, gesunde Fett ist eine Art Alleskönner für Ihren Körper. Gesunde Fette wie Olivenöl, Avocados, Mandeln und Flachssamen sollten Teil Ihrer Ernährung sein.

IHRE ERNÄHRUNG KANN EINEN GESUNDEN, ERHOLSAMEN SCHLAF FÖRDERN

Wenn Sie darauf achten, was Sie abends essen, können Sie die Erholung und Verjüngung, die Ihnen der Nachtschlaf bietet, steigern. Wenn Sie vor dem Schlafengehen üblicherweise Kohlenhydrate, Zucker und große Mahlzeiten zu sich nehmen, besteht das Risiko, dass Ihr Gehirn nicht in der Lage ist, die richtige Menge Hormone auszuschütten, die für einen erholsamen Schlaf sorgen.

Zucker ist ein Stimulans, und wenn Sie zuckerhaltige Nahrungsmittel verzehren, schütten Sie Insulin und eine Reihe weiterer Hormone aus, die für Aktivität und nicht für Ruhephasen gedacht sind. Die meisten unserer Kunden sagen uns, ihre Gefahrenzone sei die Zeit nach dem Abendessen, das heißt zwischen 19 und 22 Uhr. Vielleicht haben sie sich tagsüber gut ernährt, aber dann kommt der abendliche Heißhunger. Sie können der Versuchung nicht widerstehen, Eis, Kekse, eine Schale Müsli oder ein Stück Kuchen zu essen. Mit dem abendlichen Verzehr von Süßigkeiten und einfachen Kohlenhydraten sind Schlafstörungen vorprogrammiert.

Abgesehen davon, dass Sie Ihren Körper aktivieren, wenn er eigentlich in die Ruhephase eintreten sollte, trägt der Verzehr einer großen Mahlzeit oder ungesunder Snacks weniger als drei Stunden vor dem Schlafengehen zu Gewichtsproblemen bei. Diese Kalorien werden nämlich nicht verbrannt, sondern als Fett gespeichert.

Essen Sie abends gesund, und Sie werden nachts besser schlafen.

WIE SIE BEGINNEN

Erwarten Sie nicht, dass sich über Nacht etwas verändert. Das ist keine Modediät, die Sie einige Wochen einhalten, um ein paar Kilos abzunehmen. Wir sprechen über eine grundlegende Veränderung Ihrer Lebensführung, und das geschieht nicht von heute auf morgen. Ihr Körper braucht eine gewisse Zeit für die Umgewöhnung. Es ist wie eine Entgiftung. Bis sich Ihr Körper auf die neue Ernährungsweise eingestellt hat, wird es ungefähr einen Monat dauern, weil er zunächst noch nach ungesunden Nahrungsmitteln lechzen wird. Die ersten beiden Wochen sind die schwersten. Sobald Sie beginnen, sich von Junkfood zu entwöhnen, wird auch das Verlangen danach zurückgehen. Haben Sie diese Essgewohnheiten erst einmal hinter sich gelassen haben, wird es Ihnen gar nicht mehr in den Sinn kommen, Süßes, Salziges oder Fettiges zu essen.

Machen Sie darauf gefasst, dass Sie zunächst hungrig sein werden. Lernen Sie, mit einem leichten Hungergefühl zu leben. Tatsächlich ist ein leichtes Hungergefühl eine gewisse Anregung, die sogar Ihre Leistungsfähigkeit steigert. Wenn Sie zu viel essen, sind Sie hinterher leistungsunfähig. Sie wissen, wie Sie sich nach einer üppigen Mahlzeit fühlen – alles was Sie wollen, ist eine Siesta. Schlank und hungrig ist eine gute Sache.

Schauen Sie zunächst in Ihr Ernährungstagebuch. Wählen Sie eine Sache aus, die Sie verändern wollen. Vielleicht wollen Sie statt vier Bier nur eins trinken. Vielleicht wollen Sie auf Kekse verzichten. Wir raten immer, mit einer Sache zu beginnen. Wählen Sie ein Ziel aus, erreichen Sie es, und nehmen Sie sich anschließend das nächste vor. Vielleicht beschließen Sie, zu jeder Mahlzeit mindestens ein Gemüse zu essen. Dann nehmen Sie sich vor, auf alle Weißmehle zu verzichten. Das sind viele kleine Schritte, und nach rund sechs Monaten sind Sie da, wo Sie sein wollen.

Wenn Sie oft essen gehen, ist es schwierig, Ihre Ernährung zu steuern. Bitten Sie immer darum, dass Ihre Mahlzeit möglichst trocken, das heißt, mit möglichst wenig Öl zubereitet wird. Verzichten Sie auf das Brot und lassen Sie sich die Salatsauce separat servieren. Restaurants sind heute entgegenkommender, ebenso werden die Gerichte inzwischen gesundheitsbewusster zusammengestellt.

Reisen können eine Herausforderung sein. Wir haben Leute morgens um 8 Uhr am Flughafen Pizza essen sehen. Wenn Sie lange genug suchen, können Sie immer etwas Gesundes entdecken. Wenn es gar keine andere Lösung gibt, greifen Sie zu Mandeln.

SNACKS SIND WICHTIG

Snacks sind überaus wichtig, um den Energiepegel im Verlauf des Tages zu halten, aber vergessen Sie Kekse, Cracker und Süßigkeiten. Um Ihren Energiespiegel zu wahren und sich länger gesättigt zu fühlen, essen Sie Snacks mit niedrigem glykämischen Index und gesunden Fetten. Die Snacks sollten nicht mehr als 300 Kalorien haben. Betrachten Sie sie als kleinen Appetitstiller, aber nicht als Minimahlzeit. Die folgenden Snacks essen wir selber gerne:

- Eine Handvoll Mandeln oder andere Nüsse, zusammen mit einem Apfel oder einer anderen Frucht
- 55 Gramm Truthahnfleisch oder anderes mageres Fleisch
- Einen Smoothie aus 20 bis 40 Gramm Hanf- oder Chiasamen, Molkepulver oder Eiprotein und einige gefrorene Beeren auf Wasserbasis
- Gemüse oder Bohnen mit einem Dressing aus Oliven- oder Sonnenblumenöl
- Hummus oder ein gesunder Dip aus roten oder schwarzen Bohnen auf gekeimtem Vollwertgetreide oder glutenfreiem Toast oder Rohkost

WASSER: TRINKEN SIE VIEL, OFT UND NOCH MEHR

Je ausgeglichener Ihr Flüssigkeitshaushalt ist, desto besser funktioniert Ihr Körper auf allen Ebenen, von den Zellen und Muskeln bis zu den Organen. Viele tägliche Beschwerden und Energiemangel lassen sich zum Teil durch eine bessere Flüssigkeitszufuhr beseitigen. Wenn Sie dehydriert sind, wird Ihr Blut dickflüssig, und das erschwert Ihren Organen und Körpersystemen die Erledigung ihrer Aufgaben. Wenn Sie nicht genug Wasser trinken, belasten Sie Ihren Körper.

Machen Sie Ihr eigenes Experiment. Trinken Sie eine Woche lang jeden Tag etwa 3,5 bis 4 Liter Wasser und beobachten Sie, wie Sie sich fühlen. Der Unterschied wird so groß sein, dass Sie sich diese Menge an Flüssigkeitszufuhr zur Gewohnheit machen wollen. Das Wasser wird Sie sättigen und Ihnen das Hungergefühl nehmen. Manchmal ist das, was Sie für Hunger halten, in Wirklichkeit Durst. Wenn Sie sich hungrig fühlen, trinken Sie ein Glas Wasser. Das ist möglicherweise alles, was Sie brauchen.

Natürliche Fruchtsäfte, die nicht aus Konzentrat hergestellt wurden, sind in Ordnung, dennoch ist Wasser das Getränk erster Wahl. Koffein und Alkohol entziehen dem Körper Wasser, daher sollten Sie für jede Tasse Kaffee oder jedes alkoholische Getränk ein Glas Wasser trinken. Vermeiden Sie möglichst Energydrinks, Sportgetränke und kohlensäurehaltige Getränke, weil sie einen hohen Zucker- und Koffeingehalt aufweisen. Sportgetränke und Energygels können Sie während und gleich nach einem langen aeroben Training (eine Stunde oder länger) zu sich nehmen.

DIE ZEHN ERNÄHRUNGSREGELN

1. Essen Sie, um zu leben, aber nicht umgekehrt.
2. Notieren Sie alles, was Sie essen.
3. Essen Sie in abnehmenden Mengen – im Verlauf des Tages sollten die Portionen immer kleiner werden.
4. Kontrollieren Sie die Portionsgröße.
5. Essen Sie ausschließlich reine, naturbelassene und vollwertige Nahrungsmittel.
6. Ernähren Sie sich wie unsere Vorfahren aus der Altsteinzeit: mageres Fleisch, Fisch, Gemüse, Obst und Nüsse.
7. Richten Sie Ihren Kohlenhydratverzehr nach dem Grad Ihrer körperlichen Aktivität. Nach einem anstrengenden Ausdauertraining oder sehr intensiven Aerobic-Übungen über mehr als eine Stunde müssen Sie einige Kohlenhydrate zu sich nehmen, um die Erholung zu fördern.
8. Wenn Sie Ihre Ernährungsgewohnheiten verändern, tun Sie das in kleinen Schritten. Ein Schritt baut auf dem anderen auf. Es dauert nicht lange, und Sie werden eine konkrete Veränderung Ihres Lebensstils vorgenommen haben.
9. Nehmen Sie genügend Flüssigkeit zu sich: Trinken Sie mindestens 2 Liter Wasser pro Tag.
10. Befolgen Sie diese Regeln 90 Prozent der Zeit und Sie werden zur Höchstform auflaufen.

DER TÄGLICHE SPEISEPLAN

Wir wollen Ihnen hier eine Idee davon vermitteln, wie die gesunde Ernährung eines Tages aussieht. Es gibt so viel Auswahl an gesunden Nahrungsmitteln, dass die nachfolgenden Mahlzeiten lediglich eine Anregung darstellen.

FRÜHSTÜCK

Sie sollten gleich nach dem Aufstehen frühstücken, um Ihren Stoffwechsel anzuregen. Das Frühstück sollte aus komplexen Kohlenhydraten, gesunden Fetten und Proteinen bestehen. Versuchen Sie, schon morgens Gemüse zu essen. Da die meisten von uns morgens in Eile sind, stellen wir Ihnen hier leicht zuzubereitende Speisen vor, mit denen Sie gut in den Tag starten:

- Weizenbrot aus gekeimtem Getreide mit Mandelbutter
- Eine Banane oder einen Apfel mit Sonnenblumen-, Kürbis- oder Hanfsamenbutter
- Eine halbe Avocado mit glutenfreiem Toast oder Toast aus gekeimtem Weizen
- Omelett aus Eiweiß und Gemüse (verwenden Sie Gemüse, das vom Abendessen übriggeblieben ist)

VORMITTAGSSNACK

Sie wollen Ihren Energiepegel den ganzen Morgen aufrechterhalten. Ein gesunder Snack hilft dabei und verhindert, dass Sie mittags eine Heißhungerattacke bekommen. Versuchen Sie, die Snacks unter 300 Kalorien zu halten.

- Eine Handvoll Mandeln oder andere Nüsse und ein wenig Obst
- 55 Gramm Truthahnfleisch oder anderes mageres Fleisch
- Ein Smoothie auf Wasserbasis aus 30 bis 40 Gramm Hanf- oder Chiasamen, Molkepulver oder Eiprotein und einigen gefrorenen Beeren. Molke wird derzeit in den Himmel gelobt, aber Hanf ist bei weitem das gesündeste Protein.

MITTAGESSEN

Verzichten Sie möglichst auf kurzkettige Kohlenhydrate. Sie werden Ihnen nach dem Essen Müdigkeit bescheren. Je mehr Wasser Sie mittags trinken, desto größer ist Ihr allgemeines Wohlbefinden.

- Vollkornreis mit gegrilltem oder gedämpftem Gemüse
- Bio-Hühnerbrust oder Fisch mit Olivenöl und Kräutern und einer halben Avocado oder Gemüse
- Ein großer Salat ohne Käse oder schweres Dressing. Sie können ihn um mageres Fleisch, Gemüse, Kidney-Bohnen und Avocado ergänzen. Gehen Sie sparsam mit dem Dressing um.

NACHMITTAGSSNACK

Die meisten Menschen haben am Nachmittag ein Energietief. Ein nahrhafter Snack macht Sie wieder munter.

- Eine Handvoll rohe Nüsse und ein Apfel oder eine andere Frucht
- Ein Teller Gemüse und Kidney-Bohnen mit Olivenöl- oder Sonnenblumenöldressing.
- Hummus oder ein gesunder Dip aus Kidney-Bohnen, dazu glutenfreier Toast oder Toast aus gekeimtem Weizen oder rohes Gemüse

ABENDESSEN

Wenn Sie gut schlafen wollen, verzichten Sie abends auf Reis und Nudeln. Vermeiden Sie alle stärkehaltigen Kohlenhydrate.

- Rindersteak vom Weiderind und Salat
- Eine große Gemüsepfanne mit Garnelen, Huhn oder Tofu
- Gegrilltes Huhn mit Spargel, grünen Bohnen oder Brokkoli und einem grünen Salat

- Gegrillter Wildlachs mit Gemüse und einem grünen Salat

VOR DEM SCHLAFENGEHEN

- Wenn Ihnen nach etwas Süßem zumute ist, essen Sie einen Riegel dunkle Schokolade (mindestens 70 Prozent Kakaoanteil)
- Eine Handvoll Nüsse
- Eine Tasse Kräutertee
- Ungesüßte Mandel- oder Hanfmilch mit einem Teelöffel Chiasamen

GETRÄNKE

- Mindestens 2 Liter Wasser pro Tag
- Frisch gepresste Fruchtsäfte
- Ein oder zwei Tassen Kaffee
- So viel Kräutertee, wie Sie wollen, aber beschränken Sie die Menge an grünem, schwarzem oder weißem Tee, da diese Sorten koffeinhaltig sind.
- Verzichten Sie auf Kuhmilch und trinken Sie stattdessen Mandel-, Soja-, Hanf-, Reis- oder Hafermilch. Inzwischen lassen sich aus ziemlich vielen Nahrungsmitteln milchartige Getränke herstellen.
- Vermeiden Sie kohlensäurehaltige Diätgetränke. Künstliche Süßstoffe erzeugen Abhängigkeit und führen nur dazu, dass Sie nach Süßem lechzen. Außerdem lösen Sie in Ihrem Körper eine Insulinreaktion aus, so dass Ihr Körper die Energie, die Sie konsumieren, als Fett speichert.

Wenn Sie diese Prinzipien der reinen, gesunden Ernährung umsetzen, werden Sie über die Energie und Ausdauer verfügen, um neben dem Grundlagen-Training einem abwechslungsreichen Übungsplan zu folgen und Ihre Fitness weiter zu verbessern.

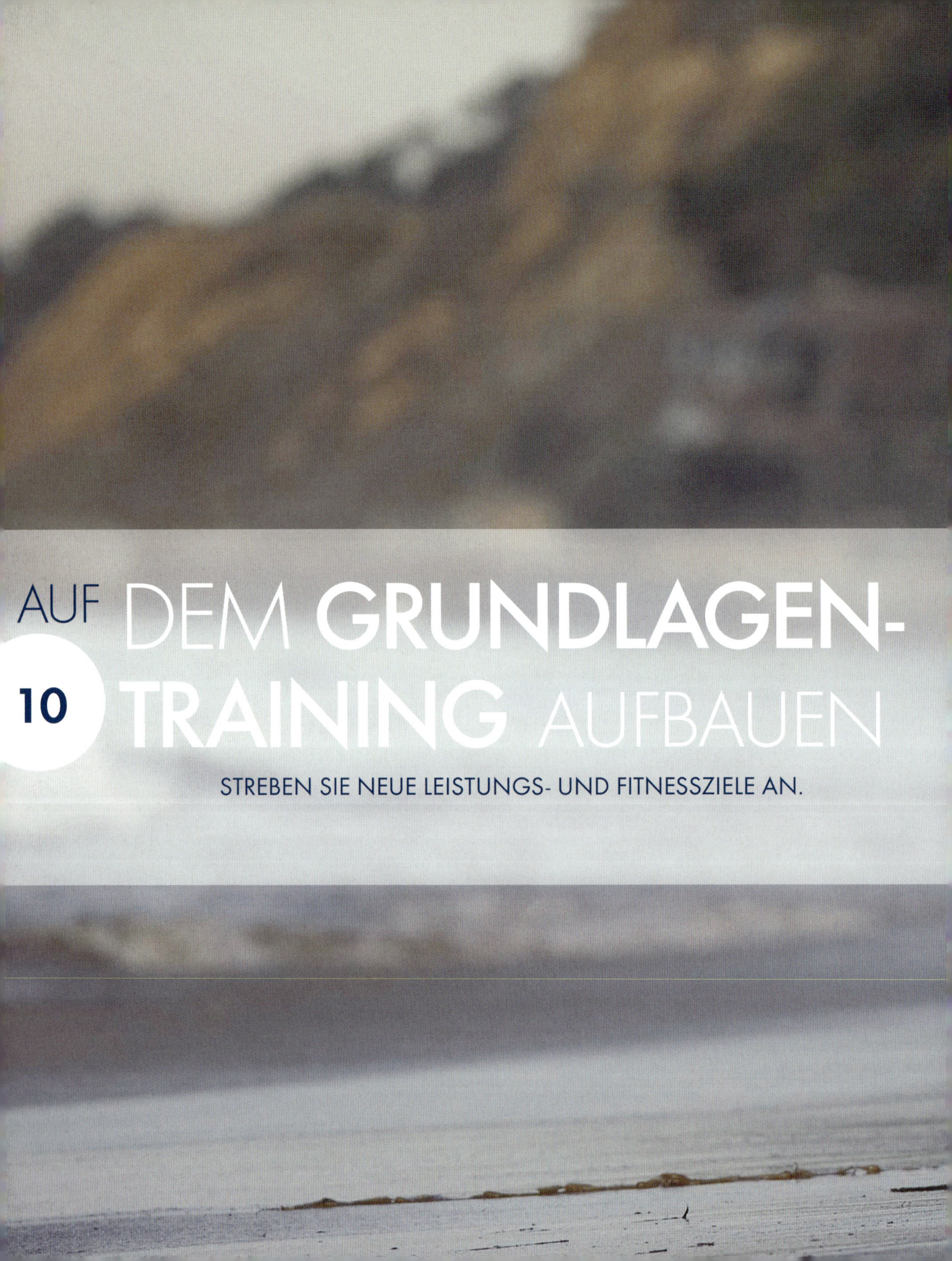

10 AUF DEM GRUNDLAGEN-TRAINING AUFBAUEN

STREBEN SIE NEUE LEISTUNGS- UND FITNESSZIELE AN.

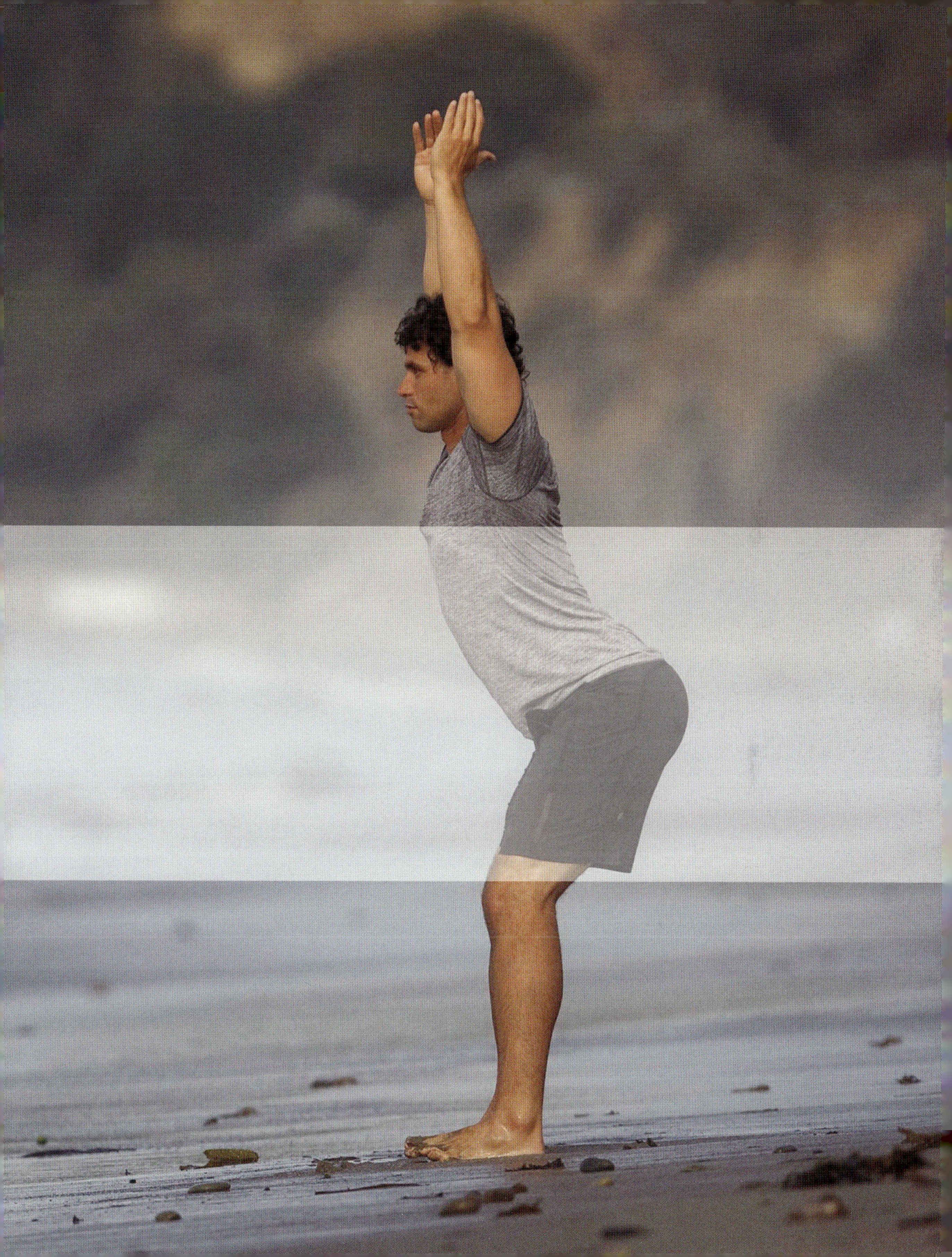

Nachdem Sie das sechswöchige Grundlagen-Programm absolviert haben, werden Sie sich so großartig fühlen, dass Sie es kaum glauben können. Sie werden sich so bewegen, wie es Ihrem Körper natürlicherweise entspricht. Ihr Körper ist aber darauf programmiert, noch viel mehr zu leisten. Die Übungen sind lediglich die Basis für Ihr Training. Nun ist es an der Zeit, dass Sie auf diesen Programmen aufbauen und neue Fitnessziele anstreben. Sie können das Grundlagen-Training auf jede Übung, jede Sportart oder traditionelles Gewichtstraining übertragen. Wenn Sie die grundlegenden Bewegungen korrekt ausführen, werden Sie kraftvoller, agiler und beweglicher werden und sich in allem, was Sie tun, verbessern.

Sie können das Grundlagen-Training auf jede Übung, jede Sportart oder traditionelles Gewichtstraining übertragen. Wenn Sie die grundlegenden Bewegungen korrekt ausführen, werden Sie kraftvoller, agiler und beweglicher werden und sich in allem, was Sie tun, verbessern.

Möglicherweise war körperliche Inaktivität die Ursache für Ihre Rückenschmerzen. Kehren Sie nicht zu einem bewegungsarmen Lebensstil zurück, sobald Ihre Rückenschmerzen verschwunden sind. Die Übungen sollten Teil Ihres Lebens und Ihrer Trainingsroutine sein. Wenn Sie sie nicht regelmäßig machen, kann es sein, dass sich Ihre Rückenschmerzen mit der Zeit zurückmelden. Um erneute Beschwerden zu vermeiden, müssen Sie dafür sorgen, dass Ihr Rücken und Ihre hintere Muskelkette kraftvoll bleiben. Die Ergebnisse nach nur sechs Wochen Grundlagen-Training sollten Sie dazu motivieren, Fitness und Körpertraining zu einem wichtigen Bestandteil Ihres Lebens zu machen. Sie verdienen die Nutzen eines regelmäßigen körperlichen Betätigung.

DIE NUTZEN DES KÖRPERTRAININGS

Wir wissen, dass Sie das alles schon gehört haben, aber wir möchten noch einmal hervorheben, warum regelmäßige sportliche Betätigung so wichtig ist und welche Nutzen und Vorteile sie Ihnen bringt. Regelmäßiges Körpertraining:

- beschleunigt Ihren Stoffwechsel
- hilft Ihnen abzunehmen und Ihr Gewicht zu halten
- lässt Sie jünger wirken und vermittelt Ihnen auch selbst das Gefühl von Jugendlichkeit
- verbessert den Schlaf
- baut Stress und Muskelverspannung ab
- sorgt für gesunde Knochen, Muskeln und Gelenke
- bietet Ihnen ein Ventil, um negative Gefühl wie Wut und Feindseligkeit abzubauen
- lindert Niedergeschlagenheit und nervöse Anspannung, weil es zu einer erhöhten Ausschüttung von Endorphinen (körpereigenen »Glückshormonen«) führt
- senkt das Risiko von Herzerkrankungen, Diabetes, Bluthochdruck und Krebs
- kann diese Beschwerden/Krankheiten sogar verbessern oder heilen
- hebt das Selbstwertgefühl
- steigert die eigene Körperwahrnehmung

Regelmäßiges Training ist eines der wichtigsten Dinge, die Sie für sich selber tun können. Da Sie bereits Probleme und Beschwerden mit Ihren Muskeln, Knochen und Gelenken haben, ist Sport sogar noch wichtiger. Sie können abnehmen und äußerlich attraktiv wirken, sich aber dennoch schlecht fühlen. Wenn Sie abnehmen sollten, ist das nur der Beginn. Der Schwerpunkt sollte in erster Linie auf der Veränderung Ihrer Bewegungsabläufe und dann auf mehr Bewegung liegen. Alle anderen positiven Effekte werden sich daraus ergeben.

Alle diejenigen, die bereits regelmäßig Sport treiben, wissen, wie leicht man süchtig nach Körperbewegung wird. Für alle diejenigen, die nicht von Körperbewegung überzeugt werden müssen, haben wir hier einige Tipps, um ihnen dabei zu helfen, ihren Stoffwechsel zu beschleunigen und ihr Körpertraining noch effizienter zu machen.

Wenn Sie bisher keinen Sport gemacht haben, stellen Sie sich eine einfache Frage: Warum mache ich keinen Sport? Überlegen Sie, was Sie daran hindert. Hassen Sie Fitnessstudios? Schämen Sie sich, weil Sie nicht in Form sind? Haben Sie Angst, sich erneut zu verletzen? Ihnen stehen viele Wahlmöglichkeiten offen. Wer sagt, dass Sie ins Fitnessstudio gehen müssen? Sie können wandern, radfahren, seilspringen, tanzen, Tennis spielen, schwimmen, sich ein Yogavideo besorgen und zu Hause Yogaübungen durchführen – die Möglichkeiten sind endlos. Wenn Sie etwas machen, woran Sie Freude haben, fällt der Anfang leichter.

Die Ausrede, die wir am häufigsten hören, lautet: »Ich habe keine Zeit.« Warum planen Sie nicht einfach verbindlich Zeit für den Sport Ihrer Wahl ein? Viele Menschen trainieren mit einem Personal Trainer, weil sie einen Termin vereinbart haben, der zu einer festen Verpflichtung in ihrem Kalender wird. Einen Trainingspartner zu haben, kann ebenfalls eine große Hilfe sein. Es ist schwieriger, sich zu drücken, wenn Sie sich verabredet haben und jemand auf Sie wartet. Und ein klein wenig Konkurrenzstreben schadet auch nicht.

Es gibt fast immer Möglichkeiten, sich Zeit für Sport zu nehmen. Verbringen Sie Ihre Freizeit vor dem Fernseher? Besorgen Sie sich Hanteln und machen Sie beim Fernsehen Hanteltraining. Können Sie morgens etwas früher aufstehen und draußen spazierengehen, laufen oder radfahren? Wenn Sie Ihren Tag mit Sport beginnen, fühlen Sie sich den ganzen Tag fit. Können Sie mittags Ihren Schreibtisch verlassen, um spazierenzugehen? Wie sieht es mit ein wenig Zeit vor dem Abendessen aus? Sie könnten eine Yogastunde besuchen, um sich zu entspannen, oder im Fitnessstudio eine Aerobic-Stunde. Sport muss keineswegs eine Qual sein. Wichtig ist, dass Sie etwas machen, woran Sie Spaß haben. Nach einigen Wochen werden Sie sich wie ausgewechselt fühlen und vergessen, wie passiv und schläfrig Sie vor dieser Veränderung waren.

Sport muss für Sie zu einer Lebensgewohnheit werden. Es braucht nicht viel Zeit, um eine Gewohnheit zu entwickeln, vor allem, wenn sie so positive Ergebnisse erzielt. Einige unserer Kunden machen gerne jeden Tag zur gleichen Uhrzeit Sport, zumindest am Anfang, weil sie damit ihre Gewohnheit festigen. Für die meisten bewährt es sich, gleich morgens Sport zu machen. Das hat damit zu tun, dass man sich später am Tag leicht von anderen Dingen ablenken lässt, und wenn Sie erstmal mit Ihrer Arbeit und anderen Sorgen beschäftigt sind, können Sie sich beim Training nicht richtig auf Ihren Körper konzentrieren.

DIE GRUNDLAGEN ZUERST!

EINE NEUE LEBENSFÜHRUNG

Peter Parks ganzheitlicher Ansatz macht aus dem Training einen Lebensstil. Peters Hintergrund als Profiathlet und seine Leidenschaft für Körpertraining, Sport und Fitness haben ihm ein profundes Wissen über den menschlichen Körper vermittelt und machen ihn zu einem ausgezeichneten Trainer. Daher ist es keine Überraschung, dass auf Peters Kundenliste einige der besten Athleten der Welt stehen, und zwar aus so unterschiedlichen Disziplinen wie Radsport, Surfen und Basketball. Peters Trainingsmethode ist einzigartig – er versteht Ihre Probleme, Ihre Ziele und Motivationen und wird Sie entsprechend fordern, damit Sie Ihr Bestes geben, um Ihre Ziele zu erreichen.

Peter lernte ich nach einem schrecklichen Autounfall kennen. Ich dachte, ich würde nie wieder die von mir vorher praktizierten Sportarten betreiben oder meinen alten Lebensstil weiterhin führen können. Die Physiotherapie stabilisierte meinen Zustand, aber gesund machte sie mich nicht. Die Arbeit mit Peter, in Kombination mit dem Erlernen der Übungen des Grundlagen-Trainings, hat meinen Körper wieder leistungsfähig gemacht. Ich kann wieder surfen, wandern und anderen Aktivitäten nachgehen, die mein Leben lebenswert machen. Dank Peter wurde das Unmögliche möglich. In gewisser Hinsicht hat er mir das Leben zurückgegeben.

OLAF GUERRAND-HERMES

Für ein wirklich effektives Training müssen Sie sich auf die Übungen konzentrieren. Sie können immer ein wenig früher aufstehen, um auch an einem vielbeschäftigten Tag noch Platz für etwas Sport zu haben. Morgens nach dem Aufstehen sind Sie außerdem noch richtig frisch. Und wenn Sie frühmorgens Sport treiben, bringen Sie sich in gute Stimmung und kurbeln Ihren Stoffwechsel an. Einen besseren Start in den Tag gibt es nicht.

Wenn Sie kein Morgenmensch sind und die Vorstellung, sich aus dem Bett quälen zu müssen, um Sport zu treiben, furchtbar finden, können Sie aber zumindest in der Mittagspause einen Spaziergang machen. Stehen Sie vom Schreibtisch auf und bewegen Sie sich. Oder Sie schieben Ihr Sportprogramm gleich nach der Arbeit und noch vor dem Abendessen ein und nutzen das Körpertraining zur Entspannung; das kann ein sehr guter Übergang von der Arbeit in die Freizeit sein. Welche Tageszeit Sie für Ihr Training auch wählen, wenn Sie sich einmal angewöhnt haben, Sport zu treiben, wird es sich weniger wie eine Verpflichtung anfühlen und mehr wie eine Aktivität, auf die Sie sich jeden Tag freuen. Sie werden feststellen, dass Sport so viele Vorteile und Nutzen bietet, dass Sie darauf kaum verzichten wollen.

Wenn Sie gerade erst mit Sport anfangen oder nach langer Pause wieder einsteigen oder einfach Ihrer Gewohnheit folgen, regelmäßig zu trainieren, ist es eine gute Idee, ein oder zwei Trainingseinheiten mit einem Trainer zu absolvieren, um einen Übungsplan zu erstellen, der genau auf Ihre Bedürfnisse abgestimmt ist und Sie entsprechend fordert. Ein professioneller Trainer kann Ihr Fitnesslevel und Ihre Beweglichkeit beurteilen und ein maßgeschneidertes Programm zusammenstellen, mit dem Sie optimale Ergebnisse erzielen. Wenn Sie einen Trainer konsultieren, müssen Sie nicht aufs Geratewohl trainieren.

Gehen Sie aber nicht einfach in irgendein Fitnessstudio und arbeiten Sie mit irgendeinem x-beliebigen Trainer. Fragen Sie Ihre Freunde und Bekannte oder Ihren Arzt und lassen Sie sich ein Studio empfehlen. Mundpropaganda ist der beste Weg, um einen guten Trainer zu finden.

DIE PERFEKTE WOCHE

Neben Ihren drei bis vier Workouts des Grundlagen-Trainings pro Woche sollten Sie zweimal die Woche Krafttraining und mindestens dreimal die Woche Herz-Kreislauf-Training machen. Wir sagen unseren Kunden immer, sie sollten einmal die Woche eine lange aerobe Trainingseinheit von mindestens einer Stunde Dauer absolvieren, am besten im Freien. An den Wochenenden können Sie mindestens eine Stunde laufen, joggen, rennen, wandern, inlineskaten oder Rad fahren. Machen Sie irgendetwas, das eine kontinuierliche Anstrengung beinhaltet. Setzen Sie sich nicht auf einen Heimtrainer und lesen dabei eine Zeitschrift. Gehen Sie an die frische Luft. Steigern Sie die Zeit von einer Stunde auf eineinhalb und dann auf zwei Stunden und bewegen Sie sich in einem Tempo, das Sie die gesamte Zeit über gut durchhalten können. Das Ziel ist die Entwicklung von Ausdauer.

Hier einige zusätzliche Richtlinien für ein ausgewogenes Programm:

- An ein oder zwei Tagen der Woche sollten Sie gar nichts machen. Ihr Körper braucht Zeit zur Regeneration. Da es die meisten unserer Kunden einfacher finden, am Wochenende Sport zu treiben, wählen wir den Mittwoch als idealen Ruhetag. Die Verpflichtungen und Anforderungen, denen Sie täglich ausgesetzt sind, werden Ihre Woche bestimmen.
- Sie können alle Übungen auf einmal machen oder sie auf mehrere Tage verteilen, abhängig von der Ihnen zur Verfügung stehenden Zeit.
- Zwischen Ihren beiden Krafttrainingseinheiten sollten zwei Tage liegen. Wenn Sie mit Gewichten trainieren, fügen Sie Ihren Muskeln Mikrozerrungen zu. Die Ruhetage zwischen den Trainingseinheiten ermöglichen Ihren Muskeln, sich zu regenerieren.
- Alle vier bis fünf Wochen sollten Sie sich eine ganze Woche Pause gönnen. Gönnen Sie Ihrem Kopf und Ihrem Körper eine Pause. Mehr über Übertraining später.

Machen Sie sich nicht zum Sklaven Ihres Trainingsplans. Wenn Sie sich nach zehn Minuten Training nicht gut fühlen, dann hören Sie auf. Lernen Sie, mit Ermüdung umzugehen. Wenn Sie sich nach dem Training nicht gut fühlen, machen Sie keine Fortschritte. Sie müssen Ihr Training bewerten. Trainieren Sie zu intensiv? Planen Sie zu wenig Erholungszeit zwischen den Trainingseinheiten ein? Sie wollen Ihren Körper schließlich nicht bestrafen, dann bricht er zusammen. In Ihrer neuen Lebensführung geht es um Ausgewogenheit und nicht darum, Ihren Körper überzustrapazieren. Vielleicht liegt darin ja sogar der Grund für Ihre Rückenschmerzen.

Der folgende Trainingsplan ist als Anregung gedacht. Was gut für den einen ist, muss nicht automatisch auch für andere gut sein. Wichtig ist, dass Sie Sport zu einem integralen Bestandteil Ihres Lebens machen. Erstellen Sie einen flexiblen Trainingsplan, der Ihre sonstigen täglichen Anforderungen und Ihre Energie im Verlauf des Tages berücksichtigt. Es gibt immer Gründe, eine Trainingsstunde zu verschieben. Sie müssen sich auf ein vernünftiges Maß an Training verpflichten, um gesund zu bleiben und sich wohlzufühlen.

SONNTAG	MONTAG	DIENSTAG	MITTWOCH	DONNERSTAG	FREITAG	SAMSTAG
Grundlagen-Training 20–30 Minuten oder Ruhetag	Herz-Kreislauf-Intervalltraining 20 Minuten	Grundlagen-Training 20–30 Minuten	Ruhetag	Grundlagen-Training 20–30 Minuten	Grundlagen-Training 20–30 Minuten	Langes Herz-Kreislauf-Training 1–3 Stunden
	Krafttraining 30 Minuten			Krafttraining 20 Minuten	Herz-Kreislauf-Intervalltraining 20 Minuten	

OHNE ERHOLUNGSPAUSEN KEINE FORTSCHRITTE

So wie Sie Ihre Ernährungsgewohnheiten schrittweise umgestellt haben, sollten Sie es auch beim Sport langsam angehen lassen und sich schrittweise steigern. Wir haben oft erlebt, dass Leute vom ersten Tag an intensiv und lange trainieren. Zu Beginn eines Trainingsprogramms quälen sie sich jeden Tag. Das halten sie ungefähr zwei Wochen durch, und dann kommt der Tag, an dem sie ins Fitnessstudio gehen und völlig erschöpft sind. Und dann sieht man sie dort nie wieder. Sie haben übertrainiert und ihre Muskeln überfordert.

Wenn Sie übertrainieren, gewähren Sie Ihrem Körper nicht genügend Zeit zur Erholung. In der Erholungsphase schöpft der Körper neue Kraft und Energie und regeneriert sich. Wenn Sie an einem Tag wirklich hart trainieren und am nächsten Tag wieder genauso hart trainieren und am darauffolgenden Tag ebenfalls, wird Ihr Körper ständig im Reservemodus laufen und irgendwann streiken. Wir empfehlen zwei Tage Ruhe zwischen zwei intensiven Trainingseinheiten. Ihre Muskeln brauchen diese Zeit für die Regeneration.

WIE SICH TOPATHLETEN ERHOLEN UND REGENERIEREN

Neben einer regenerierungsfördernden Ernährung greifen Athleten auf eine Reihe von Techniken zurück, damit sich ihre Erholung nach einer anstrengenden Trainingseinheit beschleunigt. Diese Möglichkeiten stehen auch Ihnen zur Verfügung.

Um Muskelkater zu lindern und Ihre Muskeln zu entspannen, probieren Sie die nachfolgenden erprobten Methoden aus:

1. Für eine schnelle Erholung nehmen Sie ein kaltes Bad. Einige Sportler legen zusätzlich Eisbeutel ins kalte Wasser.
2. Kühlen Sie die schmerzende Region, vor allem einen schmerzenden Rücken.
3. Verwenden Sie eine Schaumstoffrolle zur Selbstmassage (Anleitung am Ende dieses Kapitels).
4. Lassen Sie sich von einem professionellen Masseur eine Tiefengewebsmassage verabreichen.
5. Schlafen Sie viel.
6. Gehen Sie spazieren, damit sich Ihre Muskeln lockern.

Vergessen Sie nicht, dass Sie keine Fortschritte erzielen werden, wenn Sie sich keine Erholungszeit gönnen.

Übertraining ist verschwendetes Training. Wir sagen unseren Kunden immer, dass es besser ist, ein wenig untertrainiert zu sein als übertrainiert. Wenn Sie übertrainiert sind, werden Sie einen Heißhunger auf Zucker verspüren. Sie werden depressiv, lethargisch und launisch. Sie werden einen beschleunigten Puls und Schlafstörungen haben. Übertraining ist fast so schlecht wie gar kein Training.

Übertraining ist fast so schlecht wie gar kein Training.

STOPPEN SIE DEN MUSKELSCHWUND

Unsere Vorfahren mussten ständig ihre Muskelkraft einsetzen, um zu überleben. Von den Jägern und Sammlern bis zu den Bauern des Agrarzeitalters bis zu den Hausfrauen und Handarbeitern zu Beginn des 20. Jahrhunderts verlangte das Leben den Menschen große körperliche Anstrengungen ab. Sich von einem Ort zum anderen zu bewegen, erforderte einen hohen Energieaufwand. Heute betrachten wir die Automatisierung und die Bequemlichkeiten, die die Industriearbeit und unsere täglichen Aufgaben erleichtern, als selbstverständlich. Die Folge des technologischen Fortschritts ist, dass wir die bewusste Entscheidung treffen müssen, unsere Muskeln zu beanspruchen.

Wenn sie nicht aktiv etwas dagegen tun, verlieren die meisten Menschen ab 30 Jahren pro Jahrzehnt 2,5 Kilo Muskeln und gewinnen 5 Kilo Fett hinzu. Eine der Methoden, um Muskelmasse aufzubauen und zu erhalten, ist Krafttraining. Krafttraining beziehungsweise Widerstandstraining veranlasst die Muskeln, gegen eine externe Kraftquelle anzuarbeiten, indem sie kontrahieren. Sie können mit Gewichten, Übungsbändern oder Ihrem eigenen Körpergewicht arbeiten. Die Kontraktion gegen den Widerstand erzeugt Mikrorisse in Ihrem Muskelgewebe. Nach dem Training (anabole Phase = Muskelaufbau) setzt die katabole Phase (Muskelabbau) ein, wenn der Körper beginnt, Energie aus der Muskulatur zu gewinnen. Wenn Sie Ihren Muskeln genügend Erholungszeit gönnen, werden diese feinen Risse repariert und Ihr Muskel wächst; dieser Aufbauprozess wird als Anabolismus bezeichnet. Neben der Muskelmasse baut Krafttraining die Knochenmasse auf (die ebenfalls mit dem Alter abnimmt), trägt zur Senkung eines hohen Blutdrucks bei und beschleunigt den Stoffwechsel. Straffe, gesunde Muskeln ermöglichen Ihnen, sich ohne Einschränkung zu bewegen, stabilisieren Ihren Rücken und Ihre Gelenke und beugen schmerzhaften Ungleichgewichten vor.

DIE GRUNDLAGEN ZUERST!

Ich bin glücklich, als Agent einige der weltbesten Sportler vertreten zu dürfen, und nachdem ich die letzten zwei Jahre mit Peter und Eric gearbeitet habe, fühle ich mich selbst schon fast so stark wie einer meiner Klienten! Die in diesem Buch vermittelten Prinzipien haben mich kräftiger und fitter gemacht, als ich es jemals für möglich gehalten hätte, und ich beabsichtige, sie noch viele Jahre lang als Teil in meines täglichen Übungsprogramm zu befolgen.

CASEY WASSERMAN, VORSTANDSVORSITZENDER DER WASSERMAN MEDIA GROUP

SO LASSEN SIE EIN LEICHTES GEWICHT SCHWER ERSCHEINEN: TIPPS FÜR DAS KRAFTTRAINING

Die besten Krafttrainingsprogramme enthalten Ganzkörperbewegungen, Streckbewegungen, an denen mehrere Gelenke beteiligt sind, und Bewegungen, die aus der Hüfte kommen. Übungen wie Kniebeugen, Ausfallschritte, Liegestütz und Klimmzüge sind besonders effektiv, weil dabei mehrere Muskelgruppen gleichzeitig zum Einsatz kommen. Verzichten Sie auf isolierte Muskelübungen wie Bizepscurls, Trizepsstrecken und Beincurls, die nur eine kleine Muskelgruppe beanspruchen. Ihr Training wird effizienter sein, wenn Sie mehrere Muskelgruppen auf einmal belasten.

Sie sollten die Zahl der Wiederholungen variieren – als Regel gilt fünf bis zwanzig Wiederholungen – und auch die Zahl der Sätze. Je weniger Wiederholungen, desto mehr Sätze müssen Sie machen. Männer und Frauen sollten sich nicht davor fürchten, schwerere Gewichte zu verwenden. Wenn Sie mit höheren Gewichten arbeiten als üblich, machen Sie zehn Sätze à drei Wiederholungen, zwischen denen Sie jeweils 20 Sekunden Pause einlegen. Auf diese Weise bilden Sie Kraft und keine Masse.

Beim Krafttraining lautet das Ziel, leichte Gewichte schwer erscheinen zu lassen. Kompression ist Kraft. Sie müssen die Muskeln, die Sie aktivieren wollen, intensiv kontrahieren und sich auf jede Wiederholung konzentrieren. Sie können den Widerstand noch erhöhen, indem Sie Ihre Muskeln anspannen. Achten Sie darauf, dass Ihr Bauch und Ihr Gesäß stets angespannt bleiben, damit die negative Phase, in der Sie dem Gewicht nachgeben, langsam und kontrolliert ausgeführt wird. In Ihrer verletzlichsten Position – dem Tiefpunkt der Kniebeuge, zum Beispiel – müssen Sie am angespanntesten sein.

Trainieren Sie nicht bis zum Versagen. Das Verletzungsrisiko sinkt und Sie erholen sich schneller, wenn Sie nicht über Ihre Grenzen gehen.

Sie können diese Anspannung mit der Boxeratmung unterstützen. Atmen Sie tief durch die Nase ein, während Sie das Gewicht anheben. Anstatt langsam und gleichmäßig auszuatmen, während Sie Ihre beanspruchten Muskeln entspannen, stoßen Sie die Luft in kurzen Atemstößen kraftvoll zwischen den geschlossenen Zähnen aus, so dass ein deutlicher Zischlaut entsteht. Mit dieser Atmung bleibt Ihre Bauchmuskulatur angespannt, Sie maximieren die Kontrolle der Bewegung, was Ihnen dabei helfen wird, in der Balance zu bleiben.

Um Zeit zu sparen, sollten Sie immer gegeneinanderspielende Muskelgruppen – Agonisten und Antagonisten – abwechselnd trainieren. Auf einen Satz Liegestütz sollten Ausfallschritte folgen, auf eine Schulterpresse Klimmzüge und auf Rudern Kreuzheben. Wenn Sie auf diese Weise trainieren, brauchen Sie zwischen den einzelnen Sätzen keine Pause.

Schon wenn Sie zweimal die Woche Krafttraining machen, werden Sie Ihre Muskeln aufbauen und den altersbedingten Muskelschwund verhindern.

DIE EFFEKTIVSTE ART UND WEISE ZU TRAINIEREN

Sie müssen sich keine 60 Minuten auf einem Laufband abhetzen. Ein kurzes, hochintensives Training ist effektiver als die typische Routine von 30 bis 60 Minuten bei moderatem Tempo. Beim Intervalltraining folgen auf kurze Phasen intensiver Aktivität Phasen mit leichterer Belastung. Sie wechseln zwischen längeren Intervallen bei 85 bis 90 Prozent Ihrer maximalen Herzfrequenz und kürzeren Intervallen von bis zu 95 Prozent Ihrer maximalen Herzfrequenze, dazwischen liegen entsprechende Erholungspausen. Ein typisches Training besteht aus 10 bis 15 Powereinheiten. Genau wie beim Krafttraining müssen Sie Ihr Übungsprogramm variieren. Sie können die Länge und die Intensität der Intervalle oder die Dauer der Erholungspausen zwischen den einzelnen Sätzen variieren, so dass Sie mit einem intensiven Intervall beginnen, während Ihre Atmung immer noch beschleunigt ist. Mit dem Intervalltraining verbrennen Sie mehr Kalorien in weniger Zeit.

Wenn Sie mit hoher Intensität trainieren, trainieren Sie anaerob, das heißt ohne Sauerstoffzufuhr. Dann verbrennt Ihr Körper das in Ihren Muskeln gespeicherte Glykogen. Ein Nebenprodukt dieses Prozesses ist die Ausschüttung von Milchsäure. Gleichzeitig kommt es zu einem Sauerstoffmangel. Während der weniger intensiven Intervalle arbeitet Ihr Körper aerob, also mit Sauerstoff, und der Körper erholt sich. Während des aeroben Intervalls gleicht der Körper den Sauerstoffmangel aus und baut die Milchsäure (Laktat) ab, die für den Muskelkater verantwortlich ist. Mit dem Sauerstoff wird zudem die Fettverbrennung angeregt. Das Intervalltraining fördert die Bildung neuer Kapillare, die die Muskeln mit Sauerstoff versorgen und Abfallprodukte aus den Muskeln abtransportieren. Je besser Ihre Muskeln mit Sauerstoff versorgt werden, desto besser werden Sie sich fühlen.

DIE BERECHNUNG IHRER INDIVIDUELLEN TRAININGSZONE

Wir arbeiten am liebsten mit der Karvonen-Formel, um die Zielherzfrequenz für die verschiedenen Trainingszonen zu berechnen, weil sie wesentlich genauer ist als zum Beispiel die übliche Formel »220 minus Lebensalter«, bei der Sie für die Bestimmung Ihrer maximalen Herzfrequenz einfach von 220 Ihr Alter abziehen und das Ergebnis als Basis für die Berechnung Ihrer Trainingszone nehmen. Diese Form der Berechnung lässt Ihren Ruhepuls unberücksichtigt.

Und so erhalten Sie genauere Orientierungswerte für Ihr Training:

1. Schritt: Messen Sie Ihren Ruhepuls

Fühlen Sie sich 15 Minuten nach dem Aufwachen und vor dem Aufstehen den Puls. Zählen Sie die Schläge über 10 Sekunden und multiplizieren Sie die Zahl mit sechs. Das Ergebnis ist Ihr Ruhepuls. Dazu legen Sie zwei Finger auf die Innenseite des Handgelenks unterhalb des Daumens oder erfühlen ihn seitlich am Hals unterhalb des Kiefers.

Machen Sie das an drei aufeinanderfolgenden Tagen. Zählen Sie die Einzelergebnisse zusammen und teilen Sie die Summe durch drei. Das Resultat ist Ihr durchschnittlicher Ruhepuls. Zum Beispiel:

76 + 72 + 74 = 222 ÷ 3 = 74 durchschnittlicher Ruhepuls

Achten Sie darauf, dass Sie Ihren Puls nach einem Erholungstag fühlen. Wenn Sie versuchen, Ihren Ruhepuls zu messen, nachdem Sie am Vortag ein intensives Training absolviert haben, werden Sie zu anderen Ergebnissen kommen.

Wenn Sie in eine typische Trainingsroutine ein hochintensives Training einbauen, wird Ihr Stoffwechsel nach dem Training noch eine ganze Weile weiter auf Hochtouren laufen. Im Anschluss an ein 20-minütiges Intensivtraining wird Ihr Körper noch mehrere Stunden vermehrt Kalorien verbrennen. Intervalltraining verwan-

2. Schritt: Bestimmen Sie Ihre maximale Herzfrezquenz

Ziehen Sie Ihr Alter von 220 ab und Sie erhalten Ihre maximale Herzfrequenz. Nehmen wir an, Sie seien 30 Jahre alt:

220 − 30 = 190 = maximale Herzfrequenz

3. Schritt: Bestimmen Sie Ihre Herzfrequenzreserve

Ziehen Sie von Ihrer maximalen Herzfrequenz Ihren durchschnittlichen Ruhepuls ab. Zum Beispiel:

190 − 74 = 116 = Herzfrequenzreserve

4. Schritt: Berechnen Sie Ihre Trainingszonen

Die Standard-Zielherzfrequenz liegt zwischen 60 und 80 Prozent. Wenn Sie die untere Grenze für Ihr Herz-Kreislauf-Training berechnen wollen, multiplizieren Sie Ihre Herzfrequenzreserve mit 0,6 (60 Prozent) und addieren Sie den durchschnittlichen Ruhepuls zum Ergebnis. Für die obere Grenze multiplizieren Sie die Herzfrequenzreserve mit 0,8 (80 Prozent) und addieren anschließend Ihren durchschnittlichen Ruhepuls. Zum Beispiel:

116 × 0,6 + 74 = 143,6 = untere Grenze der Zielherzfrequenz für Ihr Herz-Kreislauf-Training

116 × 0,8 + 74 = 166,2 = obere Grenze der Zielherzfrequenz für Ihr Herz-Kreislauf-Training

Wenn Sie Intervalltraining machen, wollen Sie eine höhere Herzfrequenz, weil Sie mehr von Ihrem Körper fordern:

116 × 0,9 + 74 = 178,4 = Zielherzfrequenz bei 90 Prozent Kraftanstrengung

delt Ihren Körper in einen hochleistungsfähigen Verbrennungsmotor. Ein weiterer Vorteil ist, dass Sie bei einer hohen Herzfrequenz Endorphine ausschütten – körpereigene »Glückshormone« –, durch die sich bei Ihnen für den Rest des Tages Wohlbefinden und gute Stimmung einstellen.

Unsere Empfehlung ist, dass Sie den »Schrottpfad« vermeiden, wie wir es nennen. Das ist ein Training mit mittlerer Intensität. Der Wechsel zwischen einem harten und einem leichten Training ist viel effizienter. Wenn Sie mit monotoner mittlerer Intensität trainieren, kann das sogar den gegenteiligen Effekt haben. Ihre Herzfrequenz steigt nicht besonders an, aber Sie brauchen trotzdem Erholung. Da Sie sich nicht besonders angestrengt haben, haben Sie womöglich das Gefühl, keine Erholung zu benötigen. Am Ende sind Sie übertrainiert und ausgebrannt. Wenn Sie über lange Zeiträume immer mit der gleichen Intensität trainieren, gewöhnt sich Ihr Körper daran und verbrennt als Folge weniger Kalorien. Intervalltraining ist wesentlich sinnvoller.

Manche Leute – Sie kennen den Typ – können einfach nicht leicht trainieren. Menschen mit einem hohen inneren Antrieb und einem ausgeprägten Leistungsdrang haben kein Problem damit, ihren Körper richtig zu fordern. Würden sie lernen, dazwischen leichtere Trainingseinheiten einzubauen, damit sich ihr Körper erholen kann, wären sie überrascht über die Ergebnisse.

TRAININGSPROGRAMME, UM IHR KÖRPER ZU EINEM HOCHLEISTUNGSFÄHIGER VERBRENNUNGSMOTOR ZU MACHEN

Intervalltraining können Sie überall machen. Sie können von leichter Anstrengung zu intensiver Anstrengung wechseln, vom Gehen zum Joggen oder vom Joggen zum Laufen, je nach Ihrer persönlichen Fitness. Sie können das Intervalltraining in der freien Natur machen, zum Beispiel an einem Hügel in der Nähe Ihrer Wohnung. Gehen Sie so schnell Sie können den Hügel hinauf und gehen Sie ihn dann langsam wieder hinunter. Wenn Sie das 20 Minuten machen, ist das ein hervorragendes Training. Wenn Sie auf dem Laufband oder dem Crosstrainer trainieren, spielen Sie mit den Intervallen. Sie können abwechselnd 2 Minuten mit geringer

Intensität und 30 Sekunden mit hoher Intensität arbeiten. Wie gesagt, spielen Sie einfach mit den Intervallen. Intervalltraining spart Zeit und bietet Ihnen für die investierte Zeit deutlich höheren Nutzen. Wenn Sie eine genaue Übersicht über die Trainingseffizienz haben wollen, sollten Sie sich einen Herzfrequenzmesser anschaffen, der Ihnen anzeigt, falls Sie sich außerhalb Ihrer Zielzone befinden.

Hier einige Herz-Kreislauf-Intervalltrainings, die Sie ausprobieren können.

FÜNF INTERVALLTRAININGS FÜR DEN CROSSTRAINER

Die meisten Menschen machen die Bewegungen auf dem Crosstrainer aus den Zehenspitzen heraus, wobei der vierköpfige Oberschenkelmuskel den Großteil der Arbeit verrichtet. Wenn Sie den von uns konzipierten Bewegungsmustern folgen, ruht Ihr Körpergewicht auf den Fersen, so dass die Bewegung aus den hinteren Oberschenkelmuskeln und den Gesäßmuskeln kommt.

AUFWÄRMPHASE

1. Beginnen Sie jedes Workout auf dem Crosstrainer mit 3 bis 5 Minuten hoher Trittgeschwindigkeit bei geringem Widerstand.
2. Anschließend machen Sie zwei oder drei kontrollierte 30-Sekunden-Sprints in schnellem, aber gleichmäßigem Tempo, gefolgt von 30 Sekunden Erholung.
3. Zum Abschluss folgen 2 bis 3 Minuten leichte Anstrengung.

TRAINING 1: **STEIGENDER WIDERSTAND**

1. 4 × 1 Minute bei 80 bis 85 Prozent Ihrer Herzfrequenz mit 1 Minute Erholung bei mittlerem Widerstand und hoher Trittgeschwindigkeit.
2. 4 × 30 Sekunden bei 85 bis 90 Prozent Ihrer Herzfrequenz mit 1 Minute Erholung. Stellen Sie den Widerstand etwas höher und behalten Sie die Trittgeschwindigkeit bei.
3. 4 × 15 Sekunden bei 90 bis 95 Prozent Ihrer Herzfrequenz mit 45 Sekunden Erholung. Stellen Sie den Widerstand noch höher und treten Sie mit intensiver Kraft.

TRAINING 2: **BERGAUF UND BERGAB**

1. 2 × 1 Minute bei hohem Widerstand und Aufwärtsschräge (falls das Gerät diese Option bietet), gefolgt von 1 Minute bei geringerem Widerstand und hoher Trittgeschwindigkeit.
2. 1 Minute Erholung.
3. Machen Sie zwei weitere Intervalle.

TRAINING 3: **STEIGENDE TRITTGESCHWINDIGKEIT**

1. Beginnen Sie mit niedrigem bis mittlerem Widerstand und Trittgeschwindigkeit.
2. Steigern Sie jede Minute den Widerstand um eine Stufe, behalten Sie aber die Trittgeschwindigkeit bei.
3. Steigern Sie den Widerstand, bis Sie die Trittgeschwindigkeit nicht mehr halten können. Wenn mehr als 5 Minuten vergangen sind, war der Widerstand zu niedrig. Wenn Sie die Trittgeschwindigkeit weniger als 3 Minuten durchhalten, war er zu hoch eingestellt.
4. Zielen Sie auf 4 bis 5 Minuten pro Intervall. Machen Sie 1 Minute Erholungspause und setzen Sie das Intervalltraining für 15 Minuten fort.

TRAINING 4: **DISTANZSTEIGERUNG**

Arbeiten Sie 15 Minuten bei 80 bis 90 Prozent Ihrer maximalen Herzfrequenz. Achten Sie auf die zurückgelegte Entfernung und versuchen Sie mit zunehmender Fitness, in derselben Zeit immer größere Entfernungen zurückzulegen.

TRAINING 5: **INTERVALLE MIT GEMISCHTEM TEMPO**

1. 4 Minuten bei gleichmäßigem Tempo und 80 bis 85 Prozent Ihrer maximalen Herzfrequenz.
2. 1 Minute Pause.
3. 4 × 15 Sekunden bei 95 Prozent Kraftanstrengung und 45 Sekunden Pause.
4. Machen Sie zwei Runden.

FÜNF INTERVALLTRAININGS FÜR DAS INDOOR-BIKE

Herz-Kreislauf-Training auf einem Indoor-Bike ist nicht optimal, weil Sie dabei ständig über den Lenker gebeugt sind. Dabei besteht die Neigung, den Rücken rund zu machen, was Sie eigentlich vermeiden wollen. Außerdem sehen wir oft, dass Leute Zeitung lesen oder Zeitschriften durchblättern, während sie gemütlich vor sich hin radeln.

Wenn Sie auf einem Indoor-Bike trainieren, achten Sie darauf, dass Sie den Rücken gerade halten. Setzen Sie sich aufrecht hin und treten Sie aus der Hüfte. Der Sitz sollte sich auf der richtigen Höhe befinden. Prüfen Sie die Höhe, indem Sie sich auf das Fahrrad setzen, die Fersen auf den Pedalen abstellen und dann rückwärtstreten. Am Tiefpunkt der Umdrehung sollten Ihre Knie noch leicht gebeugt sein. Außerdem sollten Ihre Hüften beim Treten nicht anfangen zu hüpfen. Treten Sie nicht mit den Zehen, sondern mit den Fersen in die Pedale, damit Ihre hintere Muskelkette aktiviert wird.

TRAINING 1: **FLACHE EBENE/HÜGEL**

1. 8 × 1 Minute intensive Anstrengung mit 1 Minute Erholung.
2. Machen Sie Intervalle (flache Ebene) mit mittlerem Widerstand und einer hohen Umdrehungzahl (90+), gefolgt von Intervallen (Hügel) mit hohem Widerstand und geringerer Umdrehungszahl

TRAINING 2: **INTERVALLE MIT WECHSELNDEM TEMPO**

1. Fahren Sie insgesamt 16 Minuten, wobei Sie abwechselnd 1 Minute in »angenehm anstrengendem« Tempo und 1 Minute in hohem Tempo in die Pedalen treten.
2. Wechseln Sie zwischen beiden Geschwindigkeiten, ohne eine Erholungspause einzulegen.

TRAINING 3: **EIN-KILOMETER-WIEDERHOLUNGEN**

1. Absolvieren Sie einen Kilometer bei 80 bis 90 Prozent mit 1 Minute Pause.
2. Versuchen Sie, jedes Intervall schneller zu fahren als das vorhergehende. Starten Sie daher nicht zu schnell!
3. Machen Sie so viele Wiederholungen, wie Sie in 16 bis 20 Minuten schaffen.

TRAINING 4: **ABNEHMENDE INTERVALLE**

1. 5 Minuten intensives Training, 1 Minute Erholung.
2. 4 Minuten intensives Training, 1 Minute Erholung.
3. 3 Minuten intensives Training, 1 Minute Erholung.
4. 2 Minuten intensives Training, 1 Minute Erholung.
5. 1 Minuten intensives Training, 1 Minute Erholung.

Bei diesem 20-minütigen Intervalltraining sollten Sie die Intensität der einzelnen Intervalle mit abnehmender Dauer steigern.

TRAINING 5: **DISTANZSTEIGERUNG**

Absolvieren Sie 15 Minuten bei 90 bis 95 Prozent Kraftanstrengung. Achten Sie auf die zurückgelegte Entfernung und versuchen Sie mit zunehmender Fitness, in derselben Zeit immer größere Entfernungen zurückzulegen.

INTERVALLTRAINING FÜR DAS LAUFBAND

Je nach Ihrer Fitness können Sie diese Trainings im Gehen, Laufen oder Rennen machen. Denken Sie daran, dass die Laufbewegung aus der hinteren Muskelkette kommt. Dafür müssen Sie sich bei jedem Laufschritt von den Fersen abstoßen, und nicht von den Zehen.

TRAINING 1: **HÜGEL**

1. Laufen oder gehen Sie 5 × 1 Minute bei einer Steigung von 6 bis 7 Prozent und einer Kraftanstrengung von 80 bis 85 Prozent mit 1 Minute Erholung.

2. Laufen oder gehen Sie 5 × 30 Sekunden bei einer Steigung von 6 bis 7 Prozent und einer Kraftanstrengung von 85 bis 90 Prozent mit 1 Minute Erholung.

TRAINING 2: **ABNEHMENDE INTERVALLE**

Mit abnehmender Intervalldauer sollten Sie schneller gehen oder laufen. Versuchen Sie, zwischen den einzelnen Intervallen nur 30 Sekunden Pause zu machen, so dass das gesamte Training ein langer Trainingssatz wird.

1. 2 × 1½ Minuten bei 80 bis 85 Prozent und 30 Sekunden Pause.
2. 2 × 1¼ Minuten bei 80 bis 85 Prozent und 30 Sekunden Pause.
3. 2 × 1 Minuten bei 80 bis 85 Prozent und 30 Sekunden Pause.
4. 2 × 45 Sekunden bei 80 bis 85 Prozent und 30 Sekunden Pause.
5. 2 × 30 Sekunden bei 80 bis 85 Prozent und 30 Sekunden Pause.

TRAINING 3: **INTERVALLE MIT TEMPOWECHSEL**

1. 2 Minuten bei 75 bis 80 Prozent Kraftanstrengung.
2. 30 Sekunden bei 85 bis 90 Prozent.
3. 1½ Minuten Pause.
4. Wiederholen Sie Schritt 1 bis 3 insgesamt viermal.

TRAINING 4: **DISTANZSTEIGERUNG**

Laufen oder gehen Sie 15 Minuten bei 80 bis 85 Prozent. Notieren Sie die zurückgelegte Entfernung und versuchen Sie mit zunehmender Fitness, die Distanz zu steigern.

TRAINING 5: **HÜGEL/FLACHE EBENE**

1. 1 Minute Hügelintervall bei einer Steigung von 5 bis 7 Prozent und 80 bis 85 Prozent Kraftanstrengung.
2. Direkt im Anschluss 1 Minute auf flacher Ebene bei 80 bis 85 Prozent Kraftanstrengung.
3. Machen Sie eine Pause von 1 bis 1½ Minuten und wiederholen Sie das Ganze vier- bis fünfmal.

FÜNF INTERVALLTRAININGS FÜR DIE RUDERMASCHINE

Wir mögen die Rudermaschine, weil die Bewegungen völlig anders sind als die Bewegungen, die Sie den ganzen Tag lang machen. Das Ziehen öffnet den Brustkorb und wirkt einer Innenrotation entgegen. Beim Rudern ist es wichtig, dass Sie mit aufrechtem Rücken sitzen und die Bewegung aus der Hüfte kommt. Die meisten Menschen erkennen nicht, dass das Rudern zu 70 Prozent Beinarbeit ist. Zu Beginn des Ruderschlags stoßen Sie sich mit den Beinen vom Fußbrett ab und die Arme folgen. Die rückführende Bewegung ist die Erholungsphase. Führen Sie dabei zuerst Ihre Arme wieder nach vorne und beugen Sie anschließend die Knie.

TRAINING 1: **ABNEHMENDE INTERVALLE**

1. 1 × 1000 Meter bei 80 bis 85 Prozent, 1 Minute Erholung.
2. 2 × 500 Meter bei 80 bis 85 Prozent, 1 Minute Erholung.
3. 3 × 250 Meter bei 80 bis 85 Prozent, 1 Minute Erholung.

TRAINING 2: **POWERSÄTZE**

1. 1 × 500 Meter bei 70 bis 75 Prozent, 1 Minute Erholung.
2. 4 × 100 Meter bei 90 bis 95 Prozent, 1 Minute Erholung.
3. Wiederholen Sie diese Intervalle einmal.

TRAINING 3: **TEMPOINTERVALLE**

3 oder 4 × 1000 Meter bei 80 Prozent mit 1½ Minuten Erholung. Achten Sie auf lange Ruderzüge und arbeiten Sie an der Perfektionierung Ihrer Technik.

TRAINING 4: **DISTANZSTEIGERUNG**

Rudern Sie 15 Minuten bei 80 bis 85 Prozent Kraftanstrengung und achten Sie auf die zurückgelegte Entfernung. Versuchen Sie mit zunehmender Fitness, die Distanz zu steigern.

TRAINING 5: **SCHWELLENSÄTZE**

6 bis 10 × 250 Meter bei bei 80 bis 85 Prozent Kraftanstrengung und 30 Sekunden Erholung. Versuchen Sie, bei allen Intervallen das gleiche Tempo beizubehalten.

DAS BESTE TRAINING IST DAS, DAS SIE NOCH NIE GEMACHT HABEN

Der Körper ist eine beeindruckende Maschine, die darauf ausgelegt ist, sich selber zu erhalten und Energie zu sparen. Wenn Sie immer das gleiche Training machen, gewöhnt sich Ihr Körper an die immergleiche Anforderung und erreicht ein Leistungsplateau. Das bedeutet, dass sich Ihr Stoffwechsel nicht mehr weiter beschleunigt. Das heißt, bei gleicher Anstrengung verbrennen Sie weniger Kalorien. Peter ist in seiner Karriere schon so viele Meilen gelaufen, dass er beim Joggen wahrscheinlich nur die Hälfte der Kalorien verbrennt wie jemand, der gerade erst damit begonnen hat. Die gleiche Anpassung geschieht, wenn Sie eine Diät machen. Wenn Sie die Kalorienzufuhr reduzieren, gewöhnt sich Ihr Körper daran, dass er weniger Energie erhält. Ihr Stoffwechsel verlangsamt sich, um aus den verfügbaren Kalorien das meiste herauszuholen. Sie müssen Ihren Körper also immer neu fordern. Wechseln Sie ab zwischen Rudern, einer Cycle-Stunde, Laufen, Crosstrainer, Laufband, Boxen, Seilspringen und so weiter. Probieren Sie immer etwas Neues aus. Machen Sie nicht den Fehler, dass Sie ins Fitnessstudio gehen und an den gleichen Maschinen immer die gleichen Übungen machen. Fordern Sie Ihren Körper immer auf neue Weise, damit er sich nicht an eine bestimmte Anstrengung gewöhnt. Damit halten Sie Ihren Stoffwechsel aktiv.

WECHSELNDE ÜBUNGSPROGRAMME

Sicher ist das Letzte, was Sie wollen, in ein und demselben Übungsprogramm steckenzubleiben. Für eine maximale Wirkung müssen Sie Ihre Workouts variieren. Außerdem: Genießen Sie die Abwechslung! Es gibt so viele Sportarten, mit denen Sie Ihre Herzfrequenz steigern und Ihren Stoffwechsel ankurbeln können. Hier einige Anregungen:

- Aerobic Dance
- Basketball
- Crosstrainer
- Fußball
- Inlineskaten
- Joggen
- Kickboxen
- Radfahren
- Reiten
- Rudermaschine
- Schlittschuhlaufen
- Schwimmen
- Seilspringen
- Skilanglauf
- Spinning (Indoor-Bike)
- Squash
- Steppgerät
- Surfen
- Tennistraining mit der Ballmaschine
- VersaClimber
- Walking
- Wasseraerobics
- Yoga
- Zirkeltraining
- Sie verstehen schon ...

Eine Routine wird bequem, und genau das wollen Sie doch vermeiden. Wenn Sie Ihr Training variieren, werden Sie sich nicht langweilen und zudem Ihren Körper aufrütteln und ständig Ihren Grundumsatz erhöhen.

DIE SCHAUMSTOFFROLLE: DER MASSAGEPROFI FÜR JEDERMANN

Profiathleten brauchen ein ganzes Team aus Physiotherapeuten, Massagetherapeuten und Chiropraktikern, um ihre Muskeln zu regenerieren, die Muskelverspannungen zu lösen und Schmerzen zu beseitigen.

Es gibt ein einfaches Mittel, mit der Sie Ihre Muskeln ohne die Dienste eines Profiteams entspannen und lockern können: die Schaumstoffrolle. Das ist ein

Zylinder aus einem harten Schaumstoff mit einem Durchmesser von ungefähr 15 Zentimetern und 30, 45 oder 90 Zentimeter Länge. Schaumstoffrollen sehen so ähnlich aus wie kurze Poolnudeln. Wenn Sie Ihr Körpergewicht an bestimmten Stellen auf die Schaumstoffrolle legen und hin- und herrollen, können Sie sich damit selbst eine Bindegewebsmassage geben und verspannte Muskeln lockern. Die verklebten Stellen, auch Triggerpunkte genannt, können Sie mit der Schaumstoffrolle auflösen. Das erhöht den Blutfluss in Ihrem Gewebe, das auf diese Weise weicher und beweglicher wird.

Das erinnert uns an einen 100-Meter-Läufer, der sich bei einem Sprint den Oberschenkelbeuger zerrte. Wir hatten ihm zuvor beim Training zugesehen. Er war so flexibel, dass er seine Ellenbogen auf dem Boden ablegen konnte. Das bedeutet, seine Verletzung war keine Dehnungsverletzung, sondern eine Gewebsverletzung. Wahrscheinlich gab es in der Mitte seiner Oberschenkelbeuger kleine Verklebungen. Als dieser Muskel während des Sprints kontrahierte, wurde er auf einer Seite eines Knotens beziehungsweise einer Verklebung gezerrt, und so kam es zu der Verletzung. Einige Übungen auf der Schaumstoffrolle hätten sein Gewebe gelockert, die Verklebungen aufgelöst und so die Zerrung womöglich verhindern können.

Von allen unseren Kunden erwarten wir, dass sie vor dem Training 5 bis 10 Minuten mit der Schaumstoffrolle arbeiten. Die Selbstmassage bereitet Ihre Muskeln auf eine intensive Beanspruchung vor. Das können Sie sogar abends vor dem Fernseher machen. Wenn Sie diese Verklebungen auflösen, schlafen Sie auch besser.

Gute Schaumstoffrollen gibt es schon für weniger als 25 Euro. Wir bevorzugen die Rollen von Trigger Point und greifen vor allem zu der nur 30 Zentimeter messenden Variante. Die Trigger Point Foamroller Grids sind ein wenig teurer als die meisten anderen Schaumstoffrollen, aber sehr haltbar und haben ein gutes Design. Trigger Point Performance Therapy bietet eine Reihe hochwertiger Rollen an, die wie Kurzhanteln für bestimmte Bereiche aussehen. Wenn Sie chronische Schmerzen im unteren Rücken haben, wollen Sie vielleicht recherchieren, ob eine dieser Schaumstoffrollen speziell für diesen Körperbereich geeignet ist.

Kurze Schaumstoffrollen lassen sich außerdem gut mit auf Reisen nehmen. Wenn Sie viele Stunden eingezwängt in einem Flugzeug sitzen, fühlen Sie sich hinterher möglicherweise steif und unbeweglich. Zur Massage kleiner Bereiche, zum Beispiel Ihrer Waden, können Sie auch einen Tennisball oder einen Lacrosse-Ball verwenden.

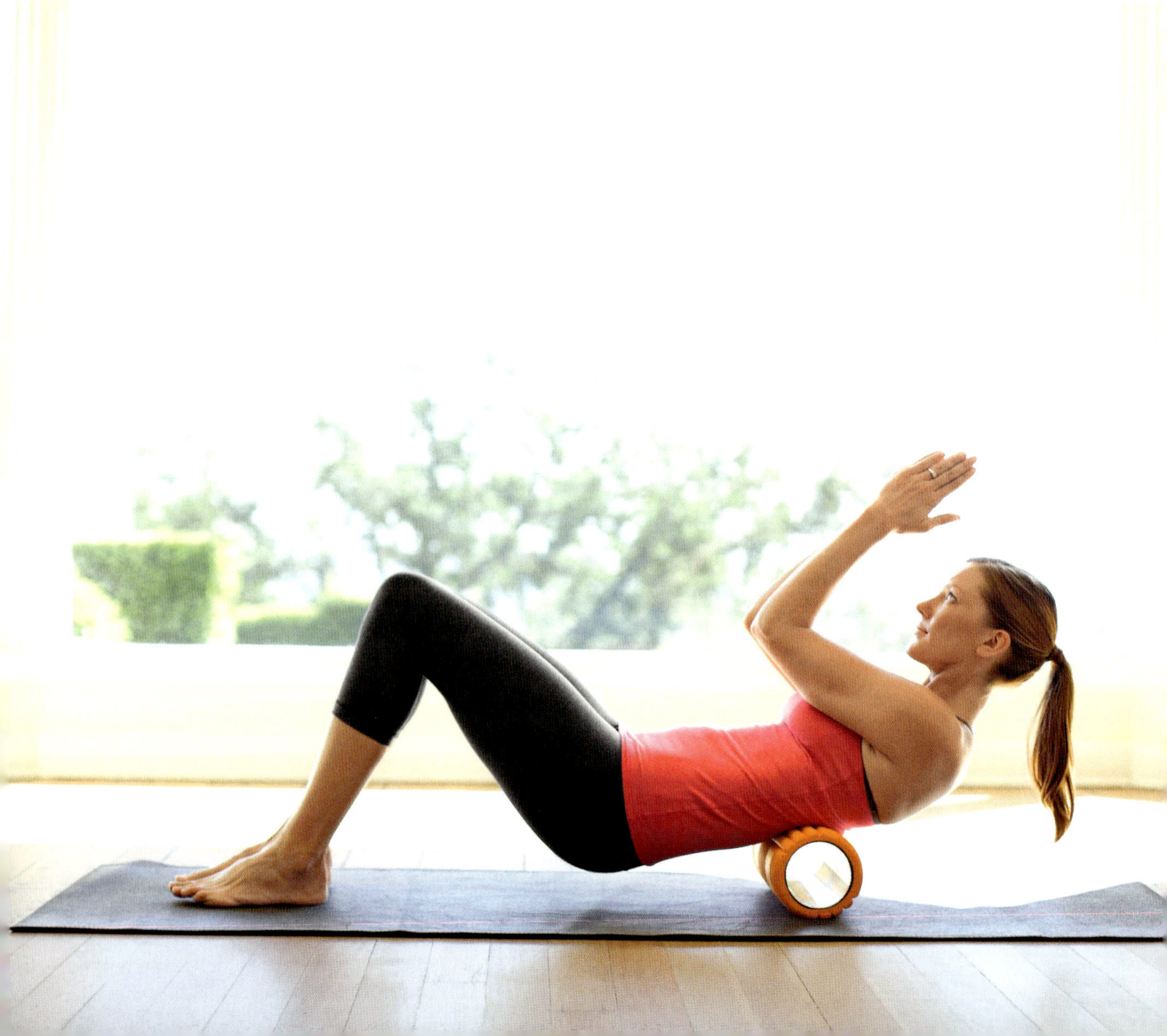

TRAINING MIT DER SCHAUMSTOFFROLLE

Wenn Sie diese Übungen zum ersten Mal machen, fühlt sich das vielleicht unbehaglich an, aber es wird nicht lange dauern, bis Sie die Verwendung der Schaumstoffrolle beherrschen. Sie kennen die Stellen, an denen Sie Verklebungen in Ihren Muskeln spüren: Waden, hintere Oberschenkelmuskeln (Oberschenkelbeuger), Adduktoren, *Tractus iliotibialis* (»Läuferknie«), Gesäßmuskeln, vierköpfiger Oberschenkelmuskel, Hüftbeuger, Großer Rückenmuskel, Brustmuskulatur, oberer Rücken und unterer Rücken. Die nachfolgenden Übungen zeigen Ihnen, wie Sie diese Verklebungen auflösen. Viele Kunden sagen, das sei der Trainingsteil, den sie am liebsten machen. Die Arbeit mit der Schaumstoffrolle ist eine ausgezeichnete Methode, um ein besseres Körperbewusstsein zu entwickeln und Sie für eine effektive Trainingseinheit vorzubereiten. Sie können den Druck anpassen, indem Sie durch das Abstützen Ihrer Arme steuern, wie viel Körpergewicht Sie auf die Rolle verlagern. Mit der Schaumstoffrolle können Sie die genauen Bereiche bestimmen, wenn Sie sich verspannt fühlen.

WADEN

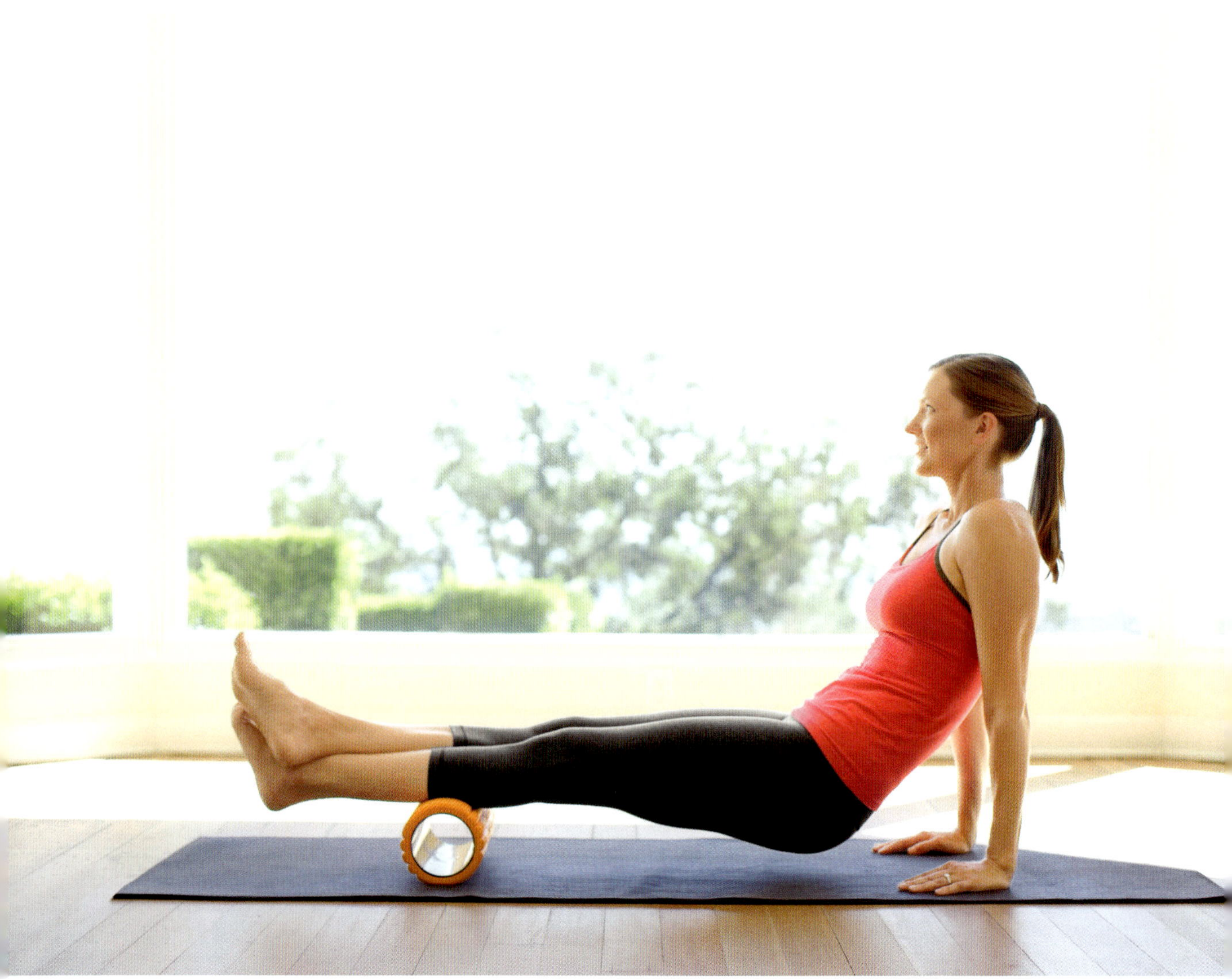

1. Setzen Sie sich aufrecht auf eine Matte, so dass sich die Rolle unter Ihrer linken Wade befindet. Das rechte Knie ist leicht gebeugt. Lehnen Sie sich mit ausgestreckt aufgestützten Armen leicht zurück, indem Sie Ihr Gewicht mit den Händen abstützen. Das Gesäß befindet sich knapp über dem Boden. Ziehen Sie Ihren linken Fuß an und legen Sie das rechte Fußgelenk über das linke.

2. Rollen Sie die Wade 20-mal über die Schaumstoffrolle auf und ab.

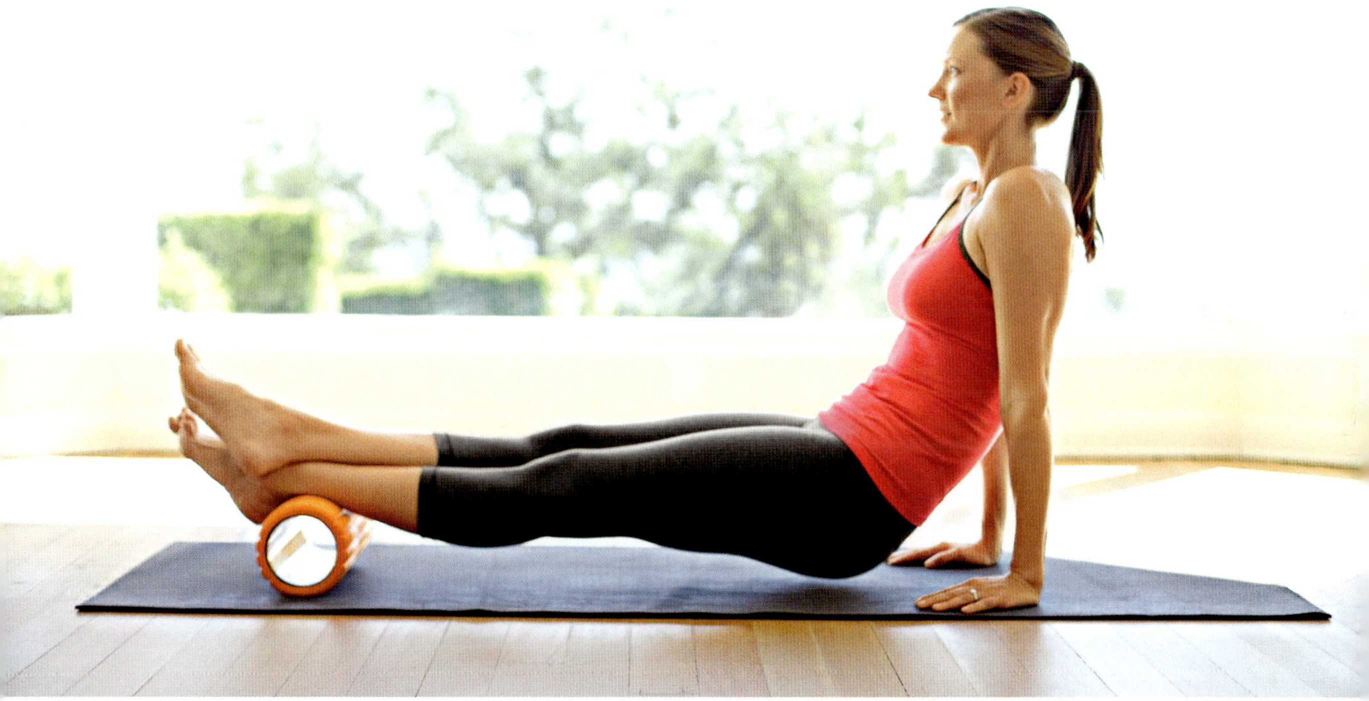

3 Drehen Sie Ihr linkes Bein leicht nach außen und rollen Sie mit dem äußeren Teil der Wade über die Rolle. Machen Sie wieder 20 Rollbewegungen.

4 Anschließend drehen Sie Ihr linkes Bein leicht nach innen und rollen die Wadeninnenseite über die Rolle. Machen Sie auch hier 20 Rollbewegungen.

Wiederholen Sie das Ganze mit dem anderen Bein.

HINTERE OBERSCHENKELMUSKELN (OBERSCHENKELBEUGER)

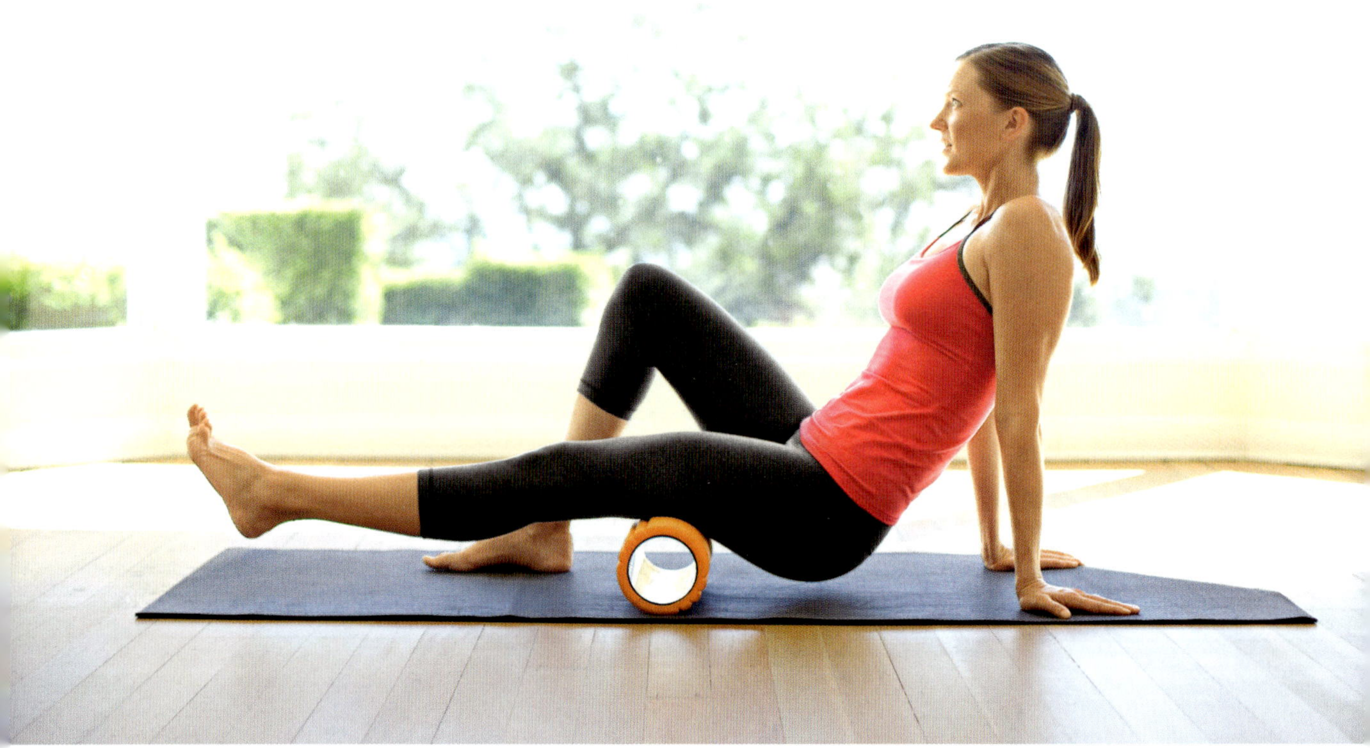

1. Nehmen Sie die gleiche Sitzhaltung ein wie bei der Wadenübung, aber platzieren Sie die Rolle unter Ihren linken Oberschenkel und stellen Sie das rechte Bein auf. Lehnen Sie sich mit gestreckt aufgestützten Armen leicht zurück und stützen Sie Ihr Körpergewicht mit den Händen ab.

2. Rollen Sie vom Knie bis zum unteren Hüftansatz auf der Rolle hin und her. Machen Sie 20 Rollbewegungen.

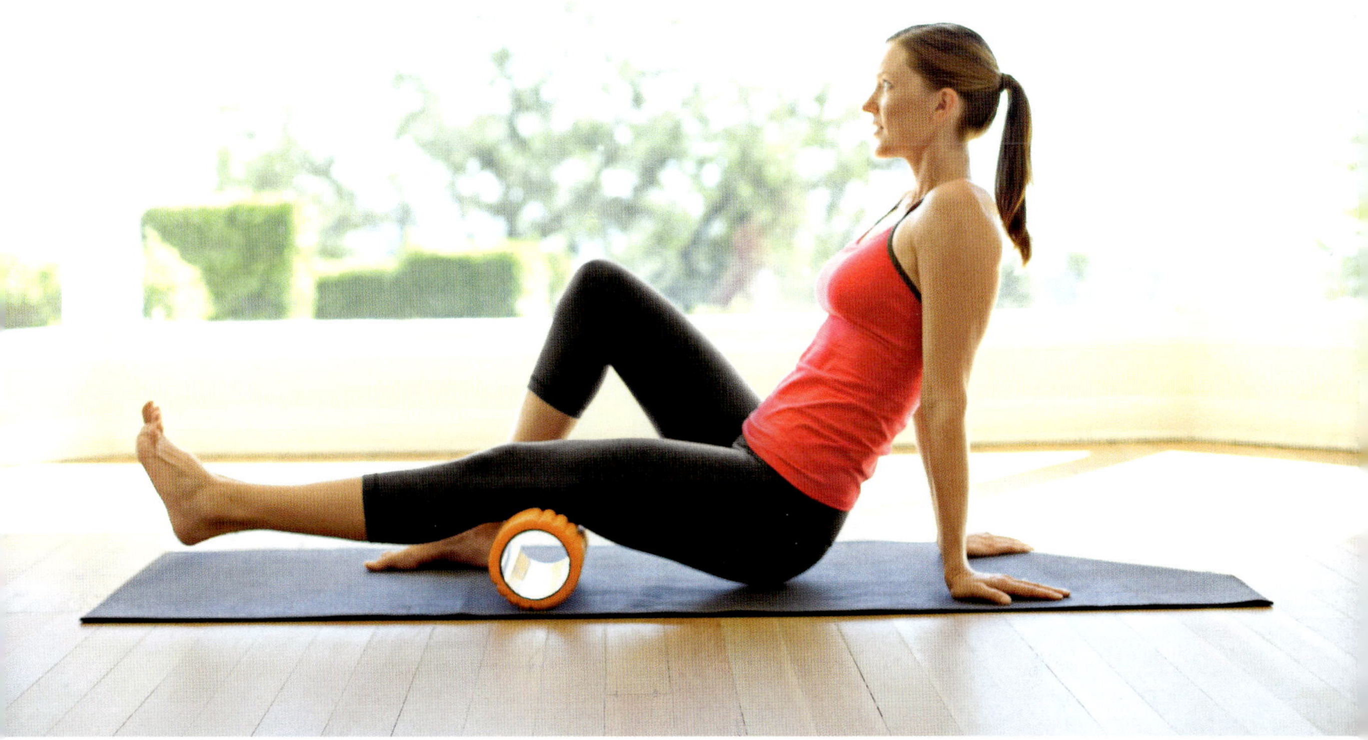

3 Drehen Sie Ihr linkes Bein leicht nach außen und machen Sie 20 Rollbewegungen über die Außenseite Ihres Oberschenkelbeugers.

4 Drehen Sie Ihr linkes Bein leicht nach innen und machen Sie 20 Rollbewegungen über die Innenseite Ihres Oberschenkelbeugers.

ADDUKTOREN DES OBERSCHENKELS

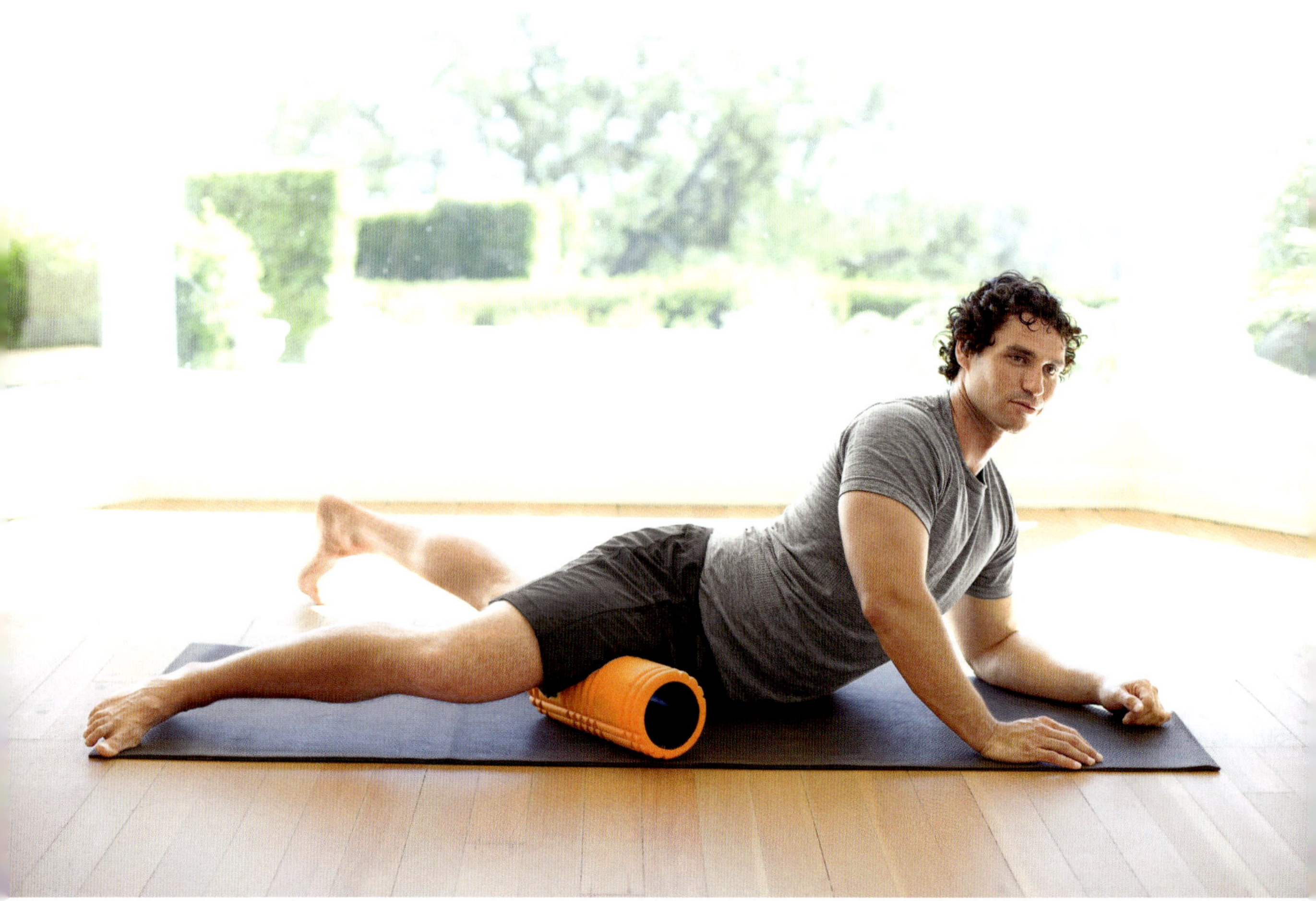

1 Legen Sie sich auf den Bauch und heben Sie dann Ihren Oberkörper an. Stützen Sie sich mit der rechten Hand und dem linken Unterarm ab.

2 Spreizen Sie die Beine und platzieren Sie die Rolle unter die Innenseite Ihres rechten Oberschenkels.

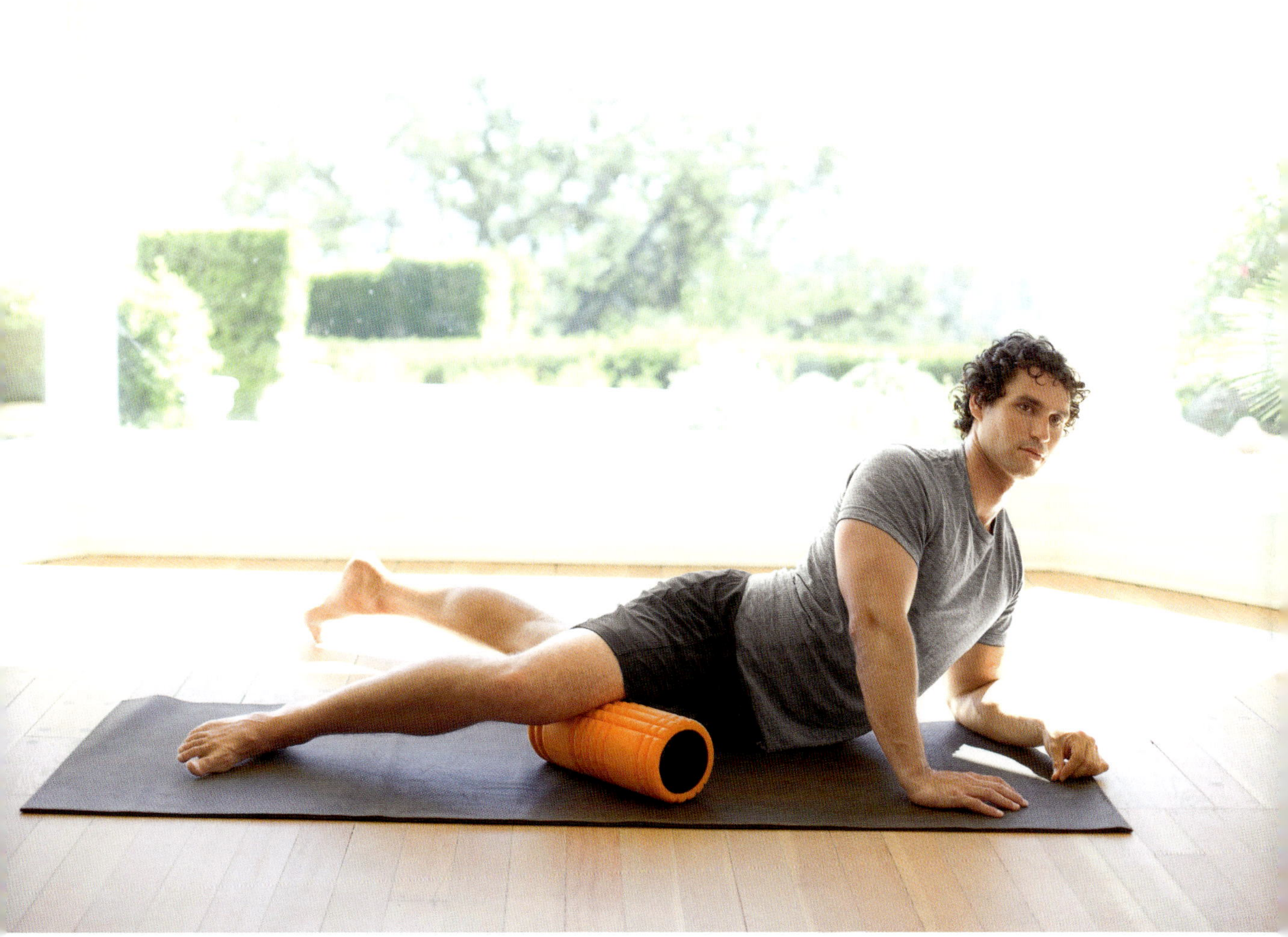

3 Rollen Sie mit der Oberschenkelinnenseite vom Oberschenkelansatz bis zum Knie über die Rolle. Machen Sie 20 Rollbewegungen und wiederholen Sie das Ganze anschließend mit dem anderen Bein.

TRACTUS ILIOTIBIALIS

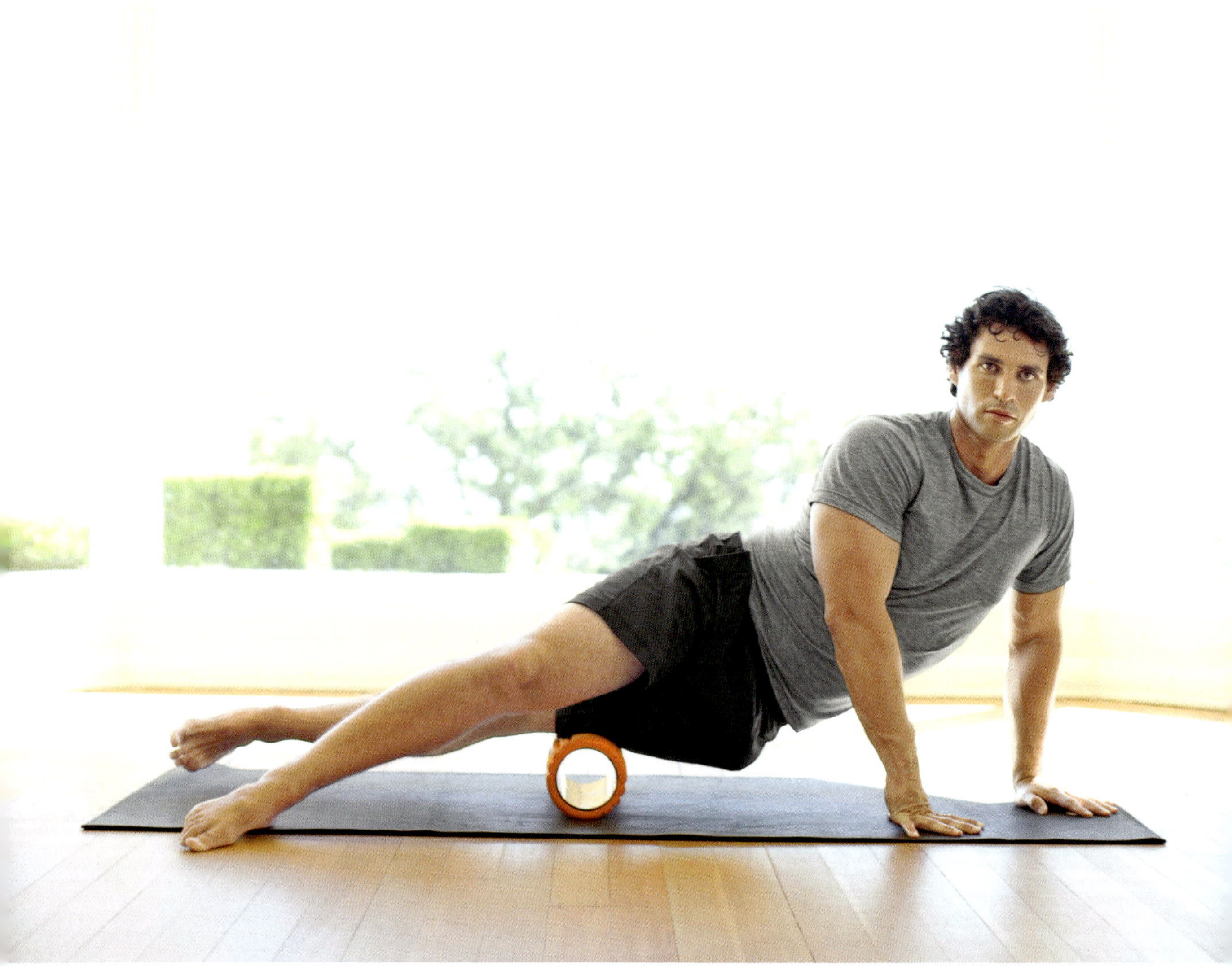

1 Platzieren Sie sich seitlich auf der Rolle, so dass sie sich unter der Außenseite Ihres linken Oberschenkels befindet. Stützen Sie Ihren aufgerichteten Oberkörper mit beiden Händen auf dem Boden ab und führen Sie das rechte Bein über das linke.

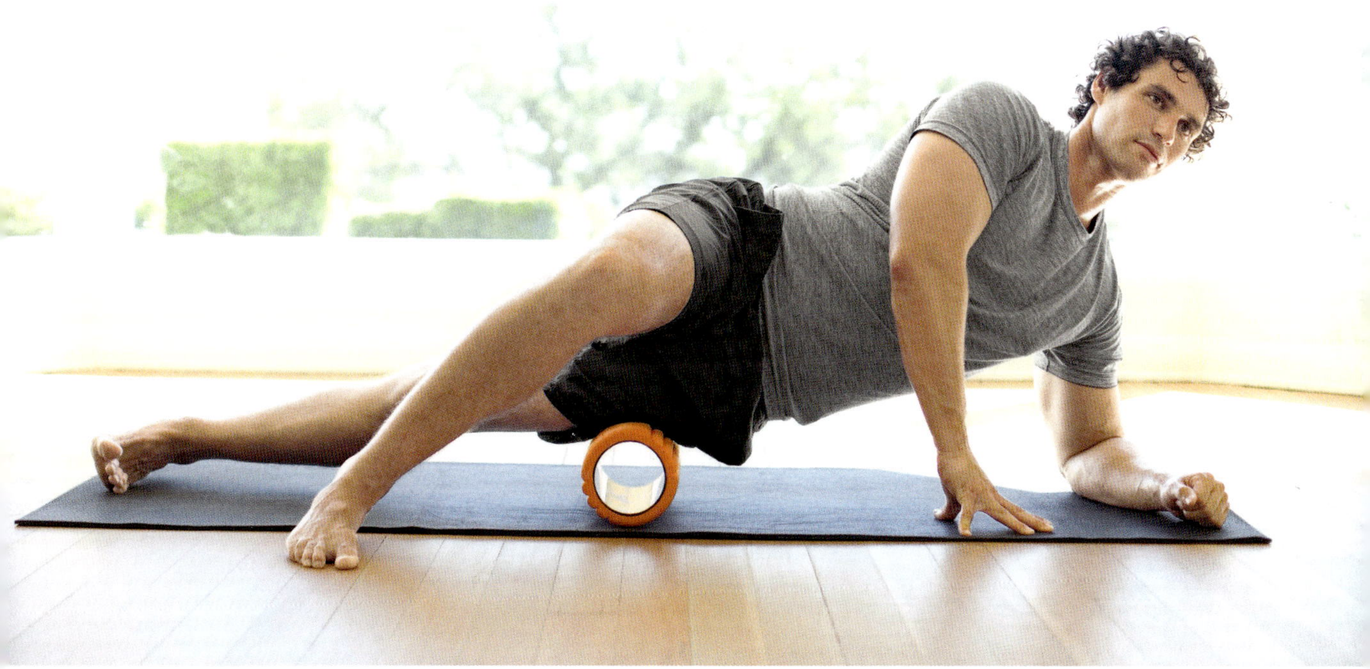

2 Stellen Sie den rechten Fuß flach auf dem Boden ab.

3 Rollen Sie mit der Oberschenkelaußenseite vom Hüftknochen bis zum Knie hin und her. Machen Sie 20 Rollbewegungen und wechseln Sie anschließend die Seite.

GESÄSSMUSKULATUR

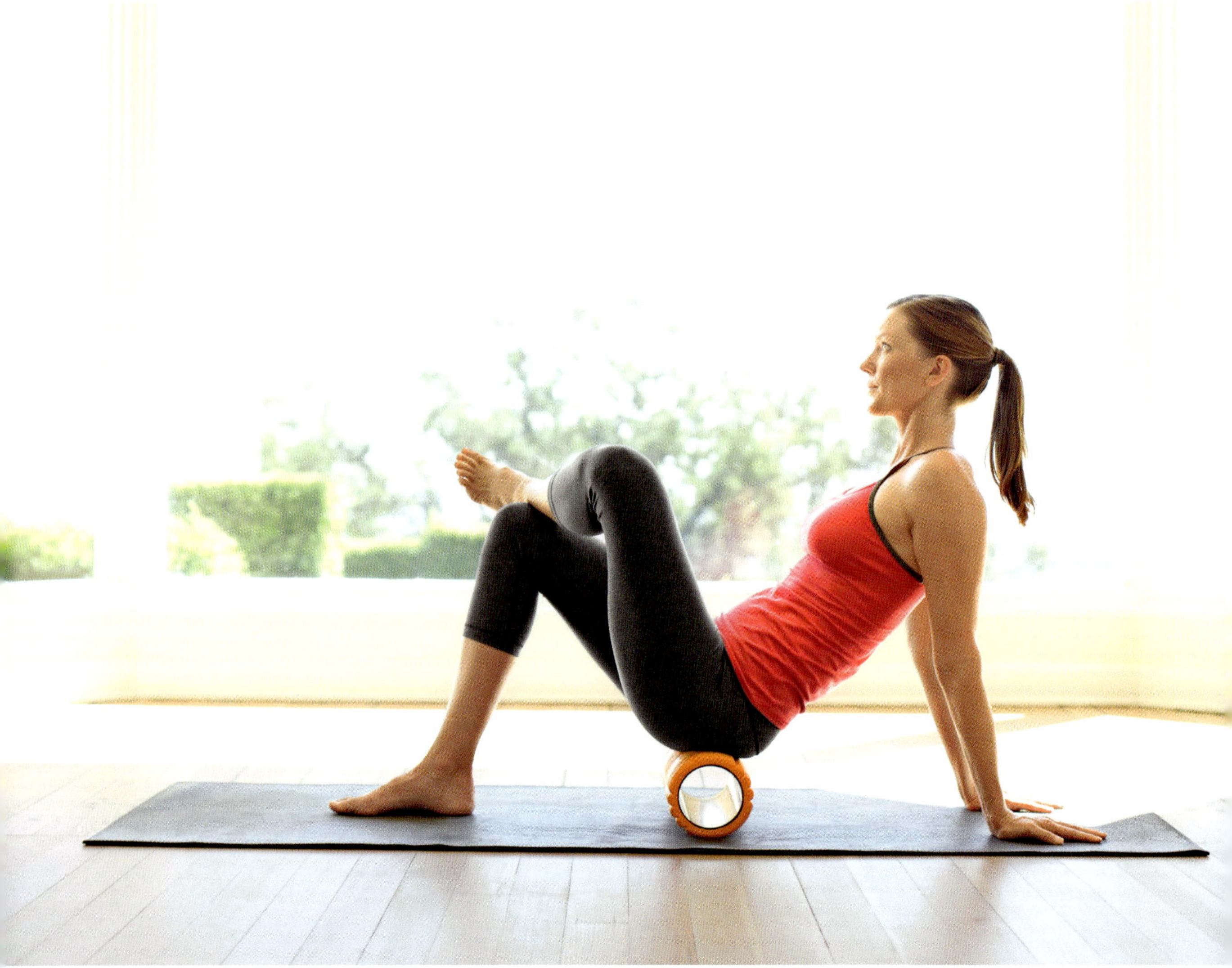

1 Setzen Sie sich auf die Schaumstoffrolle und stützen Sie sich mit beiden Armen auf dem Boden ab. Legen Sie das linke Bein über das rechte Knie.

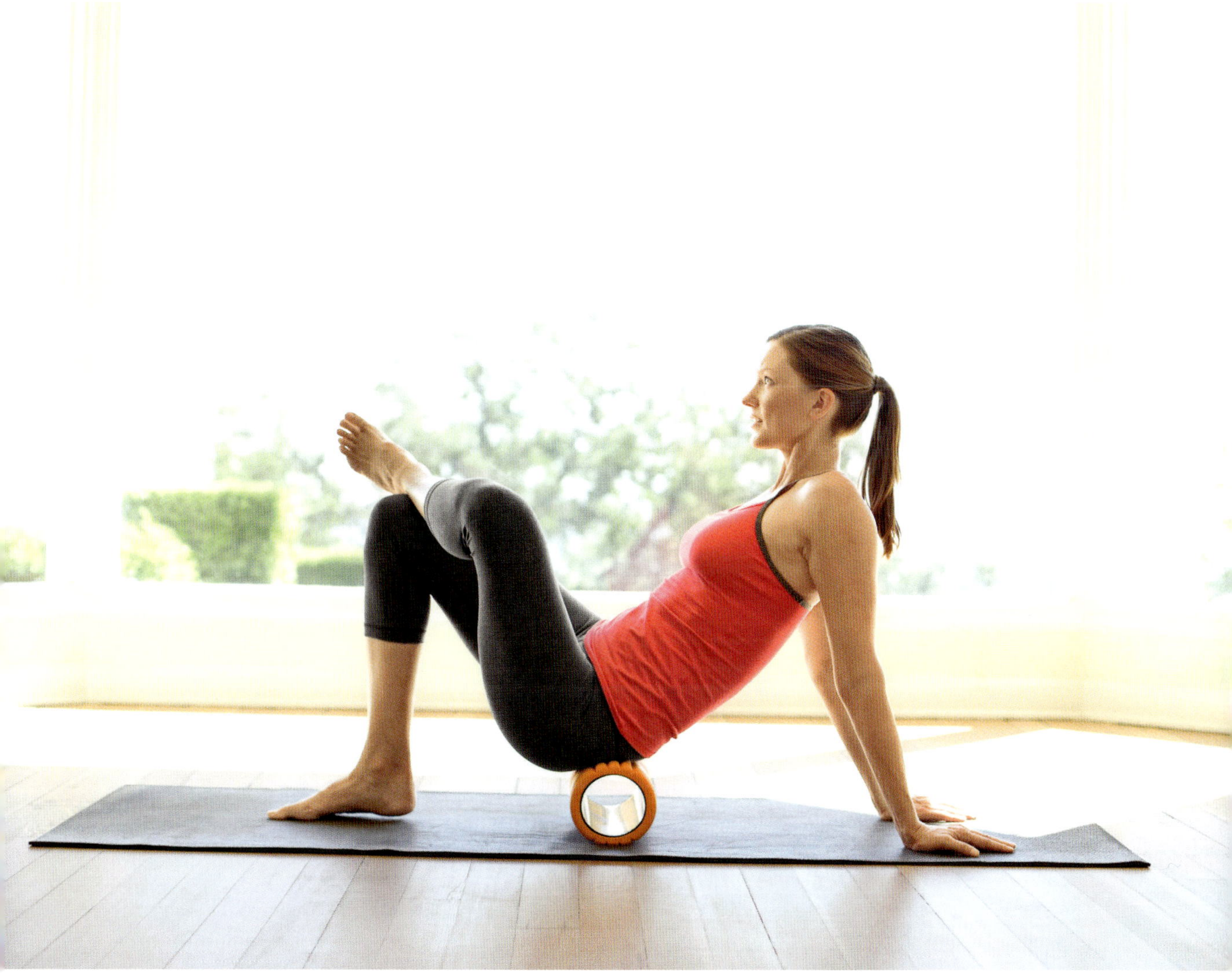

2 Rollen Sie 20 Mal mit Ihrer linken Gesäßhälfte über die Rolle und wechseln Sie dann die Seite.

VIERKÖPFIGER OBERSCHENKELMUSKEL

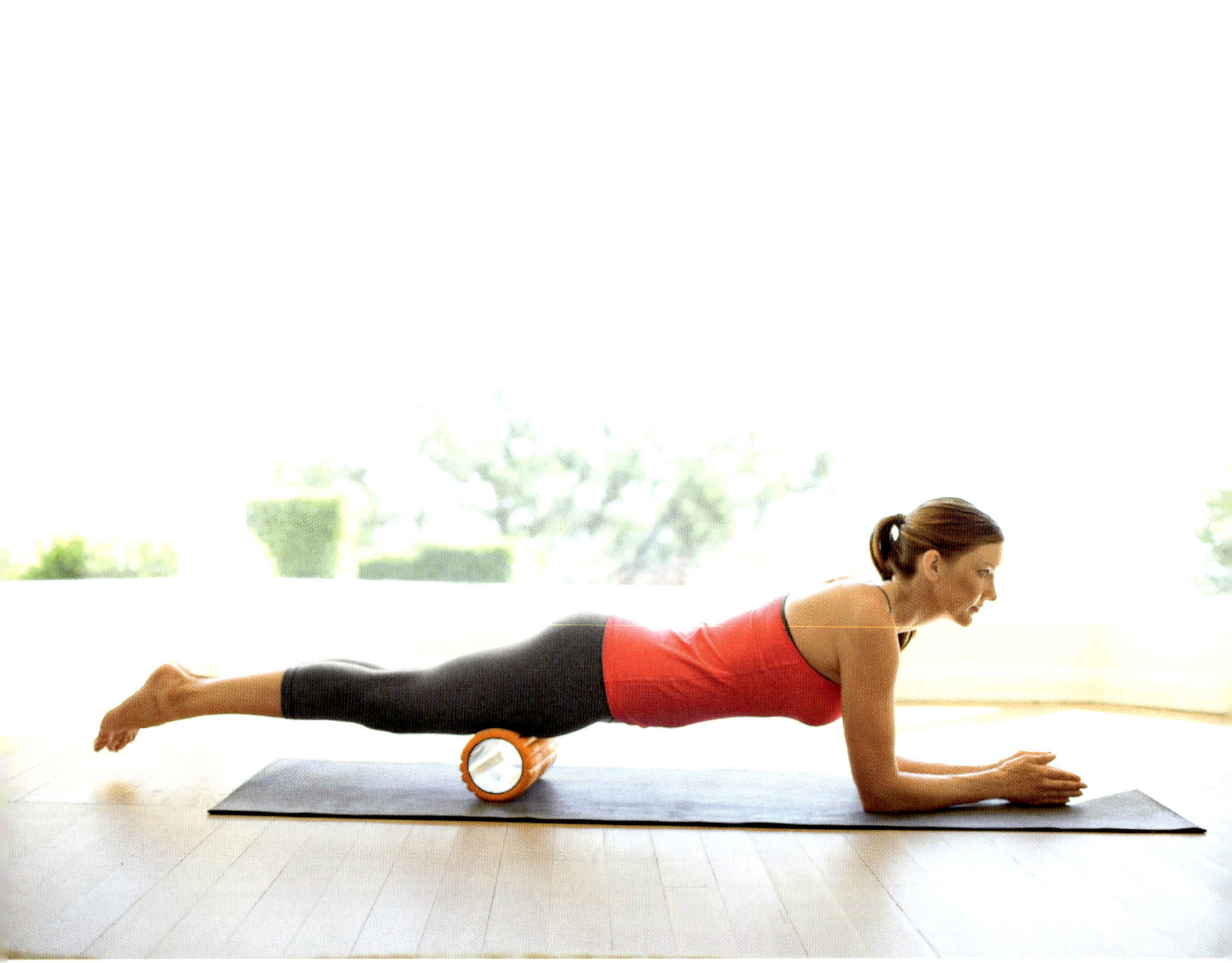

1. Legen Sie sich bäuchlings auf die Schaumrolle, so dass sie sich unter dem Oberschenkelansatz befindet. Halten Sie den Rücken gerade und stützen Sie Ihren Oberkörper mit beiden Unterarmen ab.

2. Rollen Sie 20 Mal mit dem Oberschenkel bis zum Hüftansatz über die Rolle.

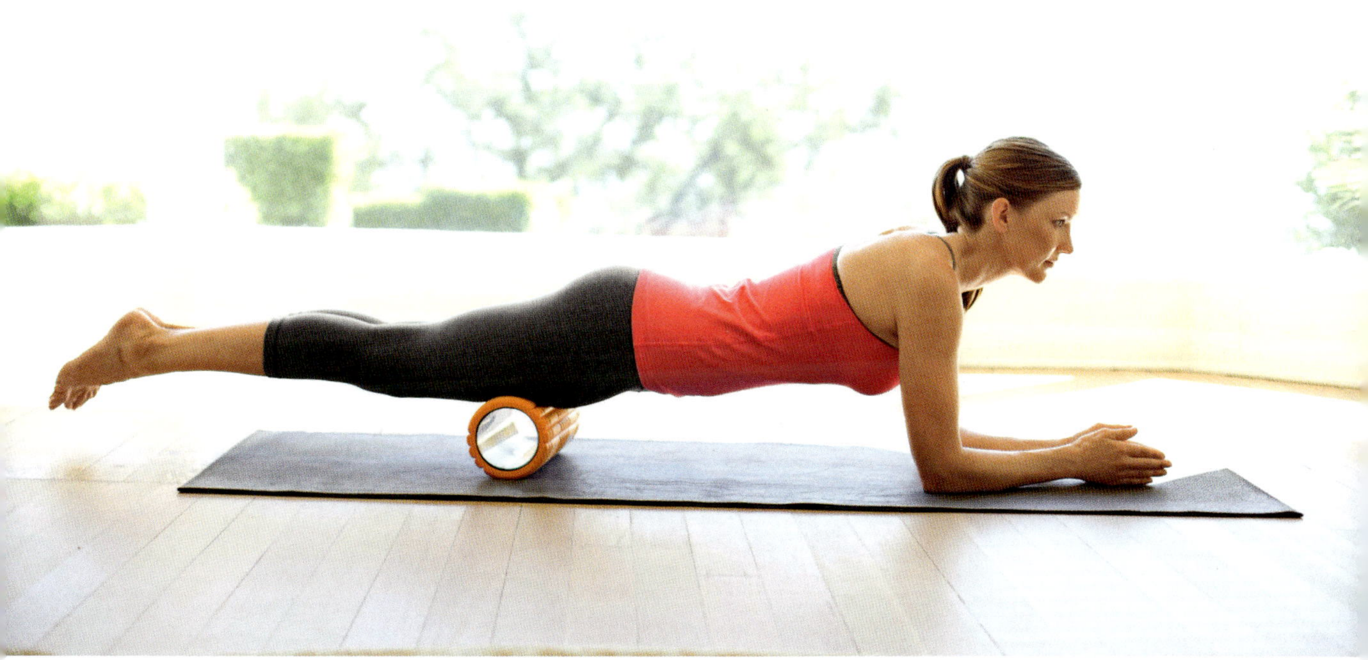

3 Rollen Sie 20 Mal über die Oberschenkelaußenseite.

4 Rollen Sie 20 Mal über die Oberschenkelinnenseite.

Wiederholen Sie die gesamte Abfolge mit dem anderen Bein.

LENDEN-DARMBEINMUSKEL – HÜFTBEUGER

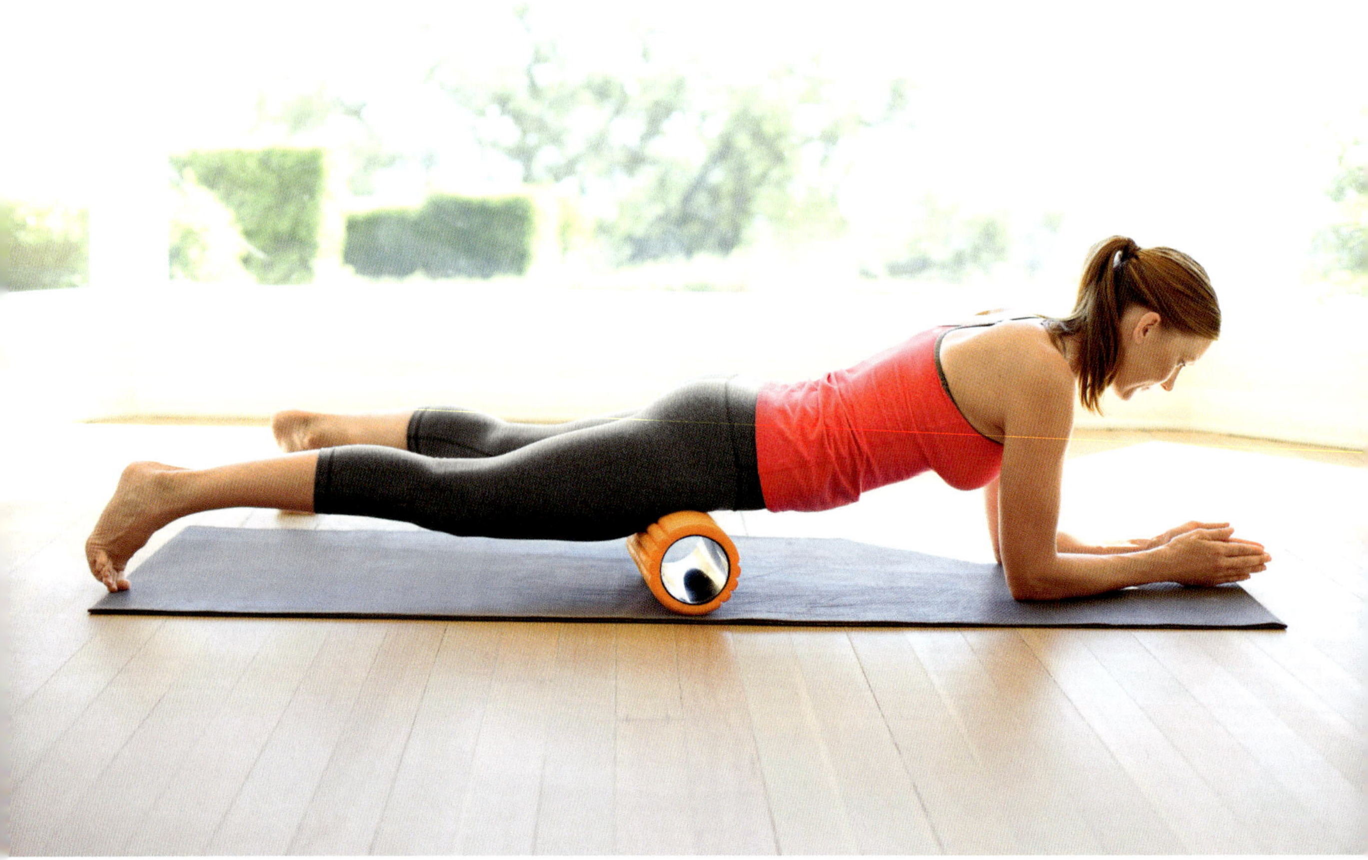

1 Legen Sie sich bäuchlings und mit gespreizten Beinen auf die Schaumstoffrolle, die sich unter der rechten Hüftbeuge befindet. Stützen Sie Ihr Körpergewicht mit beiden Unterarmen ab.

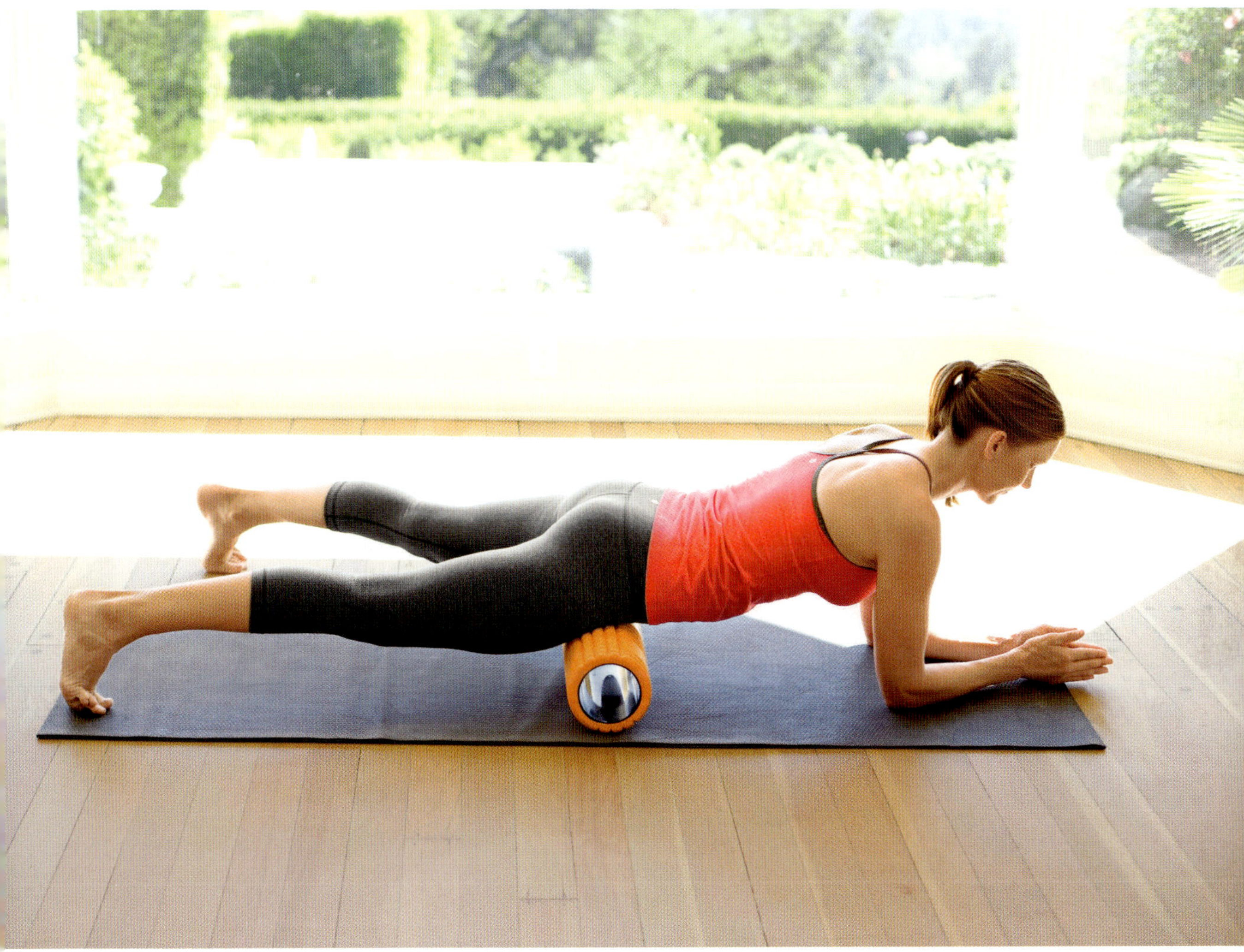

2 Rollen Sie 20 Mal bis zum Hüftknochen und zurück.

Wiederholen Sie die Übung mit der linken Seite der Hüfte.

GROSSER RÜCKENMUSKEL

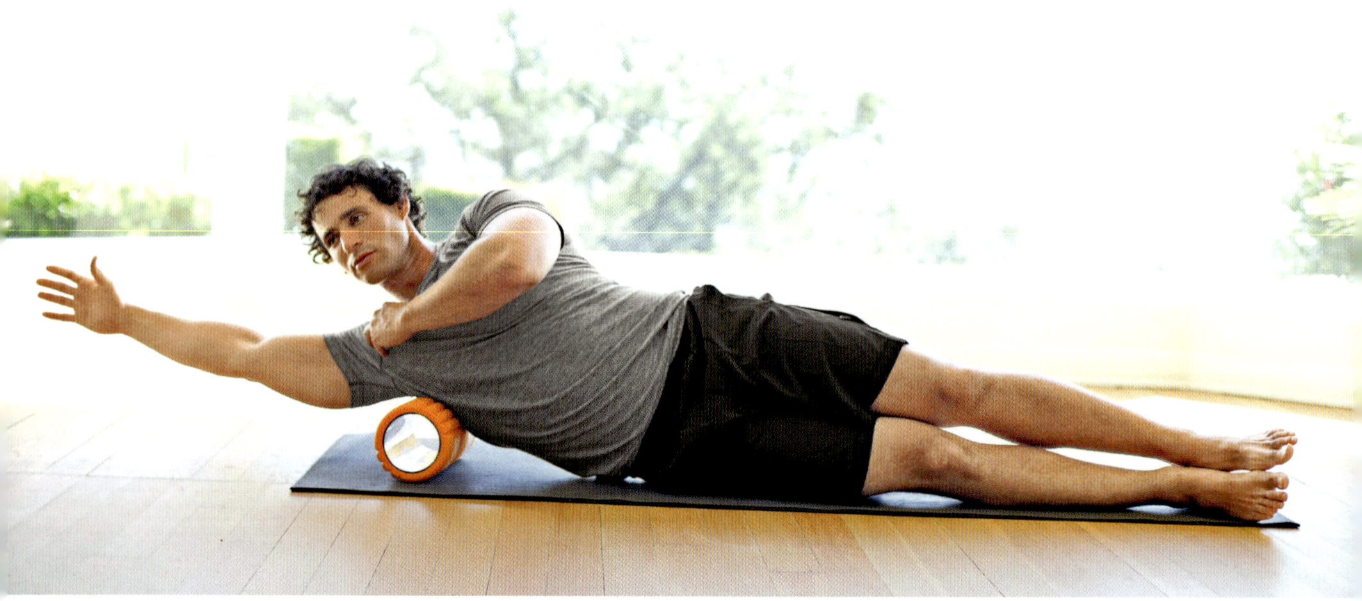

1 Legen Sie sich auf die Seite, so dass Ihre Körper eine gerade Linie bildet. Die Beine liegen aufeinander. Strecken Sie den rechten Arm über den Kopf.

2 Die Schaumstoffrolle befindet sich horizontal unter Ihrer rechten Armbeuge auf Brusthöhe.

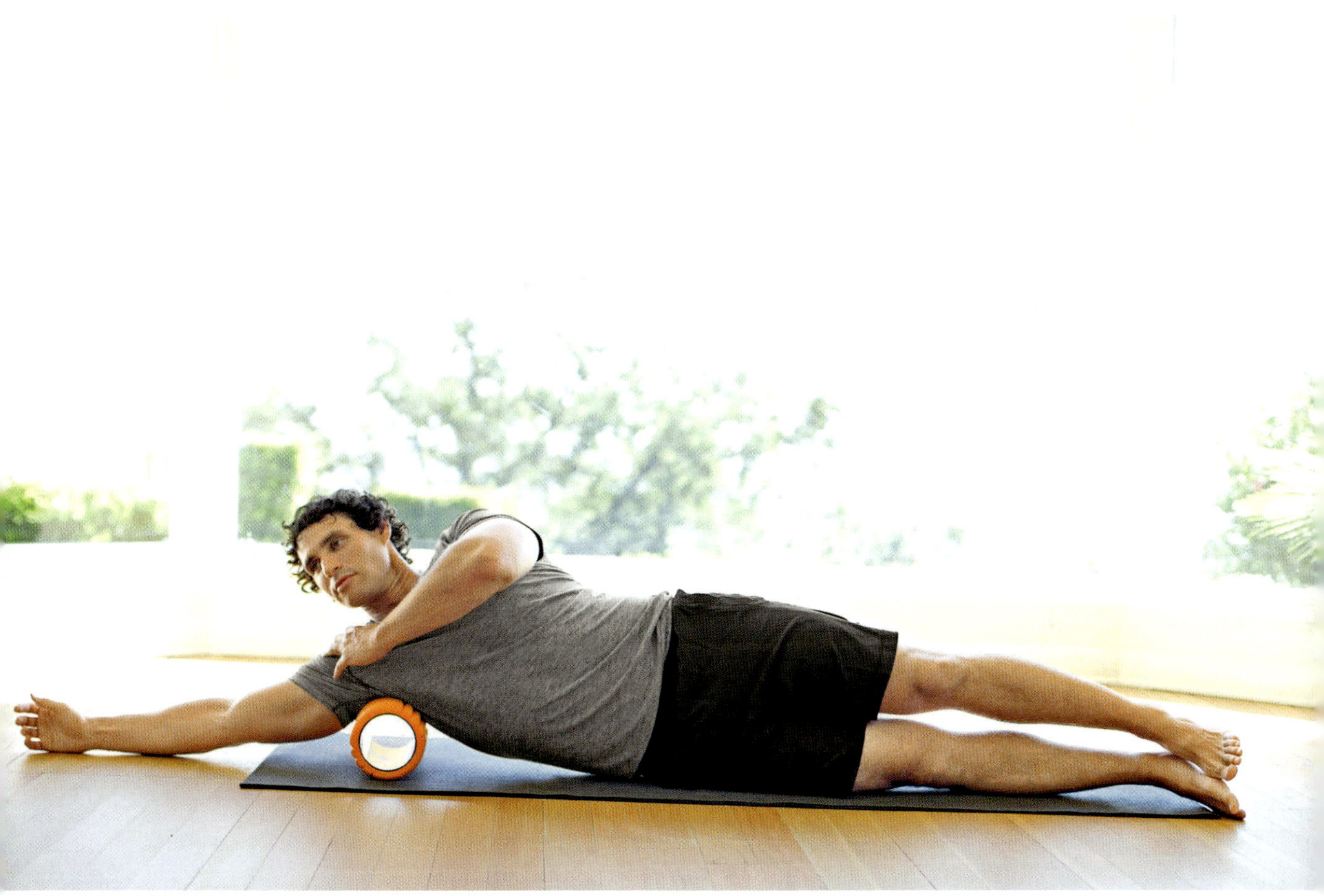

3 Rollen Sie bis zur Armbeuge und wieder zurück Richtung Brust. Machen Sie 20 Rollbewegungen.

Wiederholen Sie die Übung mit der anderen Seite.

BRUSTMUSKULATUR

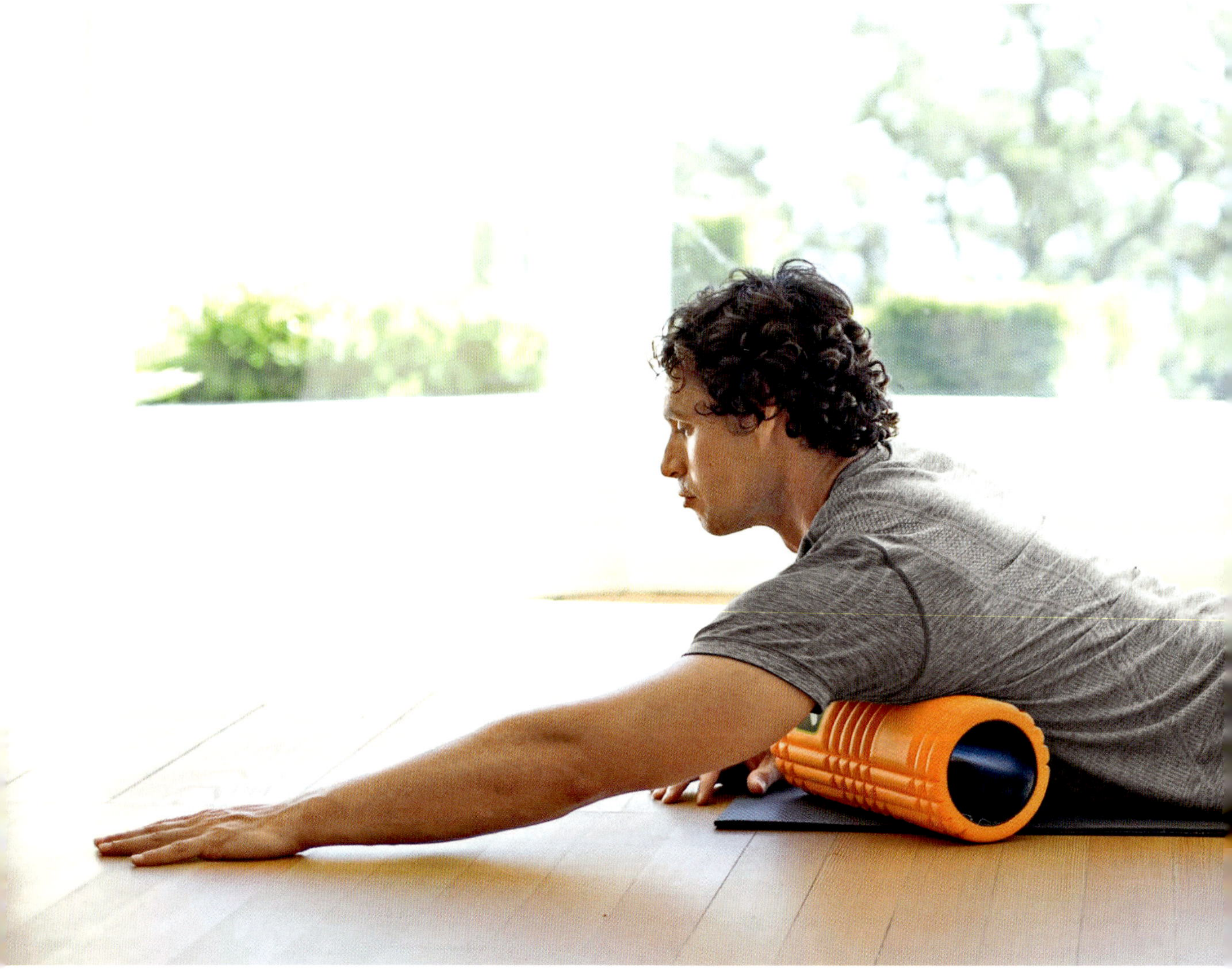

1 Legen Sie sich auf den Bauch und platzieren Sie die Schaumstoffrolle unter die Achsel Ihres linken Arms. Der Arm ist nach vorne ausgestreckt.

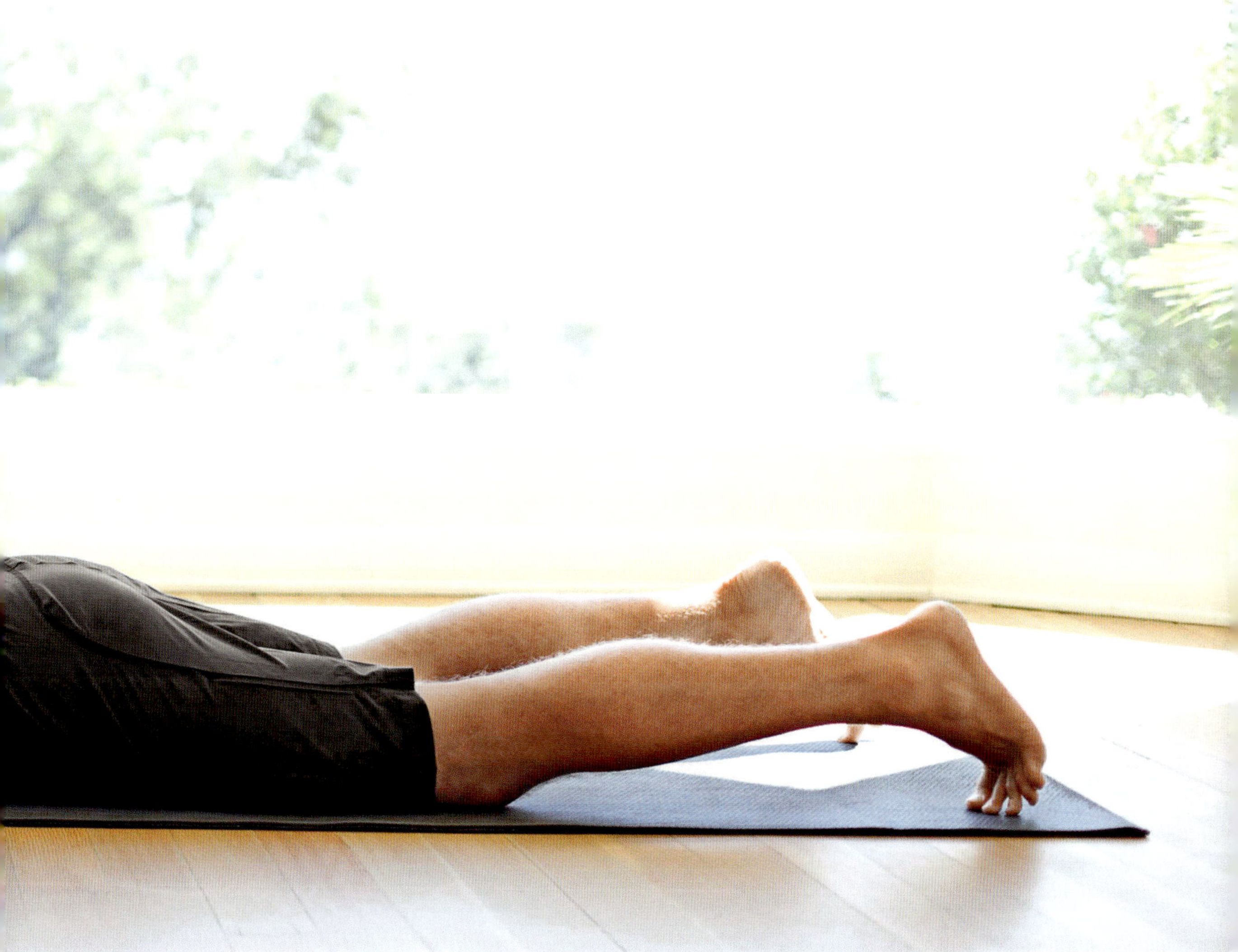

2 Rollen Sie 20 Mal hin und her und wiederholen Sie die Übung anschließend mit der anderen Seite.

OBERER RÜCKEN

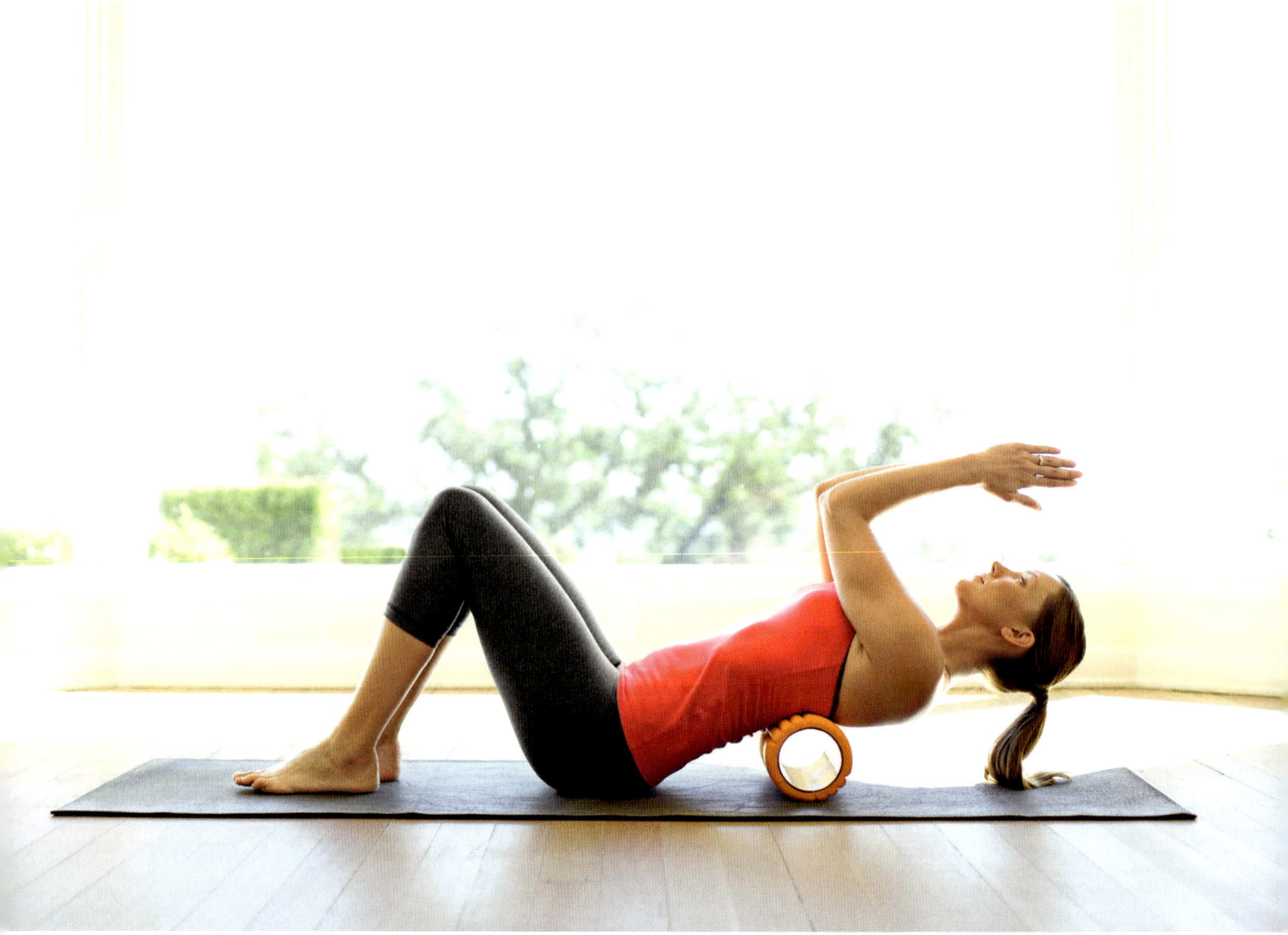

1 Platzieren Sie die Schaumstoffrolle unter Ihren mittleren Rücken, stellen Sie die Füße in Armlänge vom Gesäß entfernt auf. Halten Sie den Kopf in einer Linie mit dem Rücken (der Kopf liegt nicht auf dem Boden auf) und pressen Sie vor dem Gesicht die Handflächen zusammen.

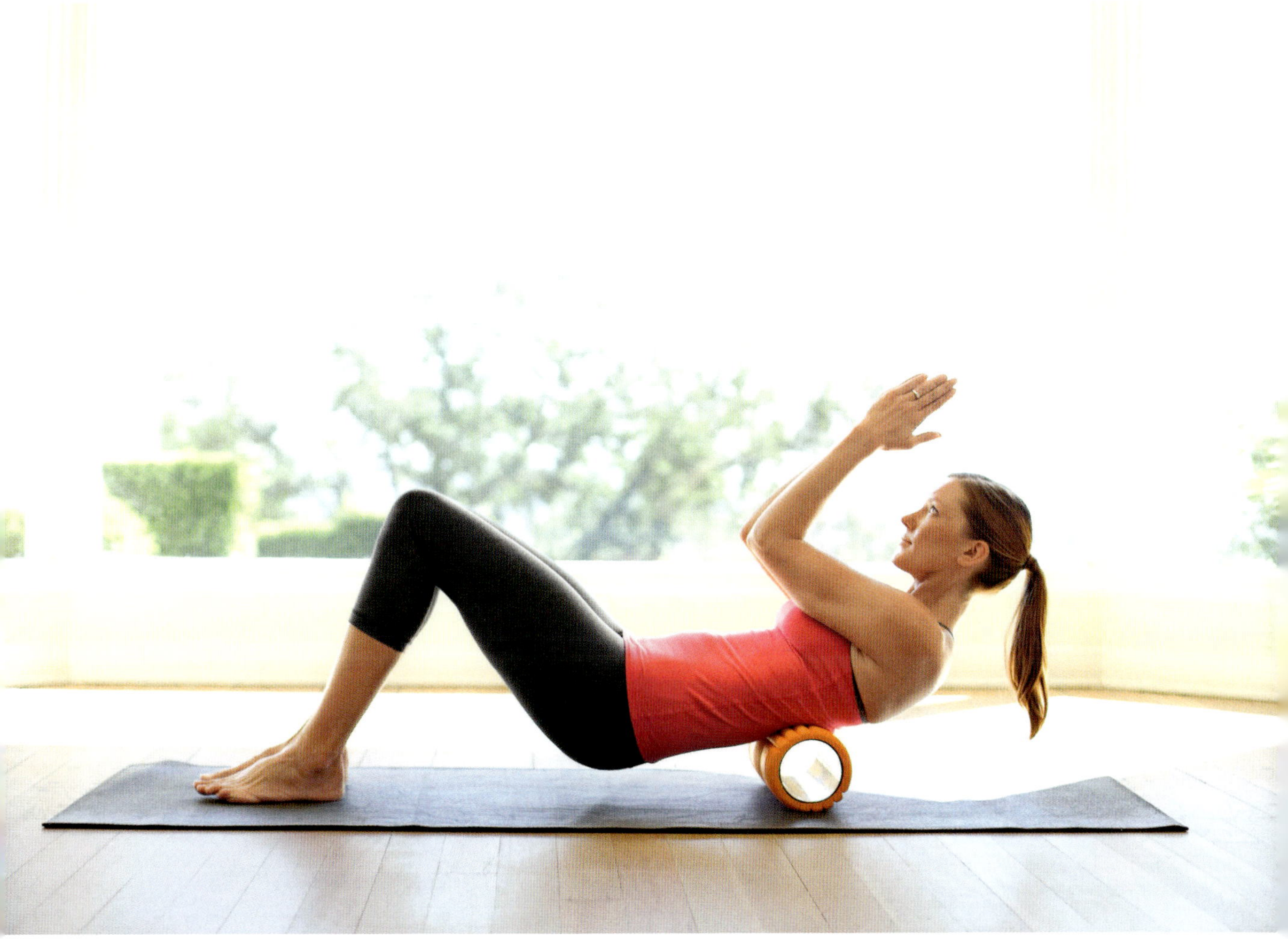

2 Heben Sie die Hüften vom Boden und rollen Sie mit dem Rücken vom Nacken bis zum mittleren Rücken vor und zurück. Machen Sie 20 Rollbewegungen.

UNTERER RÜCKEN

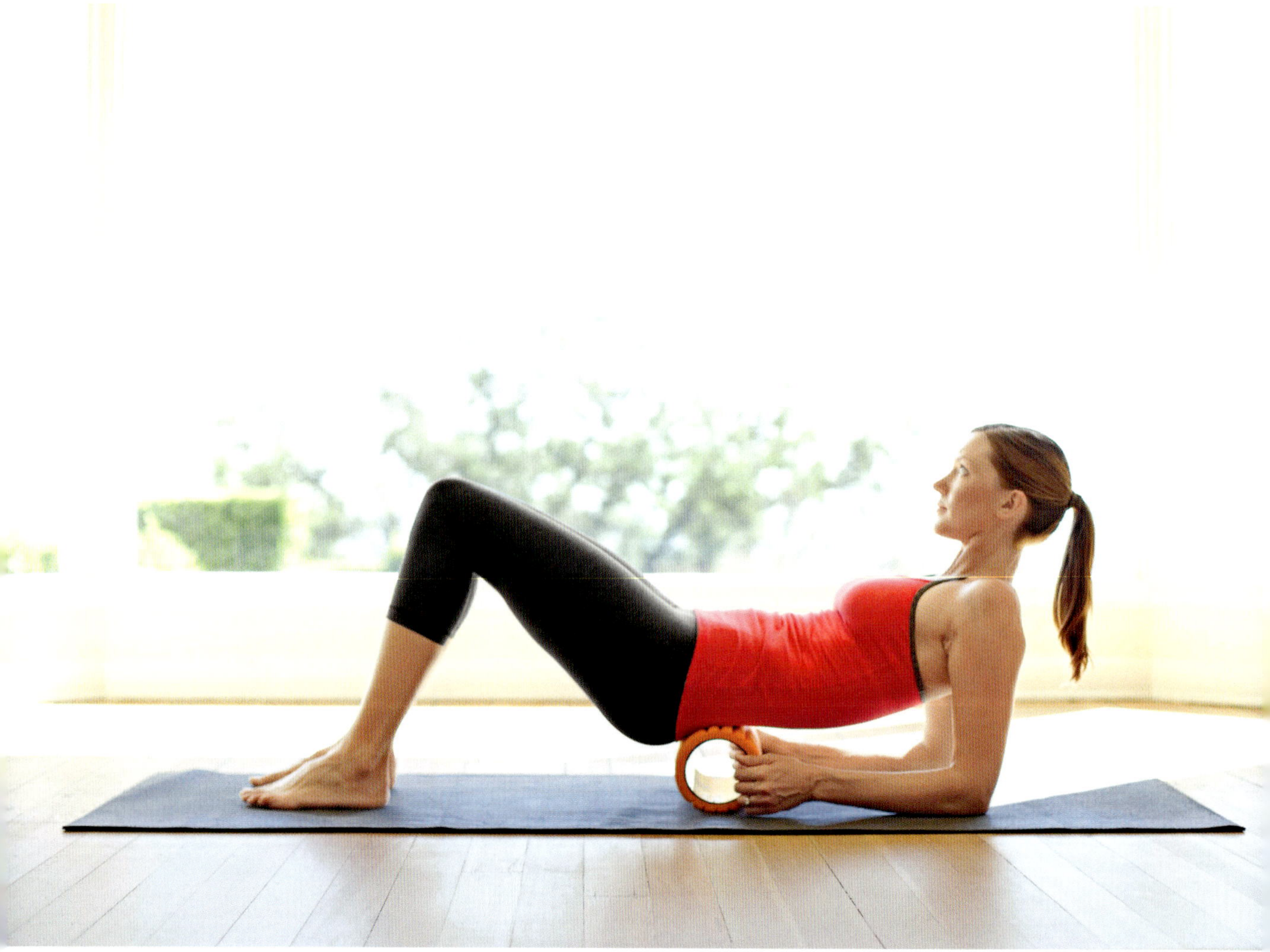

1. Legen Sie sich auf den Rücken und stellen Sie die Beine auf. Platzieren Sie die Schaumstoffrolle unter den unteren Rücken knapp über dem Gesäß.

2. Stützen Sie den Oberkörper auf den Unterarmen ab.

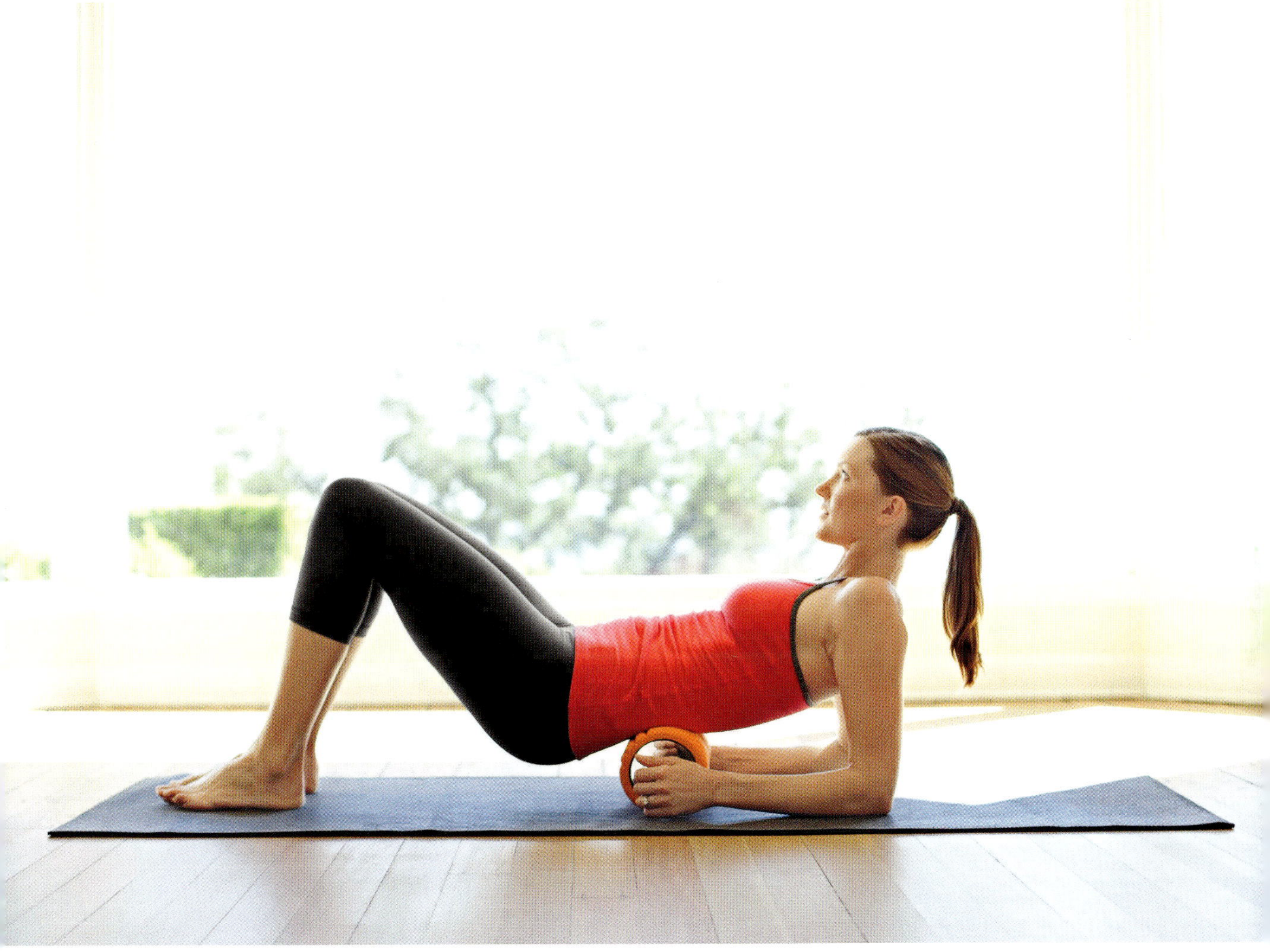

3 Rollen Sie Ihren unteren Rücken bis auf Taillenhöhe vor und zurück. Machen Sie 20 Rollbewegungen.

Für eine aktive Auflösung von Knoten in kleineren Bereichen wollen Sie vielleicht lieber einen kleinen Ball benutzen. Verwenden Sie ihn genauso wie die Schaumstoffrolle, das heißt, setzen Sie Ihr Körpergewicht zur aktiven Entspannung des betroffenen Bereichs ein. Platzieren Sie den Ball Ihrer Wahl an die verspannte Stelle und rollen Sie hin und her. Das funktioniert besonders gut bei der Gesäßmuskulatur und den Waden.

FUSSSOHLEN

Vergessen Sie nicht Ihre Füße, auf denen täglich Ihr gesamtes Körpergewicht lastet.

1 Platzieren Sie einen Ball unter der Fußsohle des rechten Fußes und rollen Sie 20 Mal hin und her. Wechseln Sie anschließend den Fuß.

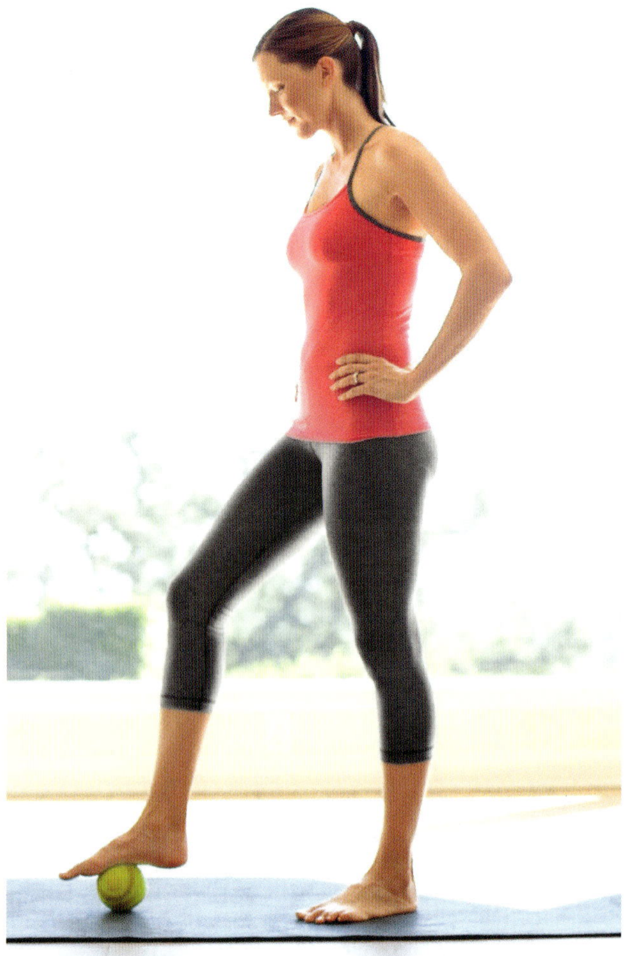

ZEHEN

Frauen, die gerne hohe Absätze tragen, leiden oft unter Krämpfen in den Zehen. Aber auch eine lange, anstrengende Joggingrunde kann Ihre Zehen zusammendrücken, egal wie bequem Ihre Laufschuhe sein mögen. Diese Fußmassage kann nach einer langen Joggingrunde oder einem langen Tag im Stehen sehr entspannend sein.

1 Ziehen Sie Ihre Zehen um einen Ball zusammen und halten Sie diese Stellung für 20 Sekunden.

2 Strecken Sie Ihre Zehen, platzieren Sie sie auf dem Ball und üben Sie auf den Ball Druck aus. Halten Sie diese Stellung für 20 Sekunden.

Wiederholen Sie beides 20 Mal und wechseln Sie anschließend den Fuß.

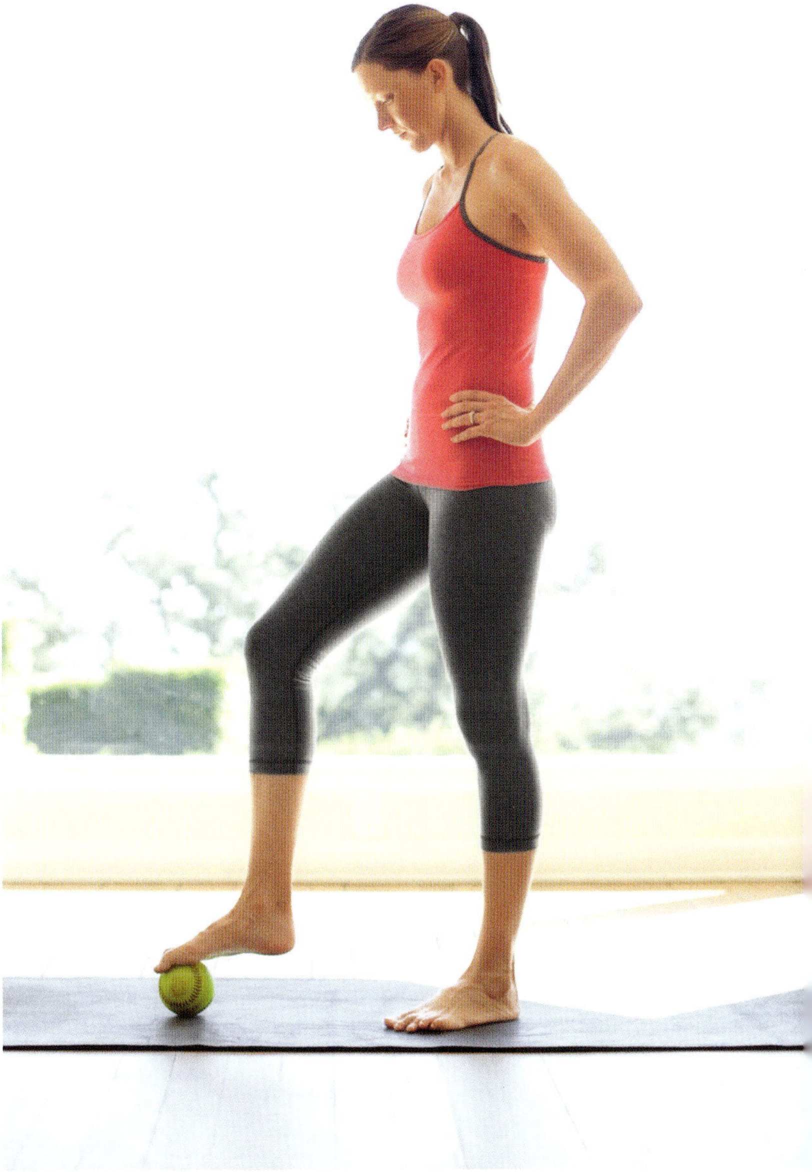

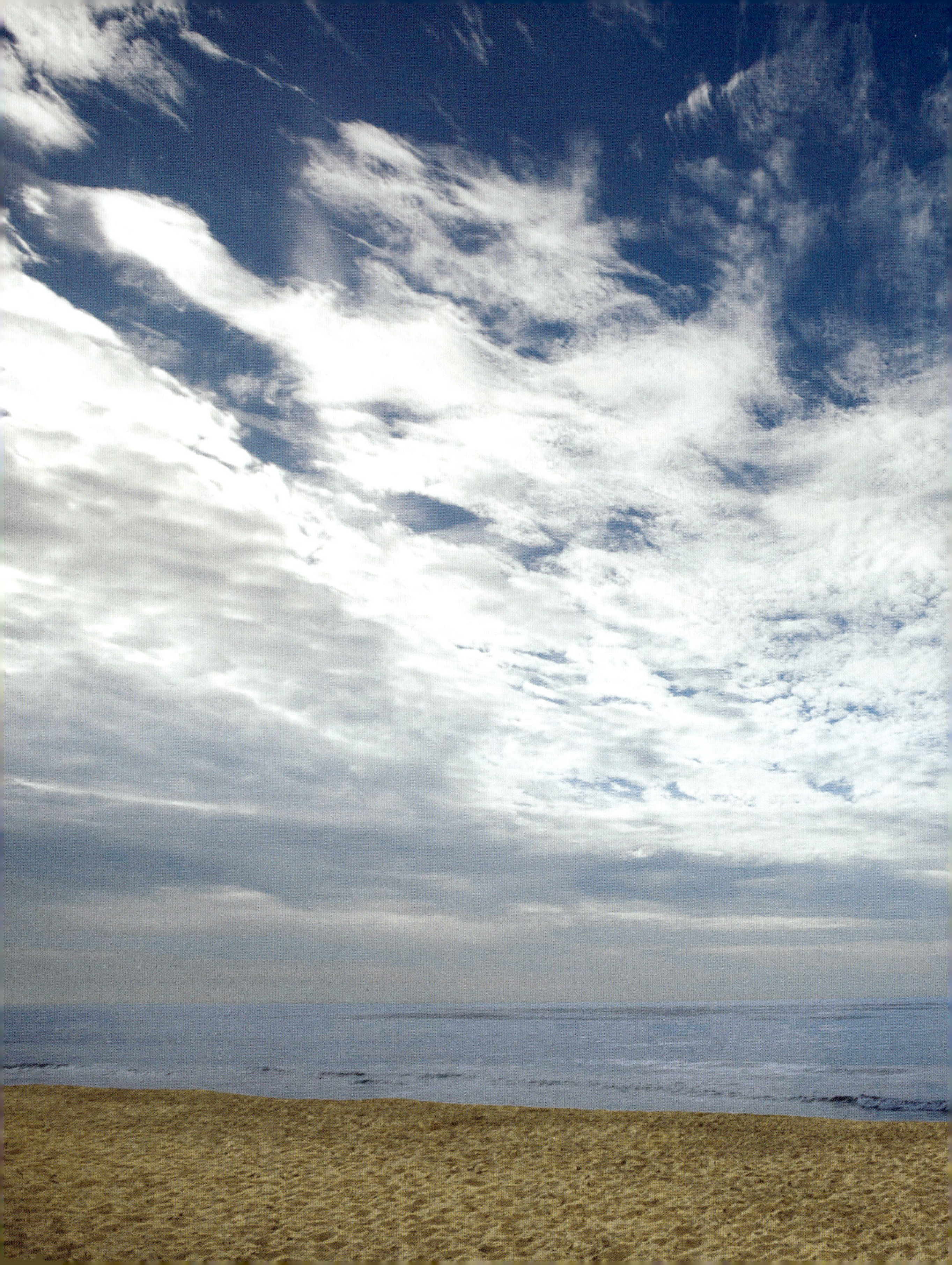

NACHWORT

FIT UND LEISTUNGSFÄHIG IN SPORT UND ALLTAG

Wir haben es schon zuvor gesagt und sagen es noch einmal – Sie können das Grundlagen-Training so weit treiben, wie Sie wollen, und neu erlernte Bewegungsabläufe auf jede körperliche Aktivität übertragen. Die ersten sechs Wochen des Trainings dienen der Grundlagenbildung. Es handelt sich um ein Trainingsprogramm, das Sie mit zunehmender Kraft intensivier betreiben können. Nun, da Sie Ihre nicht von Schmerzen eingeschränkte Kraft und Bewegungsfreiheit zurückgewonnen haben, sollte für Sie die Vorstellung undenkbar sein, in alte, inaktive Gewohnheiten zurückzufallen oder darauf zu verzichten, Ihren Körper zu fordern. Sie haben gelernt und gespürt, was die richtigen Bewegungsabläufe bewirken können.

Wenn Sie sich gut und leistungsfähig fühlen, wollen Sie, dass sich das nicht ändert. Sie werden tun, was nötig ist, um so fit wie möglich zu bleiben. Das bedeutet nicht, dass Sie zum Tag und Nacht trainierenden Fanatiker mutieren. Sie wissen, dass ein wichtiger Bestandteil des Grundlagen-Trainings und der mit ihm verbundenen Lebensführung Pausen und Erholung sind. Das Grundlagen-Training bringt Ihren Körper wieder ins Gleichgewicht, und das sollte sich auch in Ihrer mentalen Balance widerspiegeln. Wenn Sie schmerzfrei sind, haben Sie wieder Lust auf Bewegung und setzen klare Prioritäten. Dinge zu tun, die Ihnen guttun, wird zum Lebensstil.

Wir sind realistisch, was Rückenschmerzen betrifft, und können Ihnen nicht versprechen, dass Sie nie wieder Schmerzen haben werden. Stress, Überbelastung, lange Flüge und falsche Schlafpositionen gehören zu den Dingen, die ein bestehendes Rückenproblem noch verschlimmern können. Allerdings wissen Sie nun, was Sie tun müssen, wenn sich die Schmerzen zurückmelden. Wir beginnen unsere eigenen Trainingseinheiten mit der Grundstellung, um die hintere Muskelkette zu aktivieren und die Rückenstreckung zu verstärken.

Uns interessiert, von Ihren Erfahrungen mit dem Grundlagen-Training zu hören – ob Sie es einfach fanden, die Übungen zu erlernen; wie Sie sich gefühlt haben, während Sie sie erlernt haben; welche Verbesserungen Sie festgestellt haben und wie lange es gedauert hat, bis sich eine Besserung eingestellt hat. Über unsere Website www.foundationroots.com können Sie Kontakt mit uns aufnehmen.

Die Website dient als Ergänzung zu diesem Buch. Sie finden dort Videoclips der hier vorgestellten Übungen und können erfahren, was das Grundlagen-Training bei anderen bewirkt hat. Außerdem informieren wir Sie über alle Neuigkeiten.

Wir sind davon überzeugt, dass Ihre Erfahrung mit dem Grundlagen-Training die Menschen in Ihrer Umgebung inspirieren wird, und hoffen, dass Sie – so wie es auch unsere Kunden tun – ihnen davon berichten, wie diese einfachen Übungen ebenfalls ihr Leben verändern können.

Gehen Sie achtsam mit Ihrem Körper um – und er wird Ihnen danken!

DANK

Ich danke meiner Familie, meinen Freunden, Kunden und Lehrern dafür, dass sie mich dabei unterstützt haben, einen interessanten Lebensweg nicht nur einzuschlagen, sondern auch fortzusetzen, und dafür, dass sie mich auch dann ernst nahmen, wenn ich ein bisschen zu viel darüber geredet habe, wie wir uns eigentlich bewegen sollten.

Als Chiropraktiker hat Tom Hyde mitgeholfen, die Ausbildung unzähliger Kollegen und das Leben sehr vieler Patienten zu verbessern. Als Freund hat mir Tom Möglichkeiten geboten, meine eigene Ausbildung voranzutreiben und mich selbst als Mensch zu erfahren. Zur Unterstützung heutiger wie künftiger Ärzte und Chiropraktiker war Tom beteiligt an der Entwicklung des Behandlungsplans FAKTR-PM zum Umgang mit Verletzungen des Stütz- und Bewegungsapparats.

Danke an Trainer Terry Schroeder und das amerikanische Herren-Wasserballteam: Die mit Euch verbrachte Zeit ließ mich einiges überdenken und gab mir die Gewissheit, meinen Traum weiterzuverfolgen. Es ist unglaublich, mit welcher Hingabe und Leistung sich diese Sportler auf die Olympischen Spiele vorbereiten. Ich danke Euch für diese einmalige Möglichkeit.

Danke, Diane Reverand, für Deine Betreuung, Deinen Rat und Deine Geduld, als dieses Buch entstand. Ohne Deine Unterstützung wären wir nicht über Seite 4 hinausgekommen.

Danke, David Vigliano, dass Du an unser Projekt *Foundation* und unser Trainingskonzept glaubst und dieses Buch ermöglicht hast.

Danke den Lektorinnen und Lektoren Shannon Welch, Stephanie Knapp, Chris Rhoads, Karen Rinaldi, Colin Dickerman, Emily Weber und Zachary Greenwald, dass Ihr dieses Buch mit uns gemacht habt. Jedes Mal, wenn wir in New York waren, habt Ihr uns das Gefühl gegeben, Teil der Rodale-Familie zu sein – auch dafür danke!

Danke, Scott Holladay, für Deine Illustrationen, die das Buch enorm bereichert haben.

Peter Park, Dein unstillbares Verlangen, immer mehr dazuzulernen, ist der Grund, dass dieses Buch überhaupt und mit so viel Schwung erschienen ist. Durch Deine Art, zu leben, was Du lehrst, bist Du vielen Menschen ein Vorbild. Ich danke Dir, dass Du *Foundation* zu Deinem eigenen Projekt gemacht und Dein Renommee und Deine Energie so sehr eingebracht hast.

Zu guter Letzt noch einmal danke meinen Freunden und meiner Familie für ihre Liebe und ihre Unterstützung.

—ERIC GOODMAN

Ich danke meiner wunderbaren und mich immer unterstützenden Familie und meiner geliebten Frau Kelly, die mir immer den richtigen Weg zeigt und in allem, was ich tue, zur Seite steht. Ich danke meinen beiden Söhnen Hayden und Carter, die mein Ein und Alles sind und mich glücklicher machen, als ich es je erwartet hätte.

Ich danke Lance Armstrong, dessen Freundschaft und Unterstützung mir Türen geöffnet und damit meine Karriere auf ein nie gedachtes Level gebracht haben. Mit Deiner harten Trainingsarbeit, Energie und Hingabe an alles, was Du tust, inspirierst Du mich.

Ich danke Casey Wasserman, einem echten Freund, der immer für mich da war, wenn ich ihn brauchte. Ohne ihn gäbe es dieses Buch nicht.

Ich danke Barry Cappello, der nicht nur mein erster Kunde war, sondern seit über 20 Jahren nachhaltigen Einfluss auf mein Leben hat.

Ich danke meinem großartigen Mentor, dem Chiropraktiker Tim Brown, dessen Prinzipien und Vorstellungen mich außerordentlich beeinflusst haben.

Ich danke Eric Goodman, dessen Wissen und Ideen mir einen ganz neuen Zugang zum Thema Training eröffnet haben. Mit Eric traf ich jemanden, der meine Leidenschaft für die Wahrheit teilt. Ich fühle mich glücklich und geehrt, dass wir Partner sind. Wir haben in kurzer Zeit einen so weiten Weg zurückgelegt, und ich bin gespannt, was wir zukünftig noch alles erreichen werden!

–PETER PARK

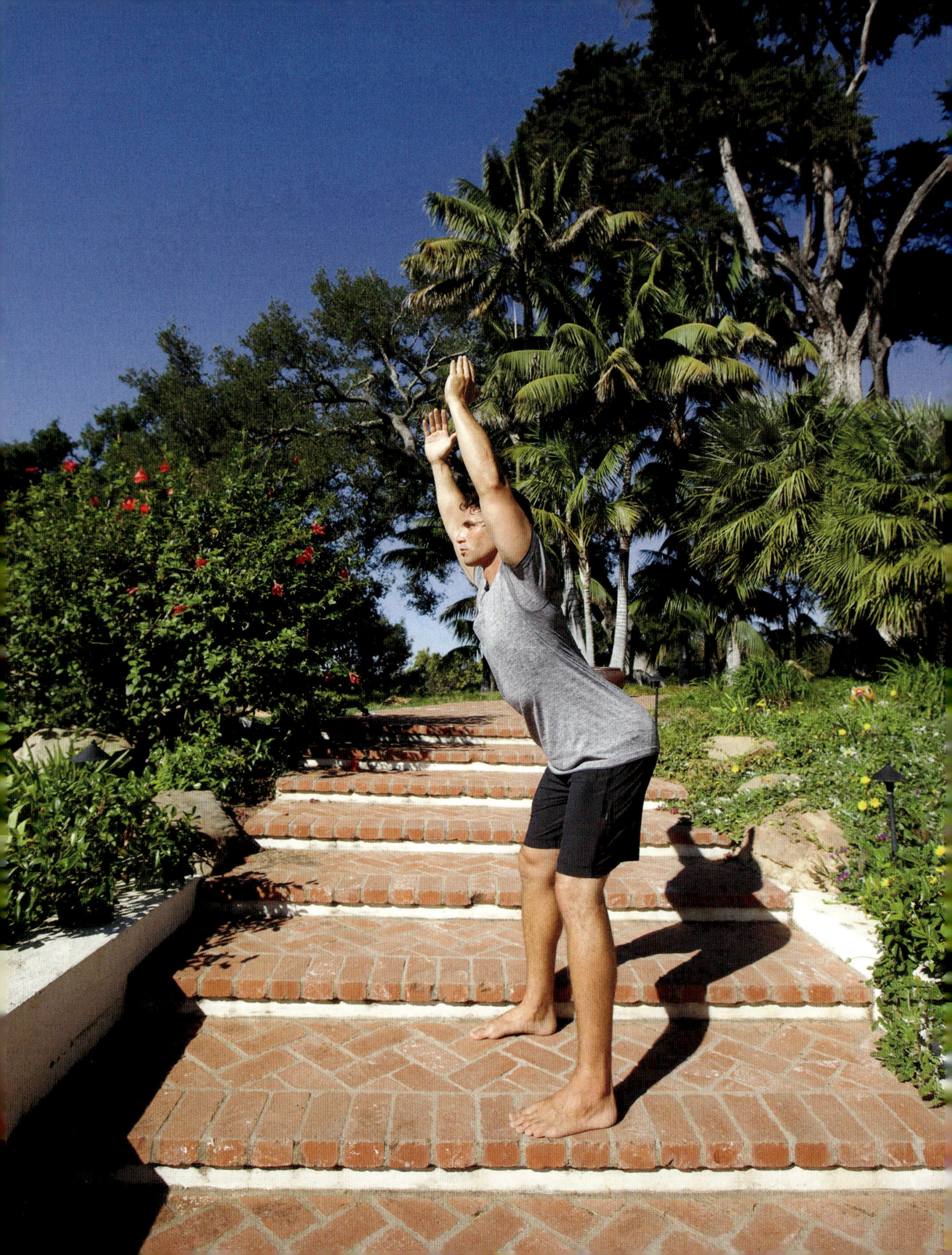

NÜTZLICHE WEBSITES

Auf unserer Website finden Sie mehr Informationen über das Grundlagen-Training, außerdem Videos und weitere Testimonials.

www.foundationroots.com

LIVESTRONG.com ist ein Ableger der von Lance Armstrong gegründeten Livestrong Foundation und die erste Adresse, wenn es um alltägliche Gesundheit, Fitness und Lebensführung geht.

www.livestrong.com

Der Chiropraktiker Tim Brown gründete Intelliskin, den unübertroffenen Anbieter für haltungsunterstützende Kleidung, die unser Grundlagen-Training besser als jede andere ergänzt.

www.intelliskinusa.com

FAKTR-PM ist die Abkürzung für Functional and Kinetic Treatment with Rehabilitation, Provocation, and Motion (Funktionelle und kinetische Therapie durch Rehabilitation, Provokation und Bewegung). Ursprünglich entwickelt, um bei chronischen Schmerzen des Stütz- und Bewegungsapparats die Gesundung zu beschleunigen, hat sich dieser Behandlungsplan auch bei akuten Beschwerden in diesem Bereich sowie der Faszien ausgesprochen gut bewährt.

www.faktr-pm.com

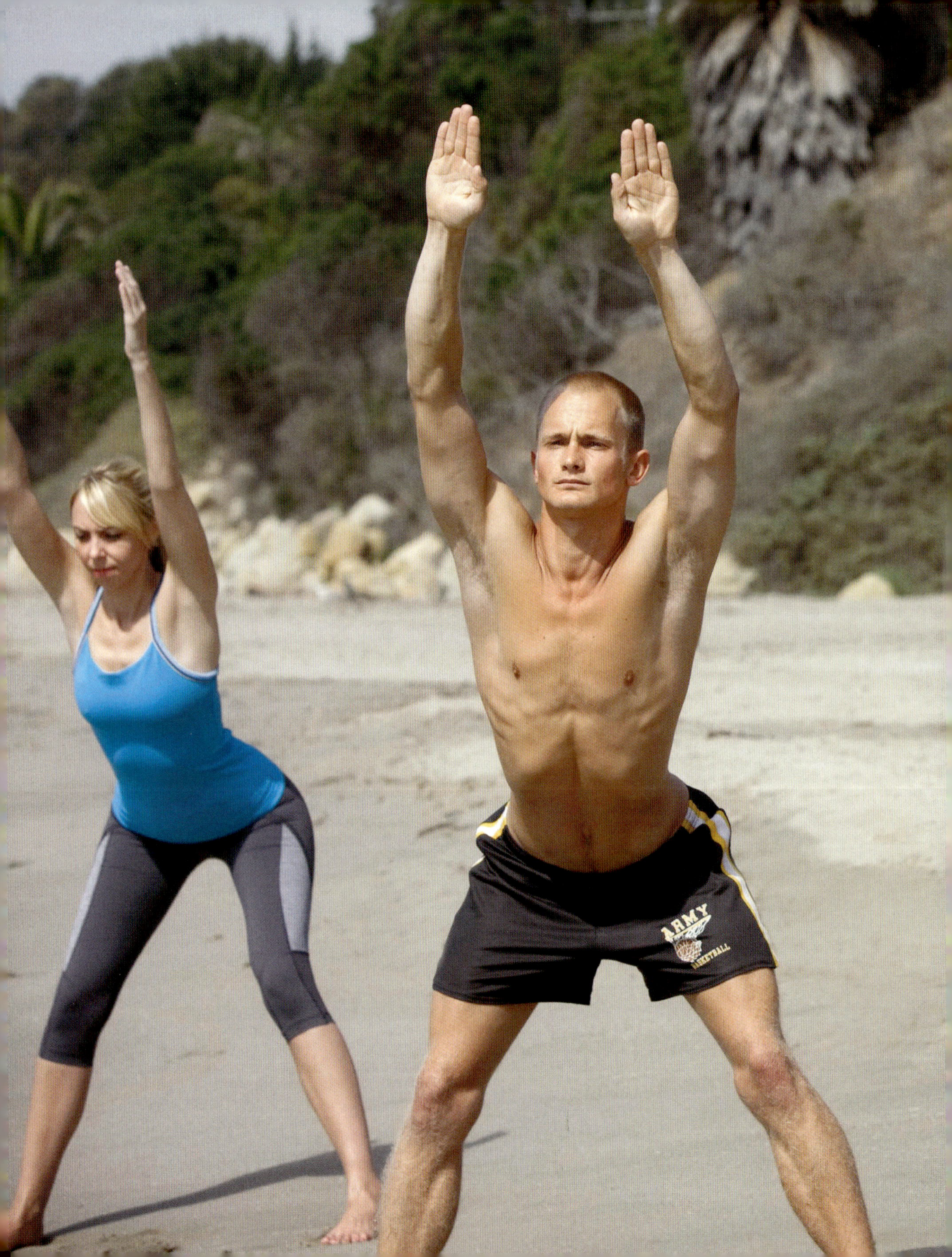
ARMY
BASKETBALL

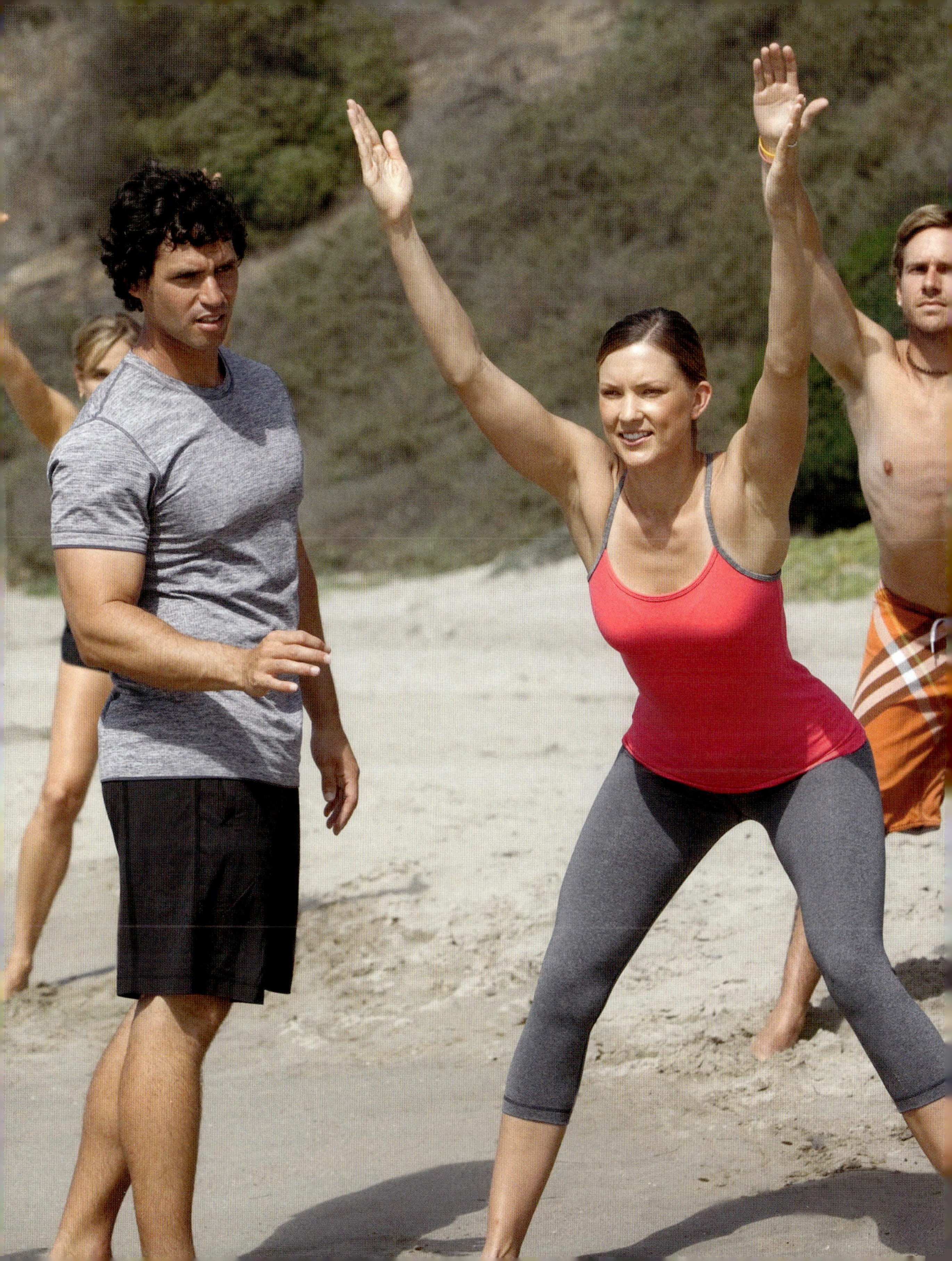

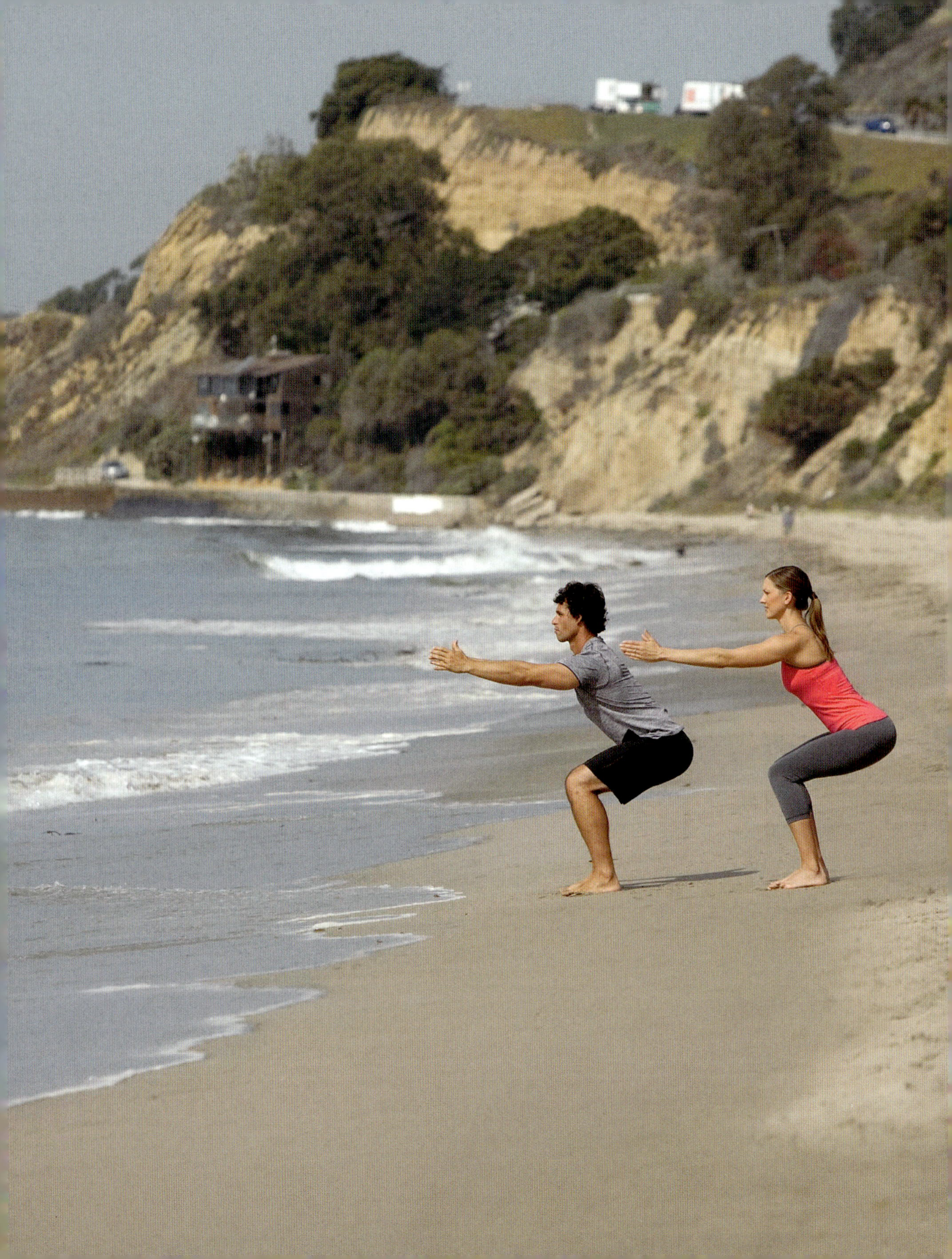

REGISTER

Hervorgehobene Seitenzahlen verweisen auf Abbildungen, unterstrichene Seitenzahlen auf Kästen.

A

B

D

E

F

G

H

L

M

N

O

P

Q

R

S

T

U

V

W

Y

Z